U0144828

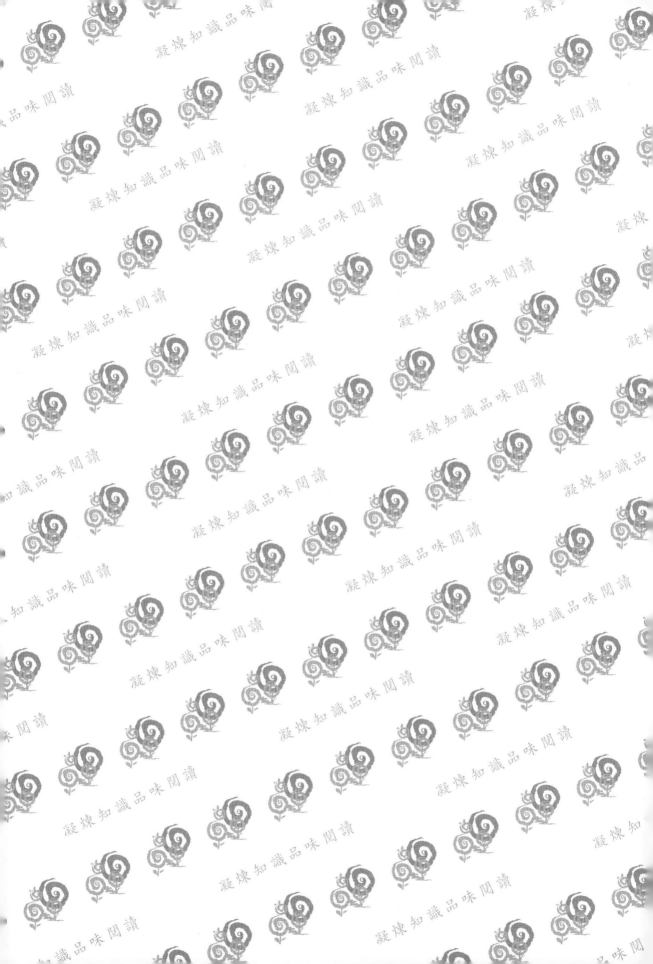

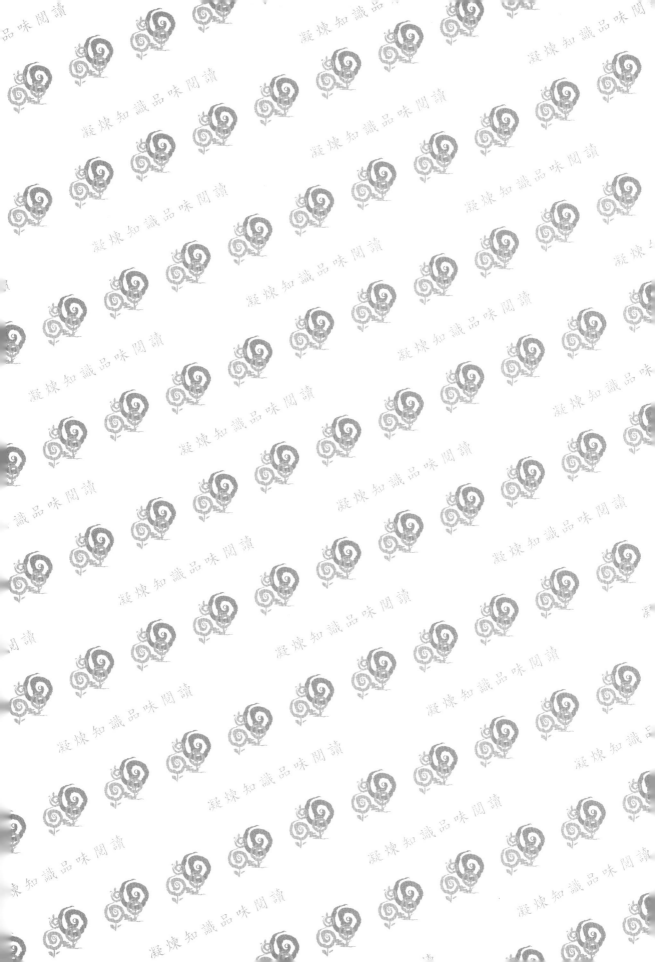

醫學 實驗室管理

吳俊忠 ◆總校閱

吳竹蘭／施木青／高全良／高照村
高智雄／許焜泰／蔡朋枝／謝文祥 ◆著

(依姓名筆劃排序)

總校閱簡介

吳俊忠
- **現職：**

    陽明大學生物醫學暨工程學院院長

    陽明大學醫學生物技術暨檢驗學系教授

    成功大學醫學院醫學檢驗生物技術學系特聘教授

    社團法人中華民國醫事檢驗師公會全國聯合會理事長

    臺灣微生物學會理事長

- **學歷：**

    美國賓州費城天普大學微生物暨免疫研究所博士

    美國賓州費城湯姆斯傑佛遜大學臨床微生物研究所碩士

    美國賓州費城湯姆斯傑佛遜大學醫事技術學系學士

- **經歷：**

    衛生署疾病管制局顧問

    成功大學醫學院行政副院長

    成功大學傳染性疾病及訊息研究中心主任

    成功大學醫學院分子醫學研究所教授兼所長

    成功大學醫學院醫事技術學系教授兼主任

    成功大學醫學院附設醫院病理部醫檢師

    美國加州聖地牙哥司貴寶研究機構分子生物醫學部博士後研究員

    美國賓州費城湯姆斯傑佛遜大學附設醫院臨床微生物醫檢師

    臺北馬偕醫院臨床檢驗室醫檢師

作者簡介

吳竹蘭

- **現職：**

  長庚醫療體系行政中心醫檢部主任

  長庚大學生物技術暨檢驗醫學系兼任教授（部定教授）

- **學歷：**

  臺灣大學醫學院微生物免疫研究所碩士

  臺灣大學醫學院醫事技術學系學士

- **經歷：**

  長庚紀念醫院檢驗醫學科醫檢主任

  長庚紀念醫院檢驗醫學科微生物組組長

  臺北榮總檢驗醫學部急診檢驗室技術員

  長庚大學兼任副教授

  長庚大學兼任講師

  陽明醫學院醫技系兼任講師

  臺灣醫事檢驗學會理事長

施木青

- **現職：**

  中國醫藥大學醫學檢驗生物技術學系副教授

  中國醫藥大學附設醫院檢驗醫學部技術主任

  中華民國實驗室認證基金會（TAF）評審員

  國民健康局遺傳性疾病研究計畫審查委員

  行政院公共工程採購委員

- **學歷：**

  臺灣大學醫事技術學系學士

- **經歷：**

  臺灣大學醫學院血液及血庫學助教

  中山醫學院醫技科副教授兼附設醫院檢驗科主任

  中國醫藥學院兼任副教授

  彰化基督教醫院檢驗部主任

  美國路易絲安那州立醫院進修：臨床實驗室之品質管理

高全良

- **現職：**

  臺灣大學醫學檢驗暨生物技術學系兼任副教授

  臺灣醫事檢驗學會常務理事

  臺灣醫事檢驗學會能力試驗委員會主任委員

  美國ASCPi臺灣諮詢委員會委員

  臺灣微生物學會 監事

  臺灣生物安全協會 監事

  臺灣臨床標準協會 常務理事

  International Journal of Biomedical Laboratory Science (IJBLS) 主編

  全國認證基金會（TAF）醫學實驗室認證技術委員、資深評審員

  臺北市醫事檢驗師公會理事長

  中華民國醫事檢驗師公會全國聯合會理事

- **學歷：**

  臺灣大學公共衛生學院流行病學與預防醫學研究所博士

  臺灣大學醫事技術學系學士

- **經歷：**

  台大醫院附設醫院檢驗醫學部副主任

  臺大醫院檢醫部病毒檢驗科主任

  中華民國醫檢師公會全聯會理事長

臺灣醫事檢驗學會理事長

臺灣大學環安中心生物汙染防治組組長

教育部專科院校評鑑委員

教育部科技大學評鑑委員

衛生福利部醫策會教學醫院評鑑委員

TAF醫學實驗室ISO15189實驗室認證評審員

TAF 生物實驗室ISO 17025實驗室認證評審員

國際醫檢學會（IFBLS）理事

考試院典試委員、命題委員

經濟部SBIR 生藥技術領域技術審查委員

衛生署傳染病防治咨詢委員會小兒麻痺症根除成果保全組委員

衛生署傳染病防治咨詢委員會流感防治組委員

衛生署疾病管制局顧問

衛生署病毒感染症台大合約實驗室主持人

高照村

- **現職：**

  臺灣大學醫學檢驗暨生物技術學系兼任教授

- **學歷：**

  臺灣大學醫事技術學系學士

  美國辛辛那提大學訪問學者

- **經歷：**

  臺灣大學醫學檢驗暨生物技術學系教授

  臺灣大學醫事技術學系主任

  臺灣大學醫事技術學研究所所長

  臺大醫院檢驗醫學部副主任

  臺大醫院檢驗醫學部緊急及急診檢驗科主任

  衛生福利部醫院評鑑暨教學醫院評鑑委員

  教育部醫學教育委員會醫技組委員

科技大學評鑑委員

大學校院系所評鑑委員

亞太臨床生化聯盟國家代表

中華民國臨床生化學會理事長、秘書長、常務理事、理事、監事

中華民國醫事檢驗學會常務理事、理事

臺北市醫事檢驗師公會理事

嘉義市天主教聖馬爾定醫院檢驗科主任

臺北市立仁愛醫院檢驗員

高智雄

- **現職：**

天主教聖馬爾定醫院 院長特助、教研部行政主任、檢驗科主任

中華民國醫事檢驗師公會全國聯合會常務監事

臺灣醫事檢驗學會常務理事

全國認證基金會（TAF）登錄資深評審員

醫策會教學醫院教學費用補助計畫書面及實地稽核委員

- **學歷：**

國立臺灣大學醫事技術學系

國立中正大學資訊管理學系研究所

- **經歷：**

財團法人天主教聖馬爾定醫院健檢中心主任

崇仁醫護管理專科學校兼任講師

嘉義市醫事檢驗師公會理事長

全國認證基金會（TAF）登錄評審員

許焜泰

- **現職：**

翔生資訊股份有限公司專案經理

- **學歷：**

  國立中正大學資訊管理研究所碩士

  嘉南藥理科技大學資訊管理系學士

- **經歷：**

  成大學醫院院聘資訊技師

  翔生資訊股份有限公司系統分析師

  翔生資訊股份有限公司程式設計師

  台南市立醫院資訊室維護工程師

蔡朋枝

- **現職：**

  成功大學醫學院工業衛生科暨環境醫學研究所教授

- **學歷：**

  美國明尼蘇達大學環境與職業衛生學博士

  成功大學環境工程碩士

  中興大學環境工程學士

- **經歷：**

  成功大學副教務長

  中國醫藥大學公衛學院職業安全與衛生學系教授兼院長

  臺灣職業衛生學會理事長

  成功大學醫學院工業衛生科暨環境醫學研究所教授兼所長

  行政院勞工委員會勞工安全衛生研究所研究員兼館長

謝文祥

- **現職：**

  臺北醫學大學‧衛生福利部雙和醫院教學部副主任

  臺北醫學大學‧衛生福利部雙和醫院實驗診斷科副主任

  臺北醫學大學醫學檢驗暨生物技術學系兼任助理教授

  國立陽明大學醫學生物技術暨檢驗學系兼任助理教授

社團法人臺灣醫檢學會理事長

臺灣醫檢能力試驗委員會（TSLM-PT）執行長

- **學歷：**

臺北醫學院醫事技術學系理學士

臺北醫學大學醫學研究所碩士

英國國家衛生部病人安全機構（NHS/NPSA）訪問學者

- **經歷：**

馬偕紀念醫院醫學研究部微生物研究室組長

馬偕紀念醫院醫學教育部教師培育中心醫療品質組組長

馬偕紀念醫院總院（臺北）醫事檢驗科技術主任

馬偕紀念醫院分院（淡水）醫事檢驗科技術主任

臺北縣醫檢師公會理事長

臺北市醫檢師公會理事長

衛生福利部醫院暨教學醫院評鑑評鑑委員

衛生福利部疾病管制署諮詢委員

全國認證基金會實驗室認證體系（TAF-CNLA）資深評審員

全國認證基金會實驗室認證體系評鑑技術委員會委員

全國認證基金會實驗室認證體系能力試驗委員會委員

醫院評鑑暨醫療品質策進會病人安全專案小組委員

序言

　　自全民健保開始實施後，醫院爲了效率及經營績效，醫院管理部門對各項人、事、物的控管也愈趨嚴格，而醫學實驗室管理階層爲了達成經營者的預期目標，也透過自我摸索、觀摩學習，再做自我改善。雖然坊間有許多國內外管理學的書，但針對醫學實驗室的管理書籍則少之又少。如果有，也因國情不同、制度不同，國外醫學實驗室管理的書也未必適用於國內。經與多位專家討論後，有必要在國內撰寫一本適合國人的醫學實驗室管理書提供參考。

　　由於醫學實驗室管理的範圍相當廣，不可能一一詳述，因此本書涵蓋11章，邀請具實務經驗的專家學者共同撰寫，包含管理概論（高全良）、人力資源管理（吳竹蘭）、品質管理（施木青）、安全衛生管理（蔡朋枝）、資訊管理（許焜泰）、實驗室設計及空間管理（高照村）、流程管理（高智雄）、庫存管理（高智雄）、儀器設備管理（謝文祥）、風險管理（高智雄）及認證（高智雄）等。

　　本書的特點，除以淺顯易懂的文字表達外，所採用的圖片及實例，都是作者多年經驗的累積，相當珍貴，也讓讀者能了解實驗室管理的整體概念、流程及台灣一些指標醫學實驗室的現狀。這本書除適合醫院管理階層、醫檢師及管理師外，也適合醫技系及相關管理科系的學生使用。

　　本書能如期出版,首先要感謝作者們的支持,他們在忙碌的研究工作中,抽空撰寫章節,對於相關工作經驗的傳承十分重要。還有五南醫護圖書出版社王俐文主編鼎力支持,在此也一併感謝。本書雖經再三修正,但唯恐仍有疏漏之處,煩請各位先進給予指正。

陽明大學醫學生物技術暨檢驗學系　教授

成功大學醫學檢驗生物技術系　教授

吳俊忠

中華民國一○四年八月二十日

目錄

第一章　實驗室管理概論

高全良

內容大綱

1. 醫學實驗室建置及管理之發展
2. 醫學實驗室之組織及人員管理概念
3. 實驗室檢驗流程及品質管理概念
4. 醫學實驗室之設計、空間及安全管理概念
5. 設備、試劑、耗材之採購及成本分析管理概念
6. 溝通在醫學實驗室管理之角色
7. 醫學實驗室之資訊管理概念
8. 醫學實驗室之風險管理概念
9. 醫學實驗室認證及持續改善管理概念
10. 醫學實驗室管理之未來發展

學習目標：

1. 瞭解醫學實驗室之建置及管理之發展概況
2. 對實驗室管理有關組織及人員管理有基本認識
3. 瞭解試劑、耗材、設備管理之基本概念
4. 瞭解整體檢驗流程運作、資訊管理、溝通理論及相關技巧基本概念
5. 對實驗室認證、持續改善及風險管理有基本概念
6. 對實驗室管理之未來發展趨勢有所認識

實驗室管理，隨著時代需求，已成為提升及確保實驗室作業優良品質不可或缺之一環。實驗室管理不只是管理階層的責任，也同時是所有實驗室組成人員需要了解之共同語言，透過本書各章節之介紹，以期使實驗室管理能落實並展現產出最佳檢驗報告品質之境界。本章主要係針對醫學實驗室管理之全面觀，做一概略之描述，希望在閱讀本書各單元章節之詳細介紹前，能對實驗室管理之全貌有一概括性之瞭解。如輔以各章節之閱讀，可收見樹見林之效。

一、醫學實驗室建置及管理之發展

(一) 醫學實驗室之發展簡史[1]

醫學檢驗或醫事技術之專業技術起於何時，已很難考證。但一般相信較其他醫、藥、護等專業領域，晚了許多。根據美國醫檢師 Herrick 之考證，西元前 1550 年，已經有關於腸內寄生蟲如鉤蟲及蛔蟲之文獻記載，他認為當時，應已有簡單之實驗技術來發現此些寄生蟲。中世紀（西元 1096-1438），利用尿液之觀察，來協助疾病之診斷，成為當時之時尚。更早者，有印度之醫師，常利用尿是否吸引螞蟻，來做為診斷是否有糖尿病之參考。目前在英國牛津之 Bodleian 圖書館，尚珍藏有中世紀尿液觀察與疾病之關係圖。由此些資料看來，尿液之觀察分析，可以說是檢驗醫學技術之啟蒙。

在早期實驗室之檢驗工作，均由臨床醫師擔綱。但由於工作忙碌。14 世紀中，約在西元 1300 年左右，一位意大利醫師於 Bologna 大學聘用 Alessandra Giliani 來協助其操作實驗，開啟了醫檢分工之思維。1844 年 Douglas 在 Michigan 大學建立美國第一個與醫學有關之化學實驗室。1896 年於 Johns Hopkins Hospital 開放第一個臨床檢驗室，空間只有 12X12 平方英呎，設備費用只有美金 50 元，其簡陋可想而知。隨著科技之發展實驗室之設備逐漸改善。1957 年美國 Technicon 公司生產了第一部之連續流入式自動分析儀使用在生化檢驗上，此一突破將醫學檢驗由純手工操作時代，導入自動化時代。70 年代，電腦資訊系統開始在醫學檢驗上發揮其功用，實驗室之運作愈見複雜，因此如何將實驗室有效管理，而能滿足實驗室之高品質要求，且產出正確之檢驗結果，已成為實驗室檢驗作業重要之課題。2003 年開始有 ISO15189 醫學實驗室國際規範認證。實驗室管理，更為實驗室所有人員都必需參與之課題。

(二) 醫學實驗室之建置

一個醫學實驗室之成立，需有四大元素（人、事、地、物）組成。而由此四大元素衍生出之臨床實驗室標準協會（Clinical and Laboratory Standards Institute; CLSI）所定義之 12 項品質管理系統的要素（quality management system essential）[2]（組織、人員、儀器設備、採購與庫存、流程控制、資訊管理、文件及紀錄、評鑑稽核、異常事件管理、流程改善、客戶服

務、設施與安全），已成為實驗室管理者遵循之標竿，且亦成為世界衛生組織（World Health Organization; WHO）所極力推廣之標的[3]，實驗室管理即可由此四個元素面向導入。在「人」方面，實驗室之組織架構建置為首要課題。實驗室要有具一定專業素養及符合工作能力之醫檢人員執行工作，再輔以其他行政人員之支援。所有實驗室人員之職前訓練、在職訓練、繼續教育及人員能力評鑑等，均為實驗室人員管理之重要課題。在「事」之面向，實驗室內之檢驗流程及品質管理，流程控制、資訊管理、文件及紀錄、評鑑稽核、異常事件管理、流程改善、客戶服務均屬於此範疇。在「地」的面向，則涉及空間規畫及環境管理，實驗室之安全管理等層面。「物」的面向，則包含儀器、設備、試劑、耗材之購置、驗收、庫存管理及成本分析管控等。此四大面向要件，缺一不可，必須全面性之執行管理，且四大面向要彼此互動聯結，才可使實驗室運作順暢，達到有效之管理要求。

二、醫學實驗室之組織及人員管理概念

實驗室需由人員參與運作。除極少數之小型實驗室係由一人運作外，大多數實驗室均由多人參與運作。規模大時，可達數十人至數百人不等。由多人參與之實驗室，就需依靠合理之組織設計，才可發揮團隊之成效。實驗室之組織型態可分扁平式及高層狀兩大類型（圖 1-1）。扁平式組織由主管一人擔任管理階層，其他都是組員。扁平式組織之優點為主管親自督陣，對每位組員均很瞭解，溝通順暢。缺點為主管時間有限，無足夠之時間對所有事情均能參與，因此很多基層之作業狀況，主管無法親自掌控，主管也會疲於奔命。所以扁平性之組織較適合小規模醫學實驗室。而高層狀之組織為將實驗室分成幾個部門小組。每一部門或小組可以有一主管（組長或分科主任）管理，而不同之部門小組（組或科）則集合成整體醫學實驗室部門，再交由高層主管（檢驗部

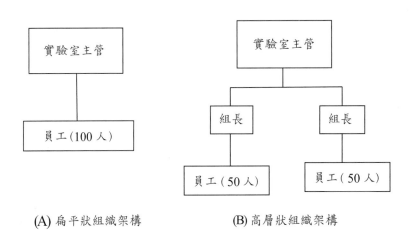

(A) 扁平狀組織架構　　(B) 高層狀組織架構

圖 1-1　組織架構型態 (A) 扁平狀組織架構 (B) 高層狀組織架構

或科主任）統籌管理。此類型實驗室適合在規模大之實驗室，其優點為分層負責管理，效率高。缺點為高層主管與基層人員，常有溝通不足及認知不同之缺點，如此一來，分組管理階層將會缺乏團隊合作，實驗室之管理將變成效率不彰。實驗室之組織架構，通常會以組織架構圖（Organization chart）呈現。由組織架構圖即可很容易了解實驗室組織規模，各科室小組相互關係及運作情形，因此組織架構圖已成為組織管理必備的資訊。目前實驗室組織圖常見之範例如圖 1-2 所示。

　　醫學實驗室之主要成員為醫事檢驗師（簡稱醫檢師），不同之機構除醫檢師外尚會包含醫事檢驗生、護理人員及行政人員等。不論那種人員，在組織架構下，需設定每位工作人員之職掌，任用資格。人員經甄選進用後，需導入新進人員訓練、在職訓練及繼續教育等。每位工作人員，須經人員評鑑，符合工作需求後，再分配至適當之位置工作，扮演適當角色。實驗室甄選新進人員時，管理階層可從人員行為工作態度、具有之專業或相關技術及知識能量三大面向進行評估後，配合實驗室需求，再進行進用。所有組織成員，需建立人員資料檔（內容可包括教育與專業資格、證書或執照的影本、先前的工作經驗、目前工作任務的訓練、能力評鑑、持續教育與個人成就的紀錄、員工服務表現的審查、意外事故與曝露於職業危害的報告、與指派職務相關的疫苗接種狀況等），以方便有效之人力資源管理。

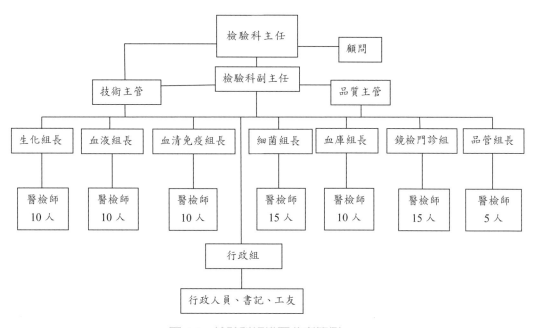

圖 1-2　檢驗科組織圖參考範例

三、實驗室檢驗流程及品質管理概念

醫學檢驗包含生化學、血液學、臨床鏡檢學、血清免疫學、血庫學、微生物學、病毒學、細胞學、生理學等範圍。為描述整體檢驗作業流程及相關之品質管理概念，目前均將檢驗作業流程分成檢驗前、檢驗中及檢驗後三個階段來進行流程討論及品質管理。檢驗前流程，為自醫師開出檢驗申請單後、病患之準備、採檢、檢體運送至實驗室收件完成後之整個流程。檢驗中流程為真正執行檢驗之相關流程，此流程包含檢驗方法之確認、檢體前處理、執行檢驗（手工、自動化）、儀器設備之保養確效及實際操作等。檢驗後之流程則包含檢驗結果產生之確效至報告發送、報告錯誤更正及報告召回等流程。根據文獻之報告顯示，檢驗發生錯誤，導致檢驗結果不正確之狀況，在檢驗前、中、後流程中均會發生，其中尤以發生在檢驗前流程錯誤之頻率最高[4-6]。在檢驗流程中，除了檢驗進行中執行檢驗即時內部品管措施外，亦須對檢驗前、中、後之所有流程進行品管、品保作業，才可確保實驗室產生正確之檢驗結果，因此全面性之品質保證措施（Total quality management, TQA）觀念就因應而生。實驗室除內部品管外，亦須參加外部品管（external quality control）計畫，透過同儕實驗室間之比對，瞭解檢驗結果之正確性。外部品管計畫最嚴謹者，為由公正第三單位提供盲樣檢體，給參加實驗室進行測試，並將結果回報提供單位。最後由提供盲樣檢體單位彙整參加者之結果，依檢驗方法、儀器或試劑廠牌別，分別進行統計比較。參加者可以由統計綜合結果，瞭解自己之檢驗結果與使用相同方法或試劑廠牌同儕實驗室間結果之差異，以作為改善之參考。此類外部品管又稱為能力試驗（proficiency testing）。目前國內醫學檢測能力試驗提供者，最大規模者為台灣醫事檢驗學會（Taiwan Society of Laboratory Medicine, TSLM）能力試驗委員會[7]。來自國外者，有 CAP（College American Pathologists）[8], RIQAS（Randox International Quality Assessment Scheme）[9] 等，在國內使用之規模較小。實驗室之檢驗結果，需要內、外部品管均合格，才是正確可靠的。

四、醫學實驗室之設計、空間及安全管理概念

實驗室設計及空間需求，為實驗室檢驗運作是否順暢之重要關鍵。實驗室在建置時有兩種狀況。一種為實驗室與醫院建築完全為全新的。另一種為實驗室經過運作一段時間後，為配合新的檢驗流程或檢驗業務擴充，而進行之實驗室改建。台灣地區近幾年為配合病人隱私、提供舒適之門診抽血等待空間及抽血備管機使用，很多醫院均進行檢驗部門診作業區空間之整建，而呈現新的面貌。實驗室也因全面自動化作業之導入，實驗室檢驗作業區重新整建之比率頗高。不論屬於那種狀況，實驗室在新建或整建時，可以先組成整建

或籌建工作小組或委員會，藉由參訪其他實驗室吸取其規劃及運作之經驗、與實驗室使用者討論及收集文獻資料等來進行規劃。目前為配合實驗室全面自動化之整建，許多實驗室也可借助向參與自動化設置之廠商說明實驗室之需求，請其協助提出規劃草案，供實驗室參考。不論方式如何，一般實驗室在新建或整建時，都需考慮下列幾個重要問題：

1. 需考慮實驗室之作業性質（例如有需區隔之同位素實驗室、細菌或病毒實驗室、生物等級第二或三級實驗室等）
2. 需考慮實驗室各種工作人員之性質（如不同職務需求，是否有殘障人員、值班及工作人員之休息空間需要等）
3. 思考空間大小之需求（需考慮採檢、收檢、一般實驗室之空間需求外，耗材、試劑、檢體儲存、文件記錄等之儲存空間需求均應納入考慮）
4. 主要儀器設備之大小、尺寸及重量。
5. 實驗室使用之樓層數
6. 空調、水、電、天然瓦斯之供應（如 UPS 或緊急發電之供電系統、RO 水質供應需求等）
7. 實驗室內及室間走道之動線、逃生動線之需求
8. 實驗室內檢驗作業動線
9. 安全要求（如危險化學藥品儲存櫃、易燃藥品防爆櫃之配置、廢棄物之處理空間需求等）
10. 相關法令之規定

除上述原則外，實驗室資訊系統之建置、網路系統網點之佈建以及會議室、討論室及研究、教學之空間之需求，亦應納入考慮。在進入實驗室空間配置設計時，可將欲放入之設備、儀器或實驗桌，依大小作成卡片簡圖，然後請參與之同仁，一起參與討論。將卡片，依每個人之想法擺放在實驗室之大平面圖中，看是否適當，如不滿意可將卡片簡圖任意移動，再取得最後之共識。此操作過程亦可以電腦軟體取代。

實驗室安全管理

實驗室除提供正確之檢驗報告外，對在實驗室內工作人員之安全及所使用之儀器、設備或設施之安全措施亦非常重要，當然作業儀器設備及空間，除工作人員外，對所接觸之病患或健康受測者之人身安全亦不可忽視。實驗室之安全管理包括消防、水電、化學藥品、生物安全及人因工程之安全等。

有關實驗室之安全管理要求，本書將有專章做仔細之介紹。本章節僅就幾項重要事項提出介紹。在實驗室安全管理要求上，較理想的是實驗室要有一位專責（不一定要專職）人員，負責推動實驗安全相關事項。此人有人稱之為實驗室安全官（safety officer）。在推動實驗室之安全管理時，需要設定安全管理政策及流程，並將其文件化。對所有涉及安全之流程管制措施，均需進行人員之訓練及演練，以使所有人員均能熟悉相關規定及流程。訓練內容包括對個人防護設備（personal protective equipment: PPE）之使用、危險廢棄物之處理、緊急狀況之應變處置措

施等。實驗室安全官，須確保 PPE、滅火器、防火毯、防火、防爆化學藥品儲存櫃、沖眼器、緊急淋浴設備、廢棄物處理設備及緊急救難設備器材等是否足夠及是否過期。另外實驗室安全守則之建置、物質安全資料表（material safety data sheet; MSDS）[10] 及化學品分類及標示全球調和制度（The Globally Harmonized System of Classification & Labelling of Chemicals; GHS）[11] 之使用，也為實驗室安全管理所必備的。

五、設備、試劑、耗材之採購及成本分析管理概念

儀器、設備、試劑、耗材為醫學實驗室檢驗運作之基本要件。相關之管理概念如下：

(一) 儀器

儀器之採購須配合實驗業務需求，訂定規格再進行採購。如在公立醫療機構則需依照政府採購法辦理。在私立機構，則亦有各自遵守之規定。完成儀器採購後，須依照原訂規格，進行測試驗收後，才可使用於臨床服務。每項儀器須要建立儀器之基本資料（或稱儀器履歷）、操作標準程序及維修保養策略（日、週、月、年保養計畫）。度量衡相關儀器（溫度計、離心機、天秤、定量自動吸管等）需有年度校正或查驗計畫。如實驗室因針對某項檢驗業務需要購置多台儀器時，除對每台儀器進行驗收檢測外，亦須進行機台比對，

使檢驗結果報告才有可比較性。實驗室有時因檢驗量大，有些儀器採用試劑或依報告件數標購時，均會由供應試劑之廠商，無條件提供相對應之檢測設備（儀器非屬實驗室財產），此時亦應比照自行購置之儀器進行儀器管理。當儀器使用發生故障無法短期修復，應宣告暫停使用。如會影響檢驗結果報告之產生時，亦應通知檢驗使用者，儀器發生嚴重異常造成影響已發之報告時，甚至需召回已發之報告，以確保實驗室之服務品質。

(二) 設備

實驗室有很多非直接用於檢測之設備如高壓消毒鍋、冰箱、冷凍櫃、空調、電腦設備、不斷電設備等亦需納入實驗室管理。其相關採購應有規格要求、採購、驗收、操作手冊、定期維修保養策略等之管理原則與儀器相同。

(三) 試劑

目前實驗室使用於檢驗試劑大多為商品化之產品，很少自行配製。依照國內之法規，用於病人檢驗用之試劑，應使用已取得體外診斷試劑查驗登記之試劑。如無查驗登記之試劑可使用時，實驗室可自行開發試劑或申請專案進口。此類試劑之品質，需由實驗室自我管理，確保此類試劑之使用效能，並對提供臨床服務及病人安全，負其相關責任。試劑購入後，通常須進行驗收評估後才可使用。試劑在採購完成驗收後、應納入庫存管理。庫存管理系統，須有試劑規格、批號、進出庫日期、

數量、有效期限等之紀錄。開瓶使用時，須加註開瓶日及末效期之標示，以確保試劑之正確使用。庫存管理系統，同時須配合檢驗需要，建立每項試劑之安全庫存條件。當試劑低於安全庫存標準時，需啟動再進貨措施。此項庫存系統，有的實驗室已採用電腦自動化之管理，包括低於安全庫存時，可自動印出申請單進行請購。當進貨之試劑為新批號時，必需與舊批號進行平行測試比對，以確保新批號試劑所產生之檢驗報告與舊批號之檢驗結果，具有一致性可比較之結果。較新的實驗室管理概念為，只要不同批次進貨，即使是相同批號，亦須進行平行比對，以確保試劑不會因儲存及運送條件影響試劑之品質。實驗室自行開發或配製之試劑（如 buffer, wash solution, reaction solution 等）亦需在瓶上標示品名、配製者、配製日期及有效期限等資訊，以確保試劑之品質。

(四) 耗材

實驗室檢驗所使用之耗材有針頭、採血管、滴管、尖管、細菌或病毒培養採檢容器、培養試管、培養皿或其他塑膠器材等。此些耗材之使用亦應建立規格、驗收及納入庫存管理制度。且須注意耗材使用之有效期限，以免影響檢驗品質。

(五) 成本分析

有關設備、儀器、試劑及耗材之成本，透過市場詢價及完成採購之價格，即可瞭解相關成本。在實驗室之管理實務上，這些相關成本，常會運用到實驗室設立一項新的檢驗項目時，收費標準之訂定。實驗室欲新增項目時，如為全民健康保險已有支付之項目，則順理成章，只能依其公告之收費標準收費。但因科技進步，檢驗項目越來越多，全民健保指定項目常跟不上新增項目之需求，因此大多實驗室，均朝向自費項目發展。以往自費項目之收費標準，只要自訂即可。但近年來醫療院所自行收費，均需報由地方主管機關衛生局核備後，才可實施。在報請核備時，需提供成本分析表，才能據以審查獲得通過。因此如何進行檢驗項目之成本分析，已為實驗室管理階層所必須具備之知識。現行成本分析，大多採用作業成本法（Activity-based costing，簡稱 ABC）[12, 13] 之概念。ABC 成本分析最早使用於企業界。其實施步驟是對產生成本過程作細膩流程分析，並實際計算每一流程所需之成本，最後才計算出每一產品產生所需之總成本，然後訂定產品之實際售價。傳統之成本分析則著重在製造之產品之生產線之直接成本，然後把產品服務（含研發、銷售等）部門之所謂之間接成本，採整體比例分攤至產品中，並未實際精算每一流程之間接成本。傳統方法因採比率分攤成本之計算，容易被扭曲也較不精確。過去檢驗項目之成本估算，也是依試劑、儀器及人力做出初步估算，甚至有人以試劑成本乘上 2 或 3 倍，即訂為收費標準，完全未做流程精算分析。以 ABC 法用於檢驗項目分析之步驟，首先將檢驗作業由醫師開檢驗單開始、採取檢體、檢體運送、檢體簽收、檢體處理（例如離心分離血清、執

行檢驗（自動儀器、半自動、手工等）、品管分析、結果確認、報告釋出止，做一流程分析。然後盤點每一流程所需之人力、儀器設備、試劑、耗材、空間、水電等直接成本。最後將直接成本加上由每一流程直接成本換算出之間接成本，變成總成本，即可算出產出每項報告之成本。最後加上合理利潤後，即可訂出每項之收費標準。ABC 成本分析，除可訂出收費標準外，亦可藉由每一流程之成本分析，思考如何降低每一步驟流程之成本，以創造更高之利潤。單項成本分析範例如表 1-1。實驗室之整體營運成本分析，則可使用年度收支報表，進行實際之成本效益評估。

六、溝通在醫學實驗室管理之角色

溝通，是一門藝術，也是一門學問，更是人人每日生活都必需的。美國訓練大師卡內基認為一個人成功，15% 取決於專業技能，85% 取決於溝通能力，足見溝通之重要性。人力資源為實驗室建構之基本元素。因此溝通在實驗室管理中，是重要之議題。2012 年版 ISO15189 醫學實驗室品質與能力要求」[14] 中有相當多章節，均提及溝通之要求。如 4.1.2 管理階層職責；4.1.2.1 管理階層承諾 a) 與實驗室人員溝通符合使用者需求與要求 e) 建立溝通流程；4.1.2.6 溝通：實驗室管理階層應有與員工溝通的有效方式；4.4.2 服務協議的審查；4.7 諮詢服務；4.12 持續改進；5.4.4.3 採檢中作業活動說明；5.4.4 原始樣本的採檢與

處理；5.5.2 生物參考區間或臨床決策值等規範條款中，對溝通均有所要求。溝通在實驗室管理之重要性，已不容忽視。

(一) 溝通之完整定義

有人發出信息經各種管道傳達給接收者，接收者收到信息後，經轉譯解碼後，再將回饋意見傳回原送信者，完成彼此間之互動，才可稱為溝通。如接收者在收到信息後，未將回饋送回送信者，則不能稱為溝通。要完成完整溝通時，發信者所發出之信息內容，最好能包含 5W（What to be done, Why to be done, How to be done, Where to be done, When to be done）資訊，才能確保溝通明確，發揮效益。

(二) 實驗室溝通模式

組織中之溝管道模式，可分成由上而下之溝通、平行溝通及由下而上之溝通三種。

1. 向下溝通

是由組織中較高層級者向較低層級傳送信息，完成溝通網絡。經由向下溝通管道之模式，可以容易達成組織要求。計畫執行、控制以及指導計畫進度等之基本功能，均能順利掌控。向下溝通時，交待事件要清礎，要表達對部屬之期許，要求之工作要合理，且要讓部屬有回饋之機會。

2. 平行溝通

平行溝通模式，則為同儕間、各個實驗室間，甚或檢驗部門與他部門之間的溝通。部門間，因各自獨立作業，常缺少

表1-1　HIV-1西方墨點試驗（western blot）成本分析範例

項目			成本分析			
用人成本	職別	工時（分）	人數	單位成本	小計	成本
	醫師					
	醫檢師	2.5	1	7.2	18	18
	行政人員					
不計價材料藥品成本	品名	單位	數量	成本	小計	成本
	檢驗單	張	1	0.2	0.2	
	針筒	支	1	1.5	1.5	
	採血管	支	1	5	5	
	消毒棉花	個	1	0.5	0.5	
	標籤紙	張	1	0.2	0.2	1092.9
	試劑	1	1	1050	1050	
	Filtertip	1	1	10	10	
	塑膠盤	1	1	25	25	
	紗布	片	1	0.5	0.5	

直接成本

	項目	設備折舊		小計	總計
設備費用	房屋設備	A.2.5m^2×50,000/m^2/40年/250天/6小時×0.8		1.66	
		試劑標廠商提供設備儀器		0	
	醫療設備	冷藏離心機：586,000/10年/250天/6小時 ×10/60（分）= 6.5		6.5	12.36
	非醫療設備	8.16×28% = 2.3		2.3	
	維修費用	設備折舊*18% 10.46×18% = 1.9		1.9	

直接成本合計	1123.26
間接成本（事務費）（直接成本*6.4%）	71.89
總成本合計	1195.15

註：本成本分析表爲估算值，僅供參考。每一欄位之計算，需依每個醫療機構實驗室實際
　　運作情形精算。非醫療設備、維修費用及間接成本以百分比估算值需每個實驗室自行
　　決定百分比。此些非醫療設備、維修費用及間接成本如能以實際成本支出精算，將會
　　使成本分析更精確。

溝通管道，因此容易造成部門間隔閡及誤解，影響到機構整體效率。要克服平行溝通不良之方式，可舉辦跨部門會議、給予每個人交談機會、工作輪流以及下班聚會等方式，來加以改善。

3. 向上溝通

向上溝通為基層單位向管理上層傳達信息，在管理學上屬較難之處。為發揮向上溝通之成效，基層向上傳達信息時，如能注意幾點原則，如先談對方優點，再提問題或建議，讓對方表示意見與看法以及建議事項應有時間表等 · 應可達到良好之溝通成效。

(三) 影響溝通效果之因素及障礙

社會及家庭型態之改變、語言或語意上之差異、認知之差異、角色與地位之不同、主觀的猜測等因素，不論是在何種溝通模式，此些因素均會影響溝通效果。而價值觀的差異、情感障礙、資訊過多、私心作祟、先入為主、動作運用不當、急於表態動作、喜歡為人師之態度、溝通之時地物不適合等均會成為溝通之障礙，在溝通當下應盡量避免。

(四) 促進有效溝通之方法及技巧

自我瞭解、了解別人、尊重別人、善用講話技巧、談話內容具體、抱持樂觀之態度、適度的讚美別人、就事論事、尋求適當之發洩管道、適度之開放自己等方法，均可有效促進溝通。在實務技巧運用上，面對面交談比用 LINE, e-mail 效果好，善用傾聽，因為聽比說更重要。溝通

時要談別人感興趣之話題，自己之態度決定別人要不要與我溝通。溝通時需遵守四不原則（不批評、不責備、不抱怨、不加油添醋）及擅用書寫工具等。

(五) 耐心傾聽

傾聽為溝通成功之重要因素。要掌握傾聽之技巧，可採 80/20 法則，即 80% 聆聽，20% 說服。溝通時要注視對方，有助於集中注意力，還可以看清楚說話者的臉部表情跟肢體語言。注重肢體語言：微笑和點頭可以表示你有把對方的話聽進去。適時地提出問題：可使對方感到你全神貫注地傾聽，如：「然後呢？」。最佳表達者，通常是最佳聆聽者。

七、醫學實驗室之資訊管理概念

早期 60 年代之檢驗大多為手工，後來自動化儀器之引進，儀器電腦化逐漸盛行，報告產生已可藉由電腦列印之方式產生。實驗室電腦化同時，醫院管理系統包含門掛號、看診、處方、取藥、住院系統等亦逐漸資訊化，發展出醫院資訊系統（Hospital information system, HIS）。實驗室所有檢驗報告，亦需要與醫院資訊系統整合，如何將實驗室內所有報告連接到醫院之資訊系統，也成為實驗室管理上之重要課題。由於實驗室之檢驗報告具多樣性，且較為複雜，因此獨立之實驗室資訊系統（Laboratory Information System, LIS）也就因應而生，實驗室資料先經 LIS 處理，再與 HIS 聯結。初期 LIS 多由儀器

單機結果輸入彙整後,再傳輸給 HIS,後來發展至多機系統結果及手工報告匯入整合後,再給 HIS,且資訊數據之傳輸並非只有單向傳輸功能,需有雙向傳輸功能,也就是 HIS 及 LIS 系統都可傳送及接送訊息,才可滿足實驗室管理需求。實驗室建置 LIS 時,一般有兩個方式。一為實驗室與資訊軟體人員合作,依實驗室實際需求,發展出客製化之 LIS,可由醫院資訊中心自行參與規畫建置。亦可採專案外包。此種建置 LIS 之優點,為可以依自己之需求建置。但因資訊人員,對醫檢作業,並不熟悉,且人力有限,所以在系統分析及軟體開發所發之時間冗長,且最後有部分功能,常無法配合實驗室需求,而只著重在檢驗結果之傳輸,在實驗室之管理需求功能,常會打折扣。另外一種建置方式,為購買商品化之 LIS 產品,此些商品化之軟體系統,在國內外已有多家醫院使用之經驗,且軟體內容大多包含大多數實驗室共同管理需求之功能,因此建置期較短,且較能滿足實驗室管理需求。但實驗室常需配合軟體內建之作業內容,改變實驗室舊有之作業流程,對實驗室之運作,在導入 LIS 初期會有很大之衝擊。為配合檢驗室自動化及檢驗諮詢之發展,LIS 已由單純之資料傳輸及儲存,進而發展出需提供進一步檢驗策略分析需求之功能。市面上有部分 LIS,已發展出置入 Middleware 資訊系統 [15-17] 概念。由初步收集之檢驗結果比對分析,會進一步建議再做進一步更細之檢驗策略之建議。除此之外,檢驗結果 autoverification 之功能,也可放入 Middleware 軟體中,可減少許多手工作業程序。LIS 除檢驗結果之傳輸及檢驗決策外,亦可將品質管理系統、品質指標、試劑耗材庫存管理、異常事件處理、繼續教育、人員排班、請假及文件公文處理等納入資訊系統內。除能掌控立即之實驗室管理資訊外,且也可節省實驗室工作人員太多之書面文件處理流程。面對資訊時代,對資訊資料傳輸之穩定性、可靠性、正確性、保密性及保全等資訊管理等也成為實驗室管理中之重要課題。實驗室除一般人員對資訊,要有基本概念外,如有一兩位醫檢人員能具有資訊第二專長,對實驗室之資訊管理及應用將會有很大之幫助。

八、醫學實驗室之風險管理概念

風險管理在日常生活常常發生,例如住宿旅館萬一火警如何逃生、旅行時交通工具意外之逃生、瓦斯氣體管線是否有漏氣。近年發生餿水油、地溝油食安事件、高雄地區氣爆事件及新北市八仙水上樂園玉米彩粉塵爆事件,更凸顯風險管理之重要性。實驗室之作業亦不例外,每日進到實驗室都在確認負壓實驗室是不是運作正常、生物安全櫃運作是否正常、氣體、水電是否有無洩漏、個人防護設備是否正常、實驗室之品質管理運作是否有異常等,都是風險管理中常碰處的問題。整體而言,醫學實驗室之風險最常見有三大面向:包含有員工安全及責任風險、病人安全風險及實驗室之財務及信任風險。病人

安全問題，為醫學檢驗管理所面對最大風險之一。病人身份辨識、檢體標示、檢體運送保存、正確檢驗方法之使用、檢驗方法之敏感度及特異性是否滿足臨床診斷之需要、檢驗結果之正確性，檢驗報告在適當之時間可傳達至臨床服務者之手上等之作業流程，如有任何異常，均可能會造成病人重大傷害，嚴重者甚至造成死亡。除病人安全風險外，實驗室員工之安全及責任之承擔如有偏差，亦是實驗室之風險。實驗室之財務及信任風險亦不可忽視，因限於篇幅不在此介紹。為降低此些風險，風險管理就必需導入實驗室管理中。依WHO 之定義，風險管理包含三步驟：風險評鑑、降低鑑別出之風險、監督風險降低之成效。三個步驟中，風險評鑑為風險管理流程中最重要步驟。風險評鑑，首先要從實驗室中找出潛在之危害（hazard）因子，然後對此些危害因子，可能在實驗室引起之傷害程度，進行評估。藉由不同風險評估方法，估算出風險係數。風險係數是以危害因子發生頻率乘上因子發生之傷害程度估算。通常以 R =（L，C）表示。R: Risk; F: Freqency; C: Consequences; R = L×C。對風險係數高之狀況優先處理，使風險降低。整個風險管理，需透過 Plan-Do-Check-Action（PDCA）循環進行，以便將高風險降低。近年來由於新興微生物感染症之爆發及生物恐怖威脅日漸增多，因此對生物風險問題，特別衍生出之實驗室生物風險管理規範 CWA15793[18] 及指引 CWA16393[19]，也成為歐洲標準協會（European Committee for Standardization,

CEN）及 WHO[20] 列為實驗室管理之重要議題。詳細之風險管理，讀者可參閱本書之專章 · 以獲得更多之信息。

九、醫學實驗室認證及持續改善管理概念

(一) 實驗室認證

透過優質之實驗室管理，實驗室應有信心展現提供優質之檢驗服務。但實驗室之自我宣告是不夠的，通常需透過第三者公正機構或團體之審查給予證書，才較有公信力。台灣地區實驗室來自外面機構審查，最早是由醫院評鑑開始。在 80-90 年代，實驗室運作品質之外部審查，是放在衛生署主導之醫院評鑑內。1990 年醫院評鑑開始有單獨病理檢驗組審查之設置，但此種外部評鑑並非實驗室獨立評鑑，而是將病理檢驗組成績與醫院整體成績合併計算，檢驗組只佔 8%。因此雖然醫院評鑑通過，但無法具體呈現實驗室之品質是否良好。2006-2010 年間之醫院評鑑開始改革，不再分專業組評審，而改採只評醫院經營策略及社區功能、經營管理、病人安全及權利、醫療體制及運作、醫療照護、護理照護、環境設施及人員素質及品質等八大面向，實驗室之檢驗品質評審則分散在各大評鑑要求中。2011 年起，則最後評鑑只有經營管理及醫療照護兩大組。醫檢相關項目，就融入在相關基準中，但所牽涉之基準條款已不多。真正獨立之實驗室外部品質審查，曾在全民健康保險法實施後，為讓醫事檢驗所成為健保指定或特約

對象，開始了檢驗所訪查制度。由衛生署委託台灣醫事檢驗學會執行。訪查合格，才有資格與健保局簽約。後因檢驗所訪查，已逐漸上軌道，因此於 2006 年後，停止訪查措施。1999 年前後，為促進當時之署立醫院檢驗科品質提升，衛生署中部辦公室提出署立醫院檢驗科品質改進及提升計畫。此計畫與中華民國實驗室認證體系（CNLA）合作，先進行人員教育訓練及文件之撰寫輔導，然後再認證。經過準備，於 2000 年開始，引用 ISO15189 醫學實驗室品質及能力要求規範草案，對選定之署立醫院檢驗科，開始進行認證評審，而成為國內首批獲得認證證書之實驗室。財團法人全國認證基金會於 2003 年，將 ISO15189 醫學實驗室品質與能力要求規範正式公告，臺灣地區之醫學實驗室認證，才逐漸步上軌道並與國際接軌。ISO15189 認證之規範分成管理要求及技術要求兩大部分，由於管理要求在醫學檢驗養成教育之課程較少涉及，因此準備 ISO15189 認證時較為辛苦。但經由相關之教育推廣及參加認證家數日益增多，熟悉此些管理要求之醫檢人員也日益增加，認證風氣也開始盛行。

至 2015 年 6 月止，醫學實驗室完成 ISO15189 認證之家數已達 222 家 [21]。除 ISO15189 認證規範外，有一部分實驗室也參與美國 CAP-LAP 認證 [22]。此兩種認證之簡易比較，如表 1-2。CAP-LAP 認證，通常參加者實驗室之規模較大。除 CAP-LAP 認證外，美國亦有 COLA（Commission on Office Laboratory Accreditation）認證 [23]，

提供給較小型實驗室申請認證，國內雖有引進，但並非十分成功。而 CAP 為配合國際潮流，也於 2015 年開始開放 CAP-15189 之認證 [24]，但申請 CAP-15189 認證，需先通過 CAP-LAP 認證之實驗室才可申請。國內衛生福利部疾病管制署為讓疫情通報資訊有一致標準，因此設立認可傳染病檢驗機構制度 [25]。此實驗室認可標準，雖不若認證實驗室嚴格，但也算是具有認證之性質。不論申請何種實驗室認證，在申請認證前須做好各種準備及訓練，透過溝通，全體實驗室人員均要動起來，經由分配工作、建立相關文件及執行紀錄。每位同仁都要將自己份內之事務完成，才能順利完成評鑑。有少數實驗室，為減少準備認證之時間及繁瑣文件需求，選擇委由顧問公司，協助及輔導認證準備工作。雖可以在較短時間內，取得認證，但整個認證相關思維，無法立即內化為實驗室之日常運作，容易養成一直依靠顧問公司之習慣。所有之實驗室認證系統，均為使實驗室為確保報告產出之品質，透過第三公正團體執行外部評審之認證，因此多為自願式的。但許多醫療給付包括美國及台灣地區之健保、外國人在國內服務健康檢查、勞工體檢、大腸直腸癌糞便潛血檢查等，均與認證掛勾。使得認證取得與醫療給付取得互為一體，使得認證變成強迫性，此非原設計認證制度之初衷。就整體而言，透過認證系統之運作，台灣地區之檢驗品質確實獲得很大之提升。對於國內實驗室使用最為普遍之 ISO15189 醫學實驗室認證相關規範要求，在本書中另有專門章

表1-2　CAP-LAP與TAF ISO15189醫學實驗室認證系統之比較

比較內容	認證規範	
	CAP-LAP	ISO15189
評審機關	美國病理師學會	國際認可機構 （各國認可機構） 台灣地區為全國認證基金會；TAF）
對應的法律	美國CLIA88法律	本國法律
要求的技術水準	美國技術水準	國際性共識之技術水準
申請項目	實驗室所有檢驗項目均需同時申請，不可排除	依需要提出申請項目 （TAF規定不同學門有基本項目之限制）
參加能力試驗之要求	除非CAP無法提供，一律須參加CAP提供	需優先參加TAF認證之能力試驗提供機構
費用	貴	相對便宜
證書有效年限	定期審查兩年一次	三年到期須展延認證。在效期內每12～18個月監評一次
審查方式	依公告之checklist（分major及minor）項目查核審查委員由國內外委員擔任	依規範要求就管理要求及技術要求章節實驗室呈現之之品質及運作紀錄進行審查。
認證效益	1.具實驗室品質公信力 2.符合美國CLIA88要求 3.常被美國FDA臨床試驗計畫認可檢驗結果 4.為政府單位委辦計畫認定合作對象	1.具實驗室品質公信力 2.為政府單位委辦計畫認定合作對象（例如受聘外國人入國後健康檢查醫院指定、勞工體格及健康檢查指定機構、糞便潛血檢驗醫事機構認證等） 3.國際實驗室認證聯盟接受彼此測試之結果

節，會進行詳細之介紹。

(二) 持續改善

　　實驗室取得認證，雖獲得公正第三者之肯定，但實驗室並非取得認證後，就可高枕無憂。實驗室應秉持持續改善及維護品質之精神，對實驗室之品質管理持續加以注意。持續品質改善措施，大多採用 PDCA 循環策略實施。將品質管理生活化，平時要實施品質監控機制。品質

監控常用的策略，為設置品質指標。每個指標會依實驗室之運作需求來設定閾值，以為監控基準。品質指標設定應包含檢驗前、中、後之流程，以便全面性品質之監控。目前常用之品質指標有：檢體退件率、檢體不合格率、檢驗報告在預定完成時間完成率（急件及非急件）、內部品管合格率、外部品管合格率、報告更改率、不符合事項之件數、儀器維修次數、繼續教育設定目標達成率等。品質指標之設定，其定義要非常明確。統計報表產生之頻率亦需明訂。此些品質指標亦可透過同級醫院互相交換指標數據，以提升彼此之作業品質。品質指標閾值並非永遠不變，需定期檢討修正，才能發揮持續改善之功效。除使用品管指標監控作為持續改善之機會外，亦可藉由客戶抱怨、員工建議、不符合事件之統計分析、內部稽核及管理審查、外部稽核結果、風險評鑑結果等機制，做為持續改善之契機。

十、醫學實驗室管理之未來發展

實驗室管理，隨著時代之需求及電腦資訊管理新觀念之引進，未來之實驗室管理將是全面性之管理概念。實驗室重整、精簡、效率提升及追求績效將會成為管理之主要追求目標。就構成實驗室之四大面向「人、事、地、物」而言，在「人」的面向方面：人力盤點、人力資源之整合、人才傳承、功能互補及創造全檢驗部門所有人員整體表現之「全才」能量呈現，是未來之著力點。對較大型之實驗室如醫學

中心、區域醫院之檢驗部門而言，如何在教學、研究方面加以經營。人力資源如何投入，使檢驗科能有創新、創造更多績效及培育人才傳承方面有所貢獻，是大家努力之目標。在〔地〕環境面向方面，除實驗室全面自動化空間規畫外，對採檢空間之安排如具感染性檢體特殊採檢空間之設計、抽血等待空間之舒適、空氣品質之監控、噪音、電磁波、輻射等之監控及檢驗工作人員休息區域之規畫，將為大家注目之焦點。在「事及物」面向方面，所有作業流程之標準化及儀器、試劑、耗材之採購、維修及庫存等之全面電腦化也是大家努力之目標。整體而言，面對實驗室龐大數據及資料管理而言，全面資訊化是未來趨勢。實驗室管理人員，不論在何時何地，只要有網路可用，均可掌控實驗室所有資訊包括人是否在崗位上工作、即時品管資訊、儀器運作維修狀況、公文之簽核進度…等，均可輕易上手。可預期的是巨大數據（Big data）時代之來臨，醫學實驗室管理者是不會也是不能缺席的。

十一、參考文獻

1. 高全良檢驗醫學之發展2003；279-286 張天鈞編人與醫學國立台灣大學出版社

2. CLSI GP26-A3

3. WHOLaboratory Quality Management System Handbook. 2011

4. Bonini P1, Plebani M, Ceriotti F, Rubboli F. Errors in laboratory medicine. *Clin Chem.* 2002; 48: 691-8.

5. Wagar EA, Stankovic AK, Raab S, Nakhleh RE, Walsh MK. Specimen labeling errors: a Q-probes analysis of 147 clinical laboratories. *Arch Pathol Lab Med.* 2008; 132: 1617-22.

6. Wagar EA, Tamashiro L, Yasin B, Hilborne L, Bruckner DA. Patient safety in the clinical laboratory: a longitudinal analysis of specimen identification errors. *Arch Pathol Lab Med.* 2006; 130: 1662-8.

7. http://www.labmed.org.tw/test/test.asp

8. http://www.cap.org/web/home/lab/proficiency-testing?

9. http://www.randox.com/riqas/riqas-eqa-scheme

10. http://toxiceric.epa.gov.tw/Chm_/Chm_index.aspx?vp=MSDS

11. http://ghs.osha.gov.tw/CHT/intro/GHS-background.aspx

12. Gujral S1, Dongre K, Bhindare S, Subramanian PG, Narayan H, Mahajan A, Batura R, Hingnekar C, Chabbria M, Nair CN. Activity-based costing methodology as tool for costing in hematopathology laboratory. *Indian J Pathol Microbiol* 2010; 53: 68-74.

13. Burnett L1, Wilson R, Pfeffer S, Lowry J; BiPAC. Benchmarking in pathology: development of an activity-based costing model. *Pathology* 2012; 44: 644-53.

14. 財團法人全國認證基金會ISO15189醫學實驗室—品質與能力要求實驗室認證規範TAF-CNLA-R02(3)2013年

15. www.darkdaily.com/more-clinical-pathology-laboratories

16. Armbruster DA, Overcash DR, Reyes J. Clinical Chemistry Laboratory Automation in the 21st Century-Amat Victoria curam (Victory loves careful preparation). *Clin Biochem Rev* 2014; 35: 143-53.

17. Krasowski MD, Davis SR, Drees D, Morris C, Kulhavy J, Crone C, Bebber T, Clark I, Nelson DL, Teul S, Voss D, Aman D, Fahnle J, Blau JL Autoverification in a core clinical chemistry laboratory at an academic medical center. *J Pathol Inform.* 2014; 5: 13.

18. CEN Workshop Agreement (CWA) 15793, 2011. Laboratory biorisk management. http://www.uab.cat/doc/CWA15793_2011

19. CEN Workshop Agreement（CWA） 16393, 2012. Laboratory biorisk management-Guidelines for the implementation of CWA 15793: 2008. http://www.uab.cat/doc/CWA16393

20. WHO Laboratory Biorisk Management Strategic Framework for Action 2012-2016. 2012.

21. http://www.taftw.org.tw/dispPageBox/TAFTWHP.aspx?

22. http://www.cap.org/web/home/lab/accreditation/laboratory-accreditation-program?

23. http://www.cola.org/laboratory-accreditation/

24. http://www.cap.org/web/home/lab/accreditation/cap15189-accredited-

laboratories/cap15189-accreditation-program?

25. CDC傳染病檢驗及檢驗機構管理辦法 2013年10月25日衛生福利部部授疾字第 1020103523號令

十二、學習評估

1. 醫學檢驗最早是以何種檢查最為盛行？
   (A) 糞便蟲卵檢查
   (B) 尿液檢查
   (C) 血液紅血球計數
   (D) 細菌染色

2. 實驗室檢驗方法，由手工邁入自動化儀器檢驗是用於何種檢驗？
   (A) 血液學檢驗　　(B) 細菌學檢驗
   (C) 生化學檢驗　　(D) 免疫學檢驗

3. 庫存管理，在實驗室管理中是屬於那一個元素：
   (A) 人　　　　　(B) 事
   (C) 地　　　　　(D) 物

4. 下列實驗室管理要素中，何不屬於臨床實驗室標準協會所定義之要素中？
   (A) 組織　　　　(B) 流程控制
   (C) 採購與庫存　(D) 研發創新

5. 下列敘述中，何者非實驗室扁平狀組織所具有的：
   (A) 管理階層只有主管一人
   (B) 主管對每位組員都很瞭解
   (C) 主管有足夠之時間可以參與所有檢驗事務
   (D) 溝通順暢

6. 下列何者非機構進用人員甄選時須考慮之主要因素：
   (A) 人員之行為、態度
   (B) 人員之技術經驗
   (C) 人員之專業知識
   (D) 人員之性別

7. 根據調查顯示，實驗室檢驗錯誤產生最多是發生在：
   (A) 檢驗前程序
   (B) 檢驗中之程序
   (C) 檢驗後之程序
   (D) 在不同流程中無明顯差異

8. 檢驗室之檢體檢驗之能力試驗為：
   (A) 檢驗之內部品管
   (B) 檢驗試劑批號間之平行比對
   (C) 檢驗之外部品管
   (D) 檢驗儀器之校正

9. 下列資訊中，何者最能很快提供對檢驗科規模及運作有初步之瞭解：
   (A) 實驗室在醫院之位置圖
   (B) 實驗室配置平面圖
   (C) 實驗室組織架構圖
   (D) 實驗室之動線圖

10. 下列醫學檢驗能力試驗計畫之執行機構，何者為目前國內使用規模最大者？
    (A) CAP　　　　　(B) TSLM
    (C) RIQAS　　　　(D) CDC

11. 實驗室在整建時，最好先成立一工作小組或委員會進行規畫事宜。在規劃時，下列何者不在優先考慮的事項：
    (A) 實驗儀器設備之重量及大小
    (B) 檢驗之作業流程
    (C) 耗材之儲存空間
    (D) 會客接待空間

12.下列事項，何者非實驗室安全官之責任？
(A)個人防護設備是否齊全
(B)廢棄物處理設備及緊急救難設備器材質量是否足夠
(C)病人之辨識
(D)緊急淋浴設備是否足夠

13.實驗室對使用之具危害性之化學藥品應放置何種表格，以方便於災害發生時，能快速查詢及處置？
(A)庫存資料表
(B)藥品驗收紀錄
(C)物質安全資料表
(D)藥品查驗登記表

14.下列儀器中那些不需定期校正？
(A)溫度計
(B)離心機轉速計
(C)定量微量吸管
(D)顯微鏡

15.實驗室使用儀器設備應具有下列管理要求，何者是錯誤的？
(A)新購或替換之儀器要完成驗收測試合格才可使用
(B)每台儀器均須建立儀器履歷或基本資料以便納入管理
(C)一次裝置同型儀器多台時，只要針對其中抽樣機台測試通過即可使用
(D)儀器須訂定標準操作手冊

16.下列為檢驗試劑使用之原則，何者是錯誤的？
(A)須有查驗登記
(B)試劑需標明有效期限
(C)試劑進貨不同批號需平行測試比對通過才可使用
(D)試劑不同批次進貨時，只要批號相同，可以不須再平行測試比對

17.下列為實驗室自行開發之檢驗試劑之使用原則，何者是錯誤的？
(A)已有查驗登記之試驗上市時，仍可自行配製相關試劑使用
(B)自行配製之試劑需標示配製人及有效日期
(C)自行配製之試劑需標示品名
(D)需經功能確校，才可使用

18. ABC成本分析不適用於實驗室之何種分析？
(A)實驗室之整年度營運支出分析
(B)實驗室進行單項檢驗之成本分析
(C)健保新增項目申請收費標準
(D)申請自費檢驗項目收費標準

19.下列元素為構成完整溝通所不需者：
(A)送信息者
(B)接受信息者
(C)信息轉譯解讀
(D)經由中間者傳遞訊息

20.下列有關向下溝通模式之敘述，何者是錯誤的
(A)計畫執行、控制以及指導計畫進度等之基本功能容易執行
(B)溝通時，交待事件要清礎
(C)可用命令式口吻要求達成任務
(D)要表達對部屬之期許

21.下列有關向上溝通模式之敘述，何者是錯誤的
(A)先談對方優點
(B)讓對方表示意見
(C)建議事項應有時間表
(D)為達溝通成效應使用壓迫式表達述

求

22. 下列有關平行溝通之敘述，何者是不正確的
   (A) 同一實驗室內同事間之溝通，不在平行溝通之範疇內
   (B) 為改善平行溝通效果應舉辦跨部門會議
   (C) 給予每個人交談機會可改善平行溝通成效
   (D) 多舉行下班聚會亦可改善平行溝通成效

23. 管理層面要達成完整溝通時，溝通之內容最好包含5個W。下列中何者不在5 W中：
   (A) When
   (B) What
   (C) Where
   (D) Which

24. 在促進溝通技巧成效之技巧中，何者最為重要？
   (A) 善用講話技巧
   (B) 適度的讚美別人
   (C) 善用傾聽
   (D) 抱持樂觀之態度

25. 傾聽為溝通成功之重要成功因素。要掌握傾聽之技巧，聆聽與說服之比例應為多少，才是理想之法則。
   (A) 80%聆聽，20%說服
   (B) 60%聆聽，40%說服
   (C) 20%聆聽，80%說服
   (D) 40%聆聽，60%說服

26. 溝通時要遵守四不原則，下列何者不在此要求內
   (A) 不批評
   (B) 不責備
   (C) 不抱怨
   (D) 不需讚美對方

27. 下列因素中，何者不會成為溝通障礙之主因
   (A) 社會及家庭型態之改變
   (B) 認知之差異
   (C) 語言或語意上之差異
   (D) 學業成績之差異

28. 下列資訊系統中，何者為專門用於實驗室資料之傳輸
   (A) HIS
   (B) LIS
   (C) GIS
   (D) NGS

29. 目前在實驗室較新之資訊系統中，會放入何種介面軟體以幫助檢驗資訊傳輸及檢驗結果之autoverification？
   (A) Linkedin
   (B) Middleware
   (C) SPSS
   (D) SAS

30. 下列敘述，何者非風險管理之定義所包含？
   (A) 風險評鑑
   (B) 風險消除
   (C) 風險處置之成效評估
   (D) 災害發生之善後處理

31. 風險管理會透過何種流程管理，以便使存在風險降至最低
   (A) PCDA
   (B) PDCA
   (C) PACD
   (D) PCAD

32. 風險評估產生之風險係數是由兩項事件相乘之結果
   (A) 危害因子件數X危害程度
   (B) 危害因子發生率X危害程度
   (C) 危害因子發生率X損失金額
   (D) 危害因子件數X損失金額

33. 下列規範何者為歐洲標準協會所共識之生物風險管理規範

(A) ISO15190　　(B) CWA15793

(C) ISO15189　　(D) CWA16393

34.下列為有關CAP-LAP實驗室認證有關之敘述，何者是不正確的？

(A) 為符合美國法律要求

(B) 依據採檢表進行現場查核

(C) 可任意選擇參加項目

(D) 除非無法提供否則須參加CAP提供之外部能力試驗

35.下列為有關TAF ISO15189實驗室認證之描述，何者是不正確的？

(A) 為符合國際共同承認之規範

(B) 可選擇需要之領域項目提出申請認證

(C) 評審員有來自國內外

(D) 現場評審依規範之符合性進行評審

36. CAP-LAP與ISO15189認證之審查依據主要不同為

(A) CAP-LAP是依查檢表逐一核對，ISO15189是對規範條款之符合性判定

(B) CAP-LAP是對規範條款之符合性判定，ISO15189是依查檢表逐一核對

(C) CAP-LAP是依書面資料審查為主現場審查為輔

(D) ISO15189是依書面資料審查為輔現場審查為主

37.下列實驗室認證系統中，何者以小型實驗室為主要對象

(A) CAP-LAP　　(B) CAP-15189

(C) ISO15189　　(D) COLA

38.品質指標監控為實驗室持續改善之工具，下列敘述何者是不正確？

(A) 品質指標設定應包含檢驗前、中、後之流程

(B) 品質指標閾值設定後，只要監督是否達到標準，不須檢討修正

(C) 檢驗報告在預定完成時間完成率，常被用為品質指標

(D) 內外部品管合格率，常被用為品質指標

39.以下為實驗室持續品質改善之敘述，何者是不正確的？

(A) 品質指標監控為持續改善之工具

(B) 常採用PDCA循環策略實施

(C) 員工建議非持續品質改善之好方法

(D) 客戶抱怨為持續品質改善之機會

40.下列為實驗室管理未來發展之敘述，何者是錯誤的？

(A) 實驗室作業會整合精簡

(B) 實驗室試劑採購以成本為第一考量

(C) 實驗室資料、數據及作業管理全面資訊化

(D) 巨大數據（Big data）時代之來臨，不會將實驗室管理排除在外

十三、解答

1. (B)	2. (C)	3. (D)	4. (D)	5. (C)
6. (D)	7. (A)	8. (C)	9. (C)	10. (B)
11. (D)	12. (C)	13. (C)	14. (D)	15. (C)
16. (D)	17. (A)	18. (A)	19. (D)	20. (C)
21. (D)	22. (A)	23. (D)	24. (C)	25. (A)
26. (D)	27. (B)	28. (D)	29. (B)	30. (D)
31. (B)	32. (B)	33. (B)	34. (C)	35. (C)
36. (B)	37. (D)	38. (B)	39. (C)	40. (B)

第二章　實驗室人力資源管理

吳竹蘭

內容大綱

1. **簡介**
2. **組織規劃**
3. **職務說明書**
4. **人員招募**
5. **人員訓練**
6. **執行能力評估**
7. **人員考核**
8. **人員管理與領導**

學習目標

1. 了解醫學檢驗室組織架構及如何規劃合理的組織架構
2. 了解職務說明書的重要性及內容
3. 了解人員招募技巧
4. 了解如何安排訓練流程
5. 了解人員能力測試的主要方法
6. 了解考核的內容及方式
7. 管理與領導之差異性

一、簡介

實驗室的人力資源管理應包括：訂定組織架構及每一個職務的工作內容及職責，再依據工作內容及執掌，訂定執行人員需要的學經歷，及合適的訓練（training）計畫，讓工作人員有能力執行工作，訓練完畢後，在工作人員正式執行工作前，應先評估人員是否已有足夠的能力能獨立執行賦予的工作，由於實驗室會有新的機台、新的流程或人員輪調等，所以每年也應有在職訓練計畫及人員能力測試，以確保每項作業都是依照最新的標準作業規範或流程在執行，同時每年定期作人員考核，評估工作表現及能力，以及是否達到晉升需要的標準。除此之外，要讓組織能順利運作，主管階層應有人員管理及領導的能力。

二、組織規劃

醫學實驗室總類很多，包括醫院內的檢驗科，診所的檢驗室，商業化的檢驗中心，或一人的檢驗所，即使是醫院內的檢驗科工作人數，也因為醫院規模、服務項目等不同，由 10 人以下到數百人，甚至上千人不等，所以需要有明確的組織架構及每個職務的工作職掌，讓每個人的工作內容明確，所負的權責清楚，整個組織的運作才會完整。

組織規畫應考慮專業性、服務品質及成本，也就是要兼顧產值、時效及獲利。要訂定組織編制，作職務分析，設定組織架構及編制人數，考慮因素包括：

(一) 工作位置或環境，如實驗室不在同一地點，如不同樓層或建築物或院外，人力配置應分別計算，如為了病人方便，很多醫院會在不同門診區設抽血區，到了離峰時段可能有兩邊部分人力閒置的情形，就可以考慮其中一個抽血區只服務尖峰時段，達到品質與產值平衡。

(二) 專業技術差異性，檢驗有不同的方法學，所以將相同專業分成一個工作組（working group），但是如果醫院規模不大，人數少，專業分組太細，會造成人力過多，不符產值及成本增加，所以適當的跨專業分組，有其必要性；如血液鏡檢血庫、血清生化等，微生物或病毒培養，因為工作內容與其他專業差異性大，多是單獨成為工作組，但是一些快速的細菌或病毒檢驗，如細菌染色及病毒快篩，還是可以考慮加入三班工作，以符合時效的要求。醫學實驗室的工作並不全是技術工作，另有一些庶務工作，包括收送檢體、送血、檢體簽收、倉儲管理等可以由行政人員執行。分析人力時可以分別計算，但是如果兩邊工作量都不足 1 人時，應該編制醫檢師負責部分的行政工作。

(三) 組織內、外人員互動、協調之形式頻率等，也就是此工作的行政負荷，也應納入。比如基層主管可以考慮管轄負責範圍、管理人數或檢驗項目等決定是否應有例行性的檢驗工作。

(四) 工作負荷，必須考慮臨床服務時效需求，是急診必須 30 分給報告，還是例行門診追蹤一週給報告即可，單獨作與批次作人力不一樣。手工項目或是自動機台人力也不相同。工作負荷必須作流程分析，每個流程計算工時，同時還要考慮每件流程的差異性，比如抽血可以是 2 分鐘內完成，難抽的時間可能需要 10 多分鐘；又如白血球分類，正常的血片與白血病人的血片，花的時間也差異很大，但是前端病患辨識或是製作抹片，每件差異可能不大，所以實測工時都必須給一定比例的寬限時間。最後由單位工時乘上件數，作最後的總工時，在實際計算人力時，只能以 80% 的負荷計算，因為檢驗工作除了檢驗操作外，還必須考慮未計算在內的工作時間，比如電話諮詢，異常處理等。同時如果是配合檢驗服務有時效性，每班即使工作量不足，但為確保檢驗時效，還是必須配置基本人力，如提供 24 小時服務，每班至少要有一人。計算出每天人力再依照實際工作日數需要的總工時，除以每人每年的應上班工作時數，就是需要的人數。檢驗室主管應該每年依據去年的工作成長趨勢，規劃下一年的合理人力，才能確保檢驗品質。

醫學實驗室要有明確的組織架構，規範每一個職務的負責範圍及從屬關係。每個機構依據檢驗服務範圍及工作人員數目不同，訂定檢驗機構的組織規模。檢驗科常依照檢驗專業及人數，下設各工作組，另外有一個品管幕僚組織，協助主管管理作業。如組織圖 2-1，2-2，由於規模不同，分組數目也不同，如大的醫學中心可能有 10 組或更多（圖 2-1）每組 5-30 人不等，而小的實驗室全科人數可能是 30 人以內，就不適合分太多組，只要 3-4 組，每組 10 人以內，方便工作相互支援。組織成員也不同，如圖 2-1 每個組成員都是醫檢師，而圖 2-2 則可能包括支援人員，如行政人員。同時由於檢體處理自動化、檢驗機台串聯自動化趨勢，組織也開始簡化，有些檢驗室分成自動化中央實驗室及非自動化組織架構，減少組別，讓人力可以多功能互相支援。但是無論如何規劃，仍須兼顧品質與成本的目標。檢驗機構主管資格，應視組織交付其工作職責，符合法令規章，選定適當人選。如在美國，CLIA 明定高度複雜檢驗室（High complexity）檢驗室主管必須有醫師或博士經過訓練後，才能擔任，應該是考量美國並無醫檢師法，並未規定一定要有證照才可以執業，只有學會訂定的自願參加的人員證照，且無像臺灣有大學完整的醫檢教育訓練課程，多數醫檢工作人員是由有相關大學學歷人員，有一年相關經驗的人都可以報考，如考生化醫檢師只要有大學主修生物、生化或是有 30 生物、生化或醫學科學學分的人，經過一年在生化室工作經驗即可

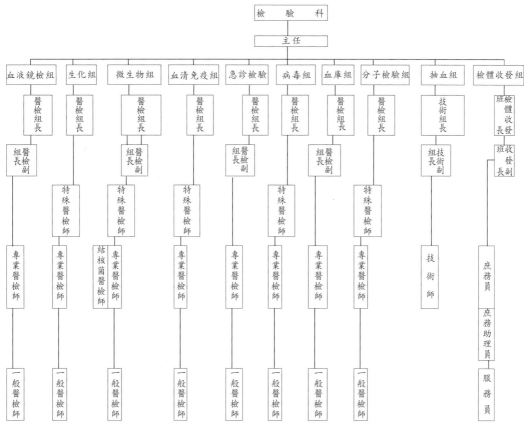

圖 2-1　大實驗室的組織圖

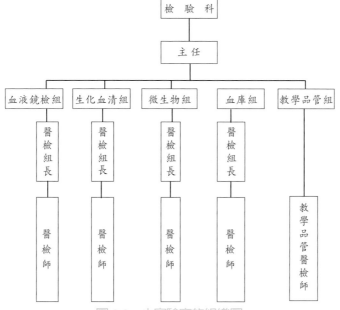

圖 2-2　小實驗室的組織圖

報考，考過給予生化醫檢師證照，其他還有包括微生物、染色體、細胞、血液及組織證照。若要考醫檢師證照要求大學學士有相關學分如生物、生化及數學學分，經過參加國家認證的兩年訓練計畫（含生化 血液 血庫 微生物免疫及鏡檢）即可參加醫檢師證照考試。醫檢人力訓練完整性不如臺灣的醫檢科系，所以才規定主任資格必須達到醫師或博士。臺灣的醫檢科系課程完整且多設有碩士及博士研究所，醫檢師素質與美國有很大的差異。臺灣目前沒有法律規範檢驗室主管的資格，應該要視檢驗機構規模，及檢驗室主管的工作內容需求訂定。但至少需要有檢驗專業相關證照。同時由於在不同層級的醫院主任的工作內容也有差異，如醫學中心，檢驗項目很多特殊項目，且工作人員常多達百人以上，需要負責的除實驗室管理工作外，檢驗諮詢，新項目研發都很佔了很大的比重，所以檢驗主管學經歷應考量此部分的經驗；而小的檢驗機構，檢驗項目多為例行性項目，諮詢及研發所占比重不高，應著重檢驗管理的經驗。

三、職務說明書

有了組織架構，就必須針對每一個職務訂定明確的職務說明書，說明書基本內容包括職務名稱、工作內容彙總、人員資格、直屬主管、工作職責、文件核准人員及何時生效等。工作內容彙總盡可能簡單，如血液組醫檢師可以是「負責血液組臨床檢體的檢驗工作」，血液組長可以是「負責血液組整體運作」；人員資格列出最低需要，列出此執行此職務需要的專業教育程度、執照或經驗等，這些資格要求除必須符合國家法令，如執行檢驗的醫檢師必須醫技系畢業且取得醫檢師執照，也可以參考國際規範、醫院評鑑或實驗室認證要求訂定，如有品質系統相關訓練或安全衛生需要的有機溶劑或毒化物的證照等。工作經驗則視工作內容及工作職責而定，實驗室主管應依據每一個職務之需要，訂定相關的訓練及達成此工作經驗需要的時間，作為職務晉升的依據。

職務說明書也要明訂直屬主管，讓工作人員知道應向誰負責或求助。工作職責需要包括：

1. 檢驗例行性工作範圍。
2. 品質管理相關工作，如儀器保養校正、試劑驗收。
3. 醫院及單位對於工作守則、安全、倫理、病患隱私等規定之遵守與配合。
4. 教學職責等。

工作職責內容可以考慮授權分級（authority level），如血液組新進醫檢師完成訓練後，也不可能累積足夠的經驗，可以獨力完成血液病人的分類，另又如能否獨立解決儀器出現的問題或品管異常處理等。所以在職責部分可以做適當的分級，如可以獨力完成（authorize level 1, AL 1）、或必須盡速通知組長（AL 2）、或必須經過組長同意才可以採取行動（AL

3）、或未被授權可以執行（AL 4）。工作職責應明確，是作為訓練及考核的內容，除了敘述執行範圍還需要說明是依照科規定的標準流程執行。最後這份文件必須經過實驗室主管簽署核可，才能成為正式文件，修改亦同，同時工作職責也應有檢閱修訂的機制，如當組織調整、或有職缺要做人才招募時，都沒有變動也應有定期，至少每年檢閱一次，可以與年度考核合併，因為考核時可能有人員不適任或要提升，可以同時做全面檢閱，適度修訂。表2-1、表2-2、表2-3為職務說明書範例。

四、人員招募

有職務出缺時，依照職務說明書訂定的人員資格舉行招募。招募資格除了工作內容除需要的學、經歷及證照要求外，最難的是如何找到符合職務的人格特質，包括誠實、責任感、主動及熱誠、倫理、忠誠、慎重、合群、團隊精神等，這些特質判斷很主觀，且無法量化，也沒標準或規範可以用。無論是向外招募或者是內部人員作內部晉升，都必須是公開透明，包括公開登廣告（公告），必須讓有資格的人都能得到訊息，各醫院可能有不同的做法，只要能達到訊息傳遞目標即可。招考方式一般都由履歷先篩選是否符合資格，資格符合後，可以藉由筆試及（／或）面談，必要時可以加入實務操作，找到合適的人。招募過程可以很複雜，也可以很簡單，視職務而定，如基層醫檢師、有特定工作經驗醫檢師（如分生或 NGS 或 LC/

MS/MS 或感控等）、或有行政職務的組長或主任，招考方式或參與面試的人員可能都不同，最好有一個招募小組，人數約 5-7 人，成員可以包括該職務的直屬主管，檢驗單位主管，院方管理（或人資）主管或代表，也可以考慮納入基層人員共同參與，同時可以訓練人員的招募流程及技巧。如果招募人數不多，不需要小組，至少要兩位成員參與招募，避免單一人員做最後決定，造成不必要的困擾。面談問題最好事先準備，避免直接是或否答案的問題，多用開放或半開放式問題，可以瞭解應試者的應對及想法。可以事先設計面談評核表，明訂需要考察的內容及簡單分級，減少小組成員之間的主觀差異。針對人格特質也可以是職務訂定不同的標準，如面對病人的抽血組，個性溫和，易與陌生人相處是需要特別考慮的特質，對操作複雜機台的醫檢師，必須考慮謹慎及細心等。除了問問題，也可以藉由一些人格特質分析系統如 DISC（Dominance Influence Steadiness Compliance）等，協助了解應試者的人格特質。但這只是參考，不能作為錄取或不錄取理由。

五、人員訓練

此處所指的訓練是訓練工作人員依照機構內的標準作業規範或程序，執行職務，所以無論是新進人員、在職人員輪調不同工作時、或有新的檢驗項目、新的機台設備，或發現異常需要加強訓練時，都需要訓練。所以訓練是將知識轉化成工作

表2-1　××醫院檢驗科血液組新進醫檢師職務說明書

項目	內容
職務名稱	血液組一般醫檢師
工作內容彙總	執行血液組檢驗工作
人員資格 學歷／證照／ 經驗	大學醫技系畢業並取得醫檢師執照
直屬主管	血液組長
代理人	血液組一般醫檢師以上職級的醫檢師
工作職責	1. 依照血液組標準操作手冊或作業流程或是在組長指導下的方式，執行血液組的檢驗工作。(AL 1) 　1-1 非血液科病人白血球分類報告 (AL 2) 　1-2 未被授權核發血液科白血球分類初步報告 (AL 4) 　1-3 瘧原蟲血片判讀陽性結果必須經過組長確認 (AL 2) 2. 依照原廠及組內規定流程執行血液組儀器設備的操作、初級保養。(AL 2) 　2-1 機台初步問題解決。(AL 3) 3. 遵守醫院或科內關於服裝、專業行為、出勤、病患隱私、電腦作業、文件管理、時效等相關規定，若有疑義時，應盡速通知組長。(AL 2) 4. 遵守及配合執行科品質系統相關作業 5. 參與實習生的臨床指導教學。若有問題時，應盡速通知組長。(AL 2) 6. 參與組內會議及教學活動。(AL 1) 7. 遵守醫院及科內安全衛生相關政策及流程之執行。(AL 1) 8. 其他主管交辦事項

核簽流程

　醫檢師：＿＿＿＿＿＿＿＿＿＿＿＿　　日期：＿＿＿＿＿＿＿＿＿＿

　組長：＿＿＿＿＿＿＿＿＿＿＿＿　　　日期：＿＿＿＿＿＿＿＿＿＿

　主任：＿＿＿＿＿＿＿＿＿＿＿＿　　　日期：＿＿＿＿＿＿＿＿＿＿

AL：授權等級

AL 1：獨立執行

AL 2：有需要時應通知（副）組長

AL 3：執行前應先通（副）組長

AL 4：未被授權

表2-2　××醫院檢驗科血液組專業醫檢師職務說明書範例

項目	內容
職務名稱	血液組專業醫檢師
工作內容彙總	執行血液組檢驗工作
人員資格 學歷／證照／ 經驗	大學醫技系畢業並取得醫檢師執照，有2年血液組工作經驗
直屬主管	血液組長
代理人	血液組專業醫檢師及以上職級的醫檢師
工作職責	1. 依照血液組標準操作手冊或作業流程或是在組長指導下的方式，執行血液組的檢驗工作。(AL1) 1-1 核發血液科白血球分類初步報告 (AL2) 2. 依照原廠及組內規定流程執行血液組儀器設備的操作、保養工作。包括上機、校正、品管、保養及初步的問題解決。(AL 1) 3. 遵守醫院或科內關於服裝、專業行為、出勤、病患隱私、電腦作業、文件管理相關規定。(AL1) 4. 遵守及配合執行科品質系統相關作業。 5. 參與實習生及新進醫檢師的臨床指導教學。(AL 1) 6. 參與組內會議及教學活動。(AL1) 7. 遵守醫院及科內安全衛生相關政策及流程之執行。(AL1) 8. 其他主管交辦事項

核簽流程

醫檢師：_____　日期：_____

　組長：_____　日期：_____

　主任：_____　日期：_____

AL：授權等級

AL1：獨力完成

AL2：若應盡速通知組長

AL3：行動前應先知會組長 才可以執行

AL4：未被授權

表2-3　××醫院檢驗科血液職務說明書

項目	內容
職務名稱	血液組組長
工作內容彙總	負責全組全組作業之執行。
人員資格 學歷／證照／ 經驗	大學醫技系畢業並取得醫檢師執照，有2年血液組副組長工作經驗
直屬主管	主任
代理人	檢驗工作　血液組副組長 行政工作　中央檢驗室其他組長
工作職責	1. 監督全組例行檢驗作業之執行。(AL 1) 2. 負責全組品質管理計畫之規劃及執行。(AL 1) 3. 負責全組儀器及試劑材料管理相關作業。(AL 1) 4. 負責全組人員訓練、能力測試、工作安排及考核。(AL 1) 5. 負責實習學生實習進度安排及成績評核。(AL 1) 6. 督導全組品管圈推動。(AL 1) 7. 監督醫院及科內安全衛生相關政策及流程之執行(AL 1) 8. 推動院方、科內、組內政策之執行。(AL 1) 9. 其他主管交辦事項

核簽流程

　　組長：＿＿＿＿＿＿＿＿＿＿＿　　　　日期：＿＿＿＿＿＿＿＿＿

　　主任：＿＿＿＿＿＿＿＿＿＿＿　　　　日期：＿＿＿＿＿＿＿＿＿

AL1：獨力完成

AL2：若應盡速通知組長

AL3：行動前應先知會組長 才可以執行

AL4：未被授權

AL ：授權等級

能力的過程，訓練過程應標準化，避免遺漏或不同訓練者之間有差異，影響訓練成果。訓練流程應包括讓被訓練人了解訓練內容，無論是講解或是文件閱讀，可以用筆試或口試了解被訓練人了解的程度，再藉由實際示範及說明，讓被訓練人知道如何執行，接下來應讓被訓練人實際操作，藉由觀察操作的過程，指導被訓練人正確的操作，經過多次練習後，再藉由實際操作的正確性、熟練度及完整性，確認被訓練人是否具有執行能力。依照 CLSI QMS03A3 訓練規劃應包括四階段：

(一) 確認需要訓練的內容：訓練的內容應該涵蓋職務工作的所有內容，不是只

有檢驗項目的操作而已，內容還必須包括所有此工作需要的工作流程，執行流程時需要的操作步驟及所有相關的政策程序。即使相同的工作內容，但是針對不同的人，訓練內容可能不同，如對新進人員或是在職補訓練人員，或即使是新進人員，剛畢業沒有工作經驗的醫檢師，與已有相關工作經驗的醫檢師，訓練內容及重點也可以不同，如血液組的新進醫檢師，前者訓練內容還必須包括專業知識的訓練及實際操作訓練，後者由於已有相關經驗，可以先做初步口試或筆試了解知識能力，重點可能是加強依照科內作業模式的操作訓練。所以訓練計畫應依照工作內容擬定，但是還是要依照被訓練人的需要作適度的調整或補強。（表2-4訓練前評估範例）

1. 新進人員訓練計畫：為確保訓練完整性，訓練計畫應明確列出訓練項目、方式、需要時間及負責人員。且訓練內容除了科（或組）內工作訓練外，還必須包括機構內相關規定、電腦作業系統（院內 HIS-Hospital information system 一如果是醫院檢驗室及 LIS-Laboratory

表2-4　訓練前評核表

血液訓練課程學習前評核表

學員姓名：	血液檢驗經驗：　　　　年
評核內容	評核結果
品管系統	
a. 品管概念：	□熟練□尚可□普通□不清楚
b. 品管規則：	□熟練□尚可□普通□不清楚
c. 品管異常處理：	□熟練□尚可□普通□不清楚
d. 其他	
檢驗相關	
a. 血液常規檢驗：	□熟練□尚可□普通□不清楚
b. 血液凝固檢驗：	□熟練□尚可□普通□不清楚
c. 機台異常處理：	□熟練□尚可□普通□不清楚
d. 異常報告辨識	□熟練□尚可□普通□不清楚
e. 其他：	

評核結果：

品管系統訓練計畫是否需調整：　　□無須調整□需調整＿＿＿＿＿＿＿＿

血液檢驗相關訓練計畫是否需調整：　□無須調整□需調整＿＿＿＿＿＿＿＿

評核人員：＿＿＿＿＿＿＿＿＿＿＿＿　日期：＿＿＿＿＿＿＿＿＿＿＿＿

Information System）、實驗室的各項安全計畫、品質管理系統及檢驗倫理等。新進人員的專業訓練必須考慮到工作的複雜性,安排訓練內容應考慮需要熟練的時間,特別是小的實驗室,醫檢師需要操作的項目複雜,主管往往希望全部訓練完,可以輪班等,但是每項工作都需要熟練,短期也是不可能,可以考慮分段訓練。表 2-5 是完整新進人員訓練內容應包含的項目,表 2-6 為訓練計畫範例。

表2-5　完整的臨床服務訓練計畫內容

訓練計劃項目	內容
院內規章	人事管理相關規章 病患隱私政策 感控 安全衛生及消防
品質系統	機構（醫院）及科的組織架構 品質政策及目標 檢驗作業流程 內、外部品管計畫 品保計畫 機構及科參與的評鑑及認證計畫 機構及科的不符合事項的政策流程 機構（醫院）及科的客訴流程 品質管理系統的工作職責
資訊作業	醫院資訊系統 檢驗資訊系統 資安相關規定 院內網路系統介紹 線上文件 其他會用到的資訊作業
安全計畫	異常事件通報 緊急應變計畫 危害物質及其廢棄物的處理 化學衛生計畫 生安防護計畫 個人防護工具
檢驗流程	檢驗分析前中後流程 品質管理

表2-6　訓練計劃範例

編號及版本：　　　　　　　　　　　　　　　　　啟用日期：mm/dd/yy

血液組新進醫檢師訓練計畫

學員姓名：　　　　　　　　　　訓練期間

項次	訓練項目	訓練方式	訓練時間		指導員	教材	預定能力測試日期
			預定日期	時數			
1	血液組檢體作業流程	實地講解操作		2		血液組採檢手冊及檢體作業流程	
2	全自動血液凝固分析儀	實地講解操作		8		機台說明書	
3	全自動血球計數儀	實地講解操作		16		機台說明書	
4	網狀紅血球計數	實地講解操作		2		操作規範	
5	血液沉降速率	實地講解操作		2		操作規範 H0303-013簡報	
6	出血時間	實地講解操作		1		操作規範 H0303-032簡報	
7	PT, APTT Fibrinogen	實地講解操作		4		操作規範 H0303-037~040簡報	
8	WBC Classification RBC morphology	實地講解操作圖譜說明		32		操作規範 圖譜，簡報	
9	科及組之程序書文件內容	閱讀及實地講解操作		12		科及組之程序書	
10	HIS/LIS操作	實地講解操作		20		科及組之程序書	
11	安全衛生事項 本院職業安全與衛生政策	實地講解操作		6		科及組之程序書	
12							
13							
14							

主任：　　　　　　　　　組長：

2. 在職人員訓練計畫：對於在職人員，主管每年年底也應擬定明年的訓練計劃，在擬訂訓練計畫之前，應先做人才盤點，了解每個職務的工作人員現狀執行狀況，是否有需要加強之處，同時依據職務晉升路線，對於可以晉升人員，下一個職務需要的訓練的內容後，擬定年度訓練計畫，計畫內容除了包括特定型態學課程—如血液抹片判讀、細菌抹片判讀、檢驗機台保養操作及故障排除等、異常檢體辨識及處理、報告核發注意事項等外，還需有品質管理相關課程，如試劑材料庫存管理、內、外部品管計畫及異常分析、不符合事項流程及預防矯治措施及稽核等。

(二) 訓練手冊要標準化，訓練目的是訓練工作人員依照院內及科內的標準作業規範或程序，基本教材是相關政策流程、標準作業流程及操作規範，訓練方式及材料應該要標準化，不要因為訓練人員的教學經驗、技巧或態度不同而有所差異。訓練手冊應該包括

1. 訓練目標：說明訓練後要達到的目標，可以是知識認知如電腦訓練後要知道結果電腦代碼、檢體縮寫代碼等，或執行能力如執行線性分析、執行機台品管、執行機台校正等，或心理動作能力如當品管貨機台異常時如何處理。

2. 訓練方式：說明此次訓練方式，訓練方式可以是現場課室教學、網路教學、自行閱讀相關政策或規定或作業程序、現場或錄影示範說明、指導下實作、自行練習或特定檢體（菌種）分析等。

3. 訓練材料：說明此次訓練使用的材料，包括文件如操作規範、作業流程、品質手冊、機台原廠的操作手冊、試劑說明書、上課講義、電腦自學軟體、錄影帶及實作檢體或菌種，練習機台、抽血練習的假手臂，檢驗單及結果紀錄表等。

4. 評估訓練成效的方法：訓練完後初步成效評估視訓練內容及方式而定，可包括口試、筆試、實作觀察、實作紀錄審查、實作結果審查等。表 2-7 為訓練手冊範例

(三) 訓練人員資格與職責：應訂定每個訓練手冊的訓練人員的資格，必須考慮訓練人員對於要訓練內容具有足夠的專業知識及以及對訓練內容已經有足夠的臨床經驗。另外需要考慮的是最好對教學有熱誠、有耐心、有足夠說明、聆聽及觀察技巧等。如果可以也明定訓練者的職責，包括事先熟悉教學內容、安排訓練機台、測試材料等。

(四) 被訓練人員職責：被訓練人員的職責也應明訂及事先告知，包括事先閱讀訓練手冊及相關文件，準時接受訓練、事後回饋意見等。

訓練完成後，可以設一個自評

表2-7　訓練手冊內容範例

版次：	啟用日期：MM/DD/YY
	頁數：第　頁，共　頁

XXX血液分析儀訓練手冊

1. 訓練目標

　為使本組人員了解並依照XXX（填寫操作規範名稱）操作規範，正確執行檢驗工作，以確保本組工作人員具有優良之工作能力。

2. 範圍

　本手冊適用於檢驗醫學科XX組XXXX（填寫級職）

3. 訓練材料

　(1) XXX操作規範

　(2) 練習檢體

　(3) XXX講義

4. 訓練方式

　(1) XXX機台操作原理介紹

　(2) 先讀操作規範

　(2) 口試了解程度

　(3) 觀察操作示範

　(4) 實作練習

5. 評估方法及合格標準

　(1) 操作觀察，皆須達合於標準

　(2) 筆試正確率>95%

　(3) 盲測樣品（Blindspecimen）>90%

表，讓學員回饋訓練經驗，來瞭解訓練是否有改善的空間，表 2-8 為受訓者訓練經驗回饋表範例。

六、人員能力評核

　為確認訓練成果，應有合適的能力測試，以確保工作人員在實際工作環境能有效執行相關檢驗作業。依據 CLSI QMS03A3 新進人員在每一個訓練項目完成後，都應有相對應的能力測試，以確保工作人員有能力依照實驗室的規範執行檢驗工作。新進人員能力測試時機除了每個訓練項目完成當下測試外，還必須在全部訓練計畫完成時及在正式執行工作後，都應該定期檢視工作人員是否可以持續證明對工作有足夠知識、技巧，可以正確的執行相關檢驗作業。因為在訓練時期工作較單純，依照工作流程訓練，如血液檢驗，依照流程訓練，先收件、檢體處理、血液上機操作、品管操作、判讀及異常處理、機台保養、結果驗證，初步機台異常排除，初步抹片判讀，凝固試驗等，但是實際工作執行時，還須學習批次工作順序，

表2-8　受訓者訓練經驗回饋表

表單編號及版本：　　　　　　　　　　　　　　　　啟用日期：mm/dd/yy

受訓者訓練經驗回饋

填寫者：　　　　　　　　　　　　　訓練內容：

項目	圈選 Y (Yes) or N (No)	說明
訓練者流程說明是否清楚？	Y　N	
訓練者示範過程是否清楚？	Y　N	
有被告知材料或試劑存放位置？	Y　N	
練習時間是否足夠？	Y　N	
練習期間有問題時容易找得到訓練者問嗎？	Y　N	
你會害怕問問題嗎？	Y　N	
如果訓練者不知道答案，事後會回饋正確答案嗎？	Y　N	
你在操作過程，會被個別糾正錯誤步驟嗎？	Y　N	
你有信心可以單獨操作此步驟嗎？	Y　N	
你有沒有對不清楚的流程或步驟提問 以確保對流程或步驟都很清楚？	Y　N	

組長：　　　　　　　　　　　　　　日期：
主任：　　　　　　　　　　　　　　日期：

或團隊合作模式，所以即使投入工作也應該是漸進式，定期考核工作能力及效率，最後通過考核，才能正式獨立作業。整體訓練計劃完成，正式獨立執行工作前，應有一個整體的能力測試，比如說訓練計畫要一個月，訓練內容分成數個單元分批進行，每次完成一個單元，就可以針對該單元訓練內容做一個能力測試，CAP 規定新進人員第一年，每 6 個月應作一次整體能力考核。實際執行的成果也可以納入是能力評估的一部分。當有新的檢驗項目或是新的作業機台，每次訓練完成後也應做初步的能力確認，才可以執行相關檢驗工作，但執行半年後，應再做一次整體能力評核，之後就納入年度能力評核。對於在職人員，也應針對執行的工作，每年應執行一次能力評估。所以應排定有年度能力評核計畫，特別是在輪調新工作，上線前應完成訓練及能力評估。

(一) 能力評估時機：可以分成兩類

1. 初始能力評估：要確認新進人員（或新

的檢驗項目、新機台）訓練完成，學員是否由訓練過程得到工作應有的能力，需要做能力評估。是在學員訓練完後獨立工作前應做的。評估內容包括執行該項流程或步驟之認知、態度及操作技巧之正確性，以確認訓練目標是否達到。應再評估前就已經訂定能力評估可接受標準，評估內容包括：認知評估（Cognitive Assessment），可以口試或筆試詢問關於理論—如檢驗原理、技術操作—如操作步驟順序原因或注意事項、結果判讀和疑難問題解決方法，如機台異常訊號之處理及機台當機的應變流程等；態度及操作技巧評估 最好的評估方式是直接觀察學員操作，應該事先建立操作觀察流程清單及應注意之操作標準，此清單可以提供觀察者一個客觀的評估標準，觀察完畢後，考核者應紀錄學員操作是否符合標準，或者需要進一步的訓練。表 2-9 新進人員訓練評核彙總表範例，表 2-10 觀察紀錄表範例。

2. 持續能力評估：認證機構通常要求實驗室主管應對工作人員針對其工作內容做定期或年度的執行能力評估，確認工作執行都能符合設定標準。 評估內容應涵蓋檢驗分析前、中、後的活動，及付與工作相關的品質活動，如主動通知、異常處理流程或客訴、監測檢驗結果紀錄及報告、檢閱工作紀錄、評估問題解決能力、及實際操作特殊準備檢體的結果等。 持續能力評估最好可以納入例行的流程監控活動，如主動通知執行

情形，機台保養執行情形、當機處理情形、品管執行情形、錯誤報告等。此部分評估方式與下面持續人員能力評估方式相同。

持續人員能力評估方式包括

(1) 直接觀察例行工作流程或步驟的操作，要確認工作人員確實依照標準作業流程執行作業，直接觀察可以應用在例行工作流程及相關步驟，如機台保養和功能測試，雖然訓練完工作人員已經通過直接觀察能力試驗，但是在執行一段時間後，工作人員可能為了提高工作效率或其他認知差異，會擅自刪除某些步驟，如白血球分類以低倍鏡下的篩檢，這會造成沒看到的少量重要細胞如 blast cell；或者是工作流程已經有部分修正，但是工作人員往往忘記未落實執行，這些都有機會造成錯誤的報告，所以定期能力測試的目的就是希望能找出這些問題。這些問題可以藉由實際觀察操作流程及是否看到玻片邊緣的血小板聚集等達到目的。直接觀察操作應用在持續能力評估，應該聚焦在重要高風險會影響結果品質或安全的步驟，如結核菌痰檢體去汙染步驟，應與初始評估的直接觀察有所差異。

(2) 監督檢驗結果、工作紀錄及報告：組長例行核發報告或做紀錄檢閱時，看到錯誤時，可以檢討是否與人員能力不足有關，還是態度問題，應做適當的紀錄。檢閱記錄應

表2-9 血液組新進人員訓練評核表

表單編號：H0913-02 啓用日期：

血液組新進人員訓練評核彙總表

受訓人員姓名： 訓練期間：

項次	訓練項目	評核日期	評核方式／文件	評估結果（合格與否）	評核人簽名	備註
1	全自動血液凝固分析儀		口試／筆試／實作 訓練手冊			
2	全自動血球計數儀		口試／筆試／實作 訓練手冊			
3	血液沉降速率		口試／盲樣 訓練手冊			
4	出血時間		口試／實作 訓練手冊			
5	PT, APTT Fibrinogen		口試／筆試／實作 訓練手冊			
6	WBC Classification RBC morphology		筆試／盲樣 訓練手冊			
	品管		筆試 訓練手冊			
7	科及組之程序書文件內容		筆試			
8	HIS／LIS操作		實作			
9	安全衛生事項 本院職業安全與衛生政策		筆試			

評核結果

可授權操作流程或檢驗項目

需要補訓練項目

科主任： 醫檢主任： 組長：

表2-10　人員能力測試觀察紀錄表

表單編號：　　　　　　　　　　　　　　　　　　　　　啓用日期：mm/dd/yy

結核菌藥敏試驗操作技能評估表

受評者：　　　　　　　　　　　　　　評核者：

流程	評核結果
1　準備玻璃空管*1、含bead之無菌生理食鹽水試管*1、15mL離心管*4、藥敏培養基 評核重點 清楚標示檢體編號及稀釋倍數。	□合格 □不合格
2　以loop刮取培養基上TBC菌落至含bead之無菌生理食鹽水試管中 評核重點 1. 使用接種環將菌落沿管壁乳化（emulsify） 2. 須讓濃度大於McFarland No. 1，但勿刮到培養基。	□合格 □不合格
3　震盪1-2分鐘 評核重點 1. 確認上蓋鎖緊。 2. 震盪時保持液面不超過試管2/3高度。 3. 計時器計時，震盪時間需足夠（>1分鐘）。	□合格 □不合格
4　靜置30分鐘 評核重點 靜置時間需足夠（>30分鐘），確認大菌落已沉降。	□合格 □不合格
5　吸取上層菌液至玻璃空管，調整菌液濃度至McFarland No.0.5-1.0 評核重點 1. 正確確實使用比濁計測濃度。 2. 避免吸取大顆粒，濃度需準確，不可過濃。	□合格 □不合格
6　連續稀釋10-1~10-4 評核重點 1. 沿管壁混合均勻，須更換dropper。 2. 連續稀釋時稀釋倍數須　確及須確實混合均勻 3. 整個操作過程須避免噴濺及飛沫產生。	□合格 □不合格
7　取10-2與10-4菌液接種至藥敏培養基 評核重點 1. 每格0.1mL（3滴；勿超過），勿滴同一位置。 2. 可輕微搖晃，使菌液均勻散開。	□合格 □不合格
8　將藥敏盤以塑膠袋封裝 評核重點 單個包裝	□合格 □不合格
9　培養基正放於培養箱中overnight。 評核重點 正放	□合格 □不合格

合格標準：100% 符合
評核結果：□通過　　□不通過　再訓練時間　□年　月　日
授權項目：
說明：

評核者：＿＿＿＿＿＿＿＿＿＿＿＿＿＿＿＿　　日期：　　年　　月　　日
　組長：＿＿＿＿＿＿＿＿＿＿＿＿＿＿＿＿　　日期：　　年　　月　　日
　主任：＿＿＿＿＿＿＿＿＿＿＿＿＿＿＿＿　　日期：　　年　　月　　日

至少包括中間報告、工作單、品管紀錄、校正紀錄、保養紀錄、當機紀錄及能力試驗紀錄等。

(3) 問題解決技巧是人員能力非常重要的一部分，可以藉由個案分析訓練，再由情境試題評估人員問題解決技巧，檢驗室的不符合事項是個案分析的很好來源，同時由不符合事項的補救措施或是預防矯正措施，也可以看出工作人員的問題解決能力，但這不是唯一的評估方式，也要避免影響免責環境，造成工作人員不願意提報異常。問題解決能力範圍很廣，也是不同職務有所差異，如臨床有需要以現有檢體補作其他檢驗項目時，在行政人員需要知道如何與操作醫檢師溝通確認是否可以補做，操作醫檢師則必須知道檢驗項目的穩定性及需要檢體量；問題解決能力還包括與病患臨床狀況不合的檢驗結果如何確認、解決機台異常、處理品管異常、檢體異常、不可能的結果、病患的特殊需求及緊急事件如淹水、生安或化學危害物質潑灑、及緊急狀況應如何通報求救等。

(4) 操作特殊準備的檢體：特殊準備的檢體可以是盲樣檢體，加入例行檢體中，工作人員不知情，可以監測檢驗前中後的處理能力，但是可行性較低，且有發出錯誤報告的風險；如果用以前分析過的檢體或能力試驗的剩餘檢體，只能評估分析

的能力，但還是可以看實際操作的正確性及檢驗結果的一致性。也可以設計不一致的結果時的異常處理評估（表 2-11 為醫檢師持續能力評核記錄表範本）。

當人員能力試驗不合格時，在評估人員是否需要再訓練前應先檢討

1. 是否所有工作流程都有文件化？
2. 工作流程內的每個步驟是否都有文件化？
3. 文件化的步驟是否夠清楚易懂？
4. 此工作是否有文件化的訓練計劃？
5. 對於有問題的流程或步驟，工作人員是否曾經被訓練過，有訓練結果紀錄嗎？
6. 確認工作人員的訓練紀錄的有效性。
7. 這個工作人員是唯一不合格的嗎，還是其他也有人不合格？

要確認文件都完整且流程都標準化，且明確，人員再訓練才有用，如果工作流程文件化有缺失，或可以有不同解釋，再訓練也很難達到提升人員能力的目標。

(二) 訓練與能力評估結果如何轉換成工作品質

檢驗室相關品質活動如品質指標結果、內外稽結果 外部能力試驗結果、不符合事項的趨勢及樣式及客訴都可以顯示檢驗室人員訓練及能力測試的成績。 當以上品質活動有改善空間時，可以設計人員能力測試計畫，以了解是否有人員能力需要補強之處。如客訴檢體不足時檢驗室人員有不一致的處理方式，除了確認採檢手冊是否有明確規定外，可以設計相關情境，

表2-11　醫檢師持續能力評核記錄表

血液組醫檢師能力評核記錄表

評估目的：□半年新進人員評估　　　　　□年度人員評估

被評核人員姓名：　　　　　　　　職級：

評估方法代號：

A.直接觀察檢驗操作流程　　　　B.直接觀察儀器保養及功能檢測
C.評估檢驗報告相關紀錄　　　　D.檢閱工作過程相關紀錄如品管
E.檢驗盲測樣品　　　　　　　　F.評估問題解決能力
　　　　　　　　　　（F1筆試；F2口試；F3顧客意見）

作業類別	評估內容	評估方法（代號）	評核結果		
			不符合標準需要再訓練	符合標準	超出標準
一般血液檢驗	檢體品質評估	A			
	退件處理流程	D			
	XXX機台操作	A			
	XXX機台保養及簡單的故障排除	B, F1			
	一般血液檢驗品管執行及記錄	D			
	一般血液驗報告核發能力	C, E			
	危急值通知	D			
	報告異常處理能力	F1/D			
血液凝固檢驗	檢體品質評估	A			
	退件處理流程	D			
	YYY機台操作	A			
	YYY機台保養及簡單的故障排除	B, F1			
	血液凝固檢驗品管執行及記錄	D			
	血液凝固檢驗報告核發能力	C, E			
	危急值通知	D			
	報告異常處理能力	F1/D			

詢問所有工作人員，了解是否有工作人員需要補強。

(三) 訓練及能測紀錄

每一個工作人員應有一個檔案夾記錄他或她所有的訓練及能測的紀錄。 訓練紀錄包括

1. 個人單獨訓練：紀錄應包括訓練過的流程及步驟清單，必須有訓練日期及訓練人，考試紀錄及操作觀察記錄，必須有訓練這與學員的簽名。
2. 團體訓練紀錄：一群工作人員一起接受訓練，包括看錄影帶或是讀特定文件，可以放在一個共同的資料夾，但記錄應包括主題或文件名稱或錄影帶文件名稱及製作者，舉行日期及時間、舉行方式及參加人員簽名紀錄。
3. 能測紀錄：能測紀錄應包括觀察紀錄及口試、筆試、工作紀錄評估、特殊檢體測試等紀錄。

(四) 年度能力測試計畫

依照工作別訂定年度能力測試計畫，事先訂定年度能力測試計畫可以達到下列目的，包括

1. 將過去一年在技術或工作流程有改變的部分納入一如換新機台、新廠牌試劑或者新檢驗項目 或新的作業流程。
2. 將客訴或者品質指標顯示有改善空間的作業流程納入一如抽血櫃台服務禮儀或各單位的電話禮儀，檢驗諮詢等。
3. 訂定完整涵蓋分析前中後及相關品質活動的能力評估套組。

4. 提供足夠時間製造或編譯利評估的材料。
5. 提供通知或規劃將能力評估納入例行性的流程控管活動如品管紀錄檢閱等。
6. 鼓勵工作人員提供意見。
7. 提供核定主管有足夠時間做完整的檢閱及認可時間。

七、人員考核

無論是新進或在職人員都應有定期考核，了解工作人員的工作成效及需要協助之處。考核與能力評估不完全相同，能力評估是評估人員是否可以獨立執行交付的檢驗工作，考核是依據工作職責評估整體表現，能力評估只是其中一部分，一般檢驗室會看到，有人工作能力很強，但是工作態度不佳，配合度不高，也有工作能力稍差，但是工作非常積極，兩者都需要輔導，前者需要關心是否有個人因素，如家中變故等需要協助之處，或是對於相關規定有不同意見需要溝通，後者則需要針對工作能力不足之處，增加訓練，當然絕大多數都是工作能力佳，工作態度持平或很好的人員。由於檢驗工作是團隊工作，需要每個人都能做好自己的工作，才能確保整體工作的品質，特別是檢驗室工作不是只有實驗流程，很多品質相關作業，需要工作人員一起努力，才能確保檢驗品質，主管應在職務說明部分讓工作人員確實了解自己的職責及目標，考核的目的在於確保每個人的表現都能符合預期的工作職責。年度考核也是人才盤點的最佳時機，

主管在人事管理最重要的任務之一是人才培育，考核時除了了解工作人員現在工作表現外，也應評估達到下一個職級還欠缺的訓練。

(一) 考核流程：分成四個階段

1. 訂定工作考核內容及標準：一般而言，工作職責是依據工作流程來訂定，所以考核內容應依據包含整體目標的工作職責來訂定。如檢驗時效是評估檢驗品質的指標之一，每個工作人員都應努力達成既定的檢驗時效，所以檢驗時效的達成率可以是考核內容之一。考核內容最好要有期望達成的標準，此標準必須與工作內容及工作性質有關，如同樣是時效標準，急作與例行性的工作，時效標準是不同的；標準也必須與機構的評估計畫有一致性，如獎勵或調薪；評估標準最好是客觀的標準，讓工作人員事先知道，評估是依據平時有關紀錄，避免主觀及不清楚地敘述，如「工作態度主動積極」這種敘述應該由實際事實的敘述取代如「當與新人上班期間，主動支援其工作，避免時效延誤」，「當有人無預期請假，主動配合主管工作調動」等，考核內容與標準也應與工作職責有關，如負責機台品管、校正或保養等，都能在規定時間內完成，不會延誤檢體上機，或主動通知都能在時效規定的時間內通知完畢等。考核內容可視整體工作目標做加權比重的調整，如單位要做認證，認證相關配合工作可以加重考核比例，但都應該事先告知，最忌諱到

考核時再提出考核標準，很容易被誤認是有主管主觀喜好個人或是黑箱作業，不但達不到提升人員品質的目的，還會影響整體的士氣。工作態度是考核重要內容，且常常佔有相當高的比重，但是容易流於主管的主觀認定，所以最好事先有規劃，訂有明確的考核指標，如上班時間準時度，交班內容執行完整度等。

2. 訂定評估工具：考核目標方式 可以是結果論，如看品質改善的達成率；或行為論，如與既定的行為標準比較，或技巧論，考核達成工作的技巧；或是與同儕比較。前三項考核目標方式都需要有適當的評量方法。一般常用的評量方式包括

(1) 強迫選擇法（forced-choice method），如事先訂定客觀的最高、中間及最低標準，考核內容明確，如抽血態度可以訂為最佳標準是每年有 3 件病患正向院長信箱反應，最差是每年有 3 件負向院長信箱，其他是中間。再如時效達成可以依照指標閾值設定，如閾值是 90%，則可以訂為 95% 為優，85% 為待改進等。這種方式可以給被考核員工一個努力的動機及方向。

(2) 是 重 大 事 項 法（critical incident method），有重大正向或負向事跡，如代表單位參加比賽得獎，可以訂定不同層級的加分方式，如院內或院外，參加或有得獎；或是有個人不恰當或錯誤行為造成單位或

機構名譽或實質財物受損，可以納入扣分。最常看到的是服務態度或報告時效，造成病人客訴。

(3) 行為導向計分法（behavior anchored rating scale, BARS）：由工作流程找出影響最重要的部分，訂定 1-7 等級的標準（優、很好、好、可以接受、低於標準、差、非常差）。如機台操作，優是完全獨立作業，可以及時完成，若有異常也可以獨立解決，不需要組長或廠商協助。很好是符合優只是解決異常偶爾會影響時效；好是符合很好，只是偶爾有紀錄延誤；可以接受是符合好，但偶爾需要組長協助；低於標準是符合可以接受，但是較常需組長的協助；差是符合低於標準，但是常需組長的協助；非常差是持續需要組長的協助。

(4) 混和標準量測法（mixed standard scales）：與行為導向計分法相近，只是分三級非七級。

如果採同儕比較方式做考核，可以採用直接排名的方式，或是初略分級如前 10、20、40、後 20、或 10%。這兩種方法都不容易客觀，且因為是比較，可能與真正品質沒有關係，如對一個品質穩定的檢驗室，工作人員熟練度佳，彼此差異小，最差的表現並不會影響品質，同理一個品質不符合期待的檢驗單位，最佳的工作表現可能也不符合顧客的期望。所以排序再加上打分數，也許可以避免上述問題，也可以兩兩評比，以比

較佳的次數排名，也可以得到較客觀的結果。

3. 評估工作表現（performance appraisal）：評估時要有標準的格式，內容包括個人資料如單位、姓名、職務或職級、年資、考核項目清單、考核量測方法、下次考核時間、評估者建議、被評核者建議、考核結果等。

4. 回饋評估結果：考核結果送出前應先向被考核人回饋考核結果，先肯定被考核這已經達成的項目，再針對需要改善之處，具體舉證實例，也讓被考核者可以說明是否有誤會之處。

(二) 考核時機

考核應定期執行，至少每年應該執行一次。對於新進人員應增加考核的頻率，至少半年做一次。但也不要只到年終打考績時才做考核，應在平時就有考核內容相關紀錄，比如針對有明確標準的考核項目，平時有嚴重不符期待的時候就可以關心，提醒及了解問題之所在，可以及早修正，因為考核的目的在鼓勵及輔導幫助工作人員，不是主管威嚇下屬的工具。若有需要考核輔導也應留有相關紀錄，明確說明需要改善之處，讓下屬確實知道改善內容，此紀錄應有雙方的簽名確認，以利後續追蹤。年度考核應事先規劃，因為資料整理及人員面談都需要時間。

考核成績優的應有獎勵措施，但是考核的目的不是只在獎懲，是在讓被考核人員了解其工作做得好與不好之處，同時提供具體可以改善之建議，提供被考核人成

長的機會。同時除了客觀的評估標準外，主管還可以針對被考核人提出進階規劃建議。

八、人員管理與領導

領導是管理工作的一個構面。領導與管理共有一些特質，但兩者是互有區別且不同的。某些工作如基層主管（組長）可能被認為比較偏向管理，而某些工作如主任比較偏向領導，但是兩者都是必要的，而有效的管理團隊會同時擁有兩種能力。領導者主要是因應變動環境，訂定前瞻性方向策略、願景目標，要作對的事情（Do the right things），並追求效果（effectiveness）；管理者則是因應複雜狀況，將工作合理化，負責執行面，把事情作對（Do the things right），追求效率（efficiency）。以認證這件事來舉例，領導工作是設定組織方向，要不要做，或是做哪一種，管理者則要訂出關執行計畫包括預算及進度；領導者要把大家的目標整合成一致，管理者則負責規劃執行的組織；領導者要做工作激勵或鼓舞士氣，而管理者則是實際執行進度管控及解決困難。檢驗室有不同層級的主管，一般而言基層主管如組長，管理的工作佔比較高的比例，而主任級的主管應負責科的未來發展規劃，並確保發展能正確進行，應與其他單位主管或上級主管溝通，爭取足夠的資源，確保科的發展能符合機構的要求。

九、參考文獻

1. Laboratory Management: Principles and Processes. Second Edition, edit by Denise M. Harmening, Ph.D MT (ASCP), CLS (NCA), 2007 D.H. Publishing and Consulting.
2. Clinical Laboratory Management edit by Lynne S. Garcia 2010 ASM press.
3. Medical Laboratory Management and Supervision: Operations, Reviews, and Study Guide by Lionel A. Varnadoe 1996.
4. CLSI guideline QMS03-A3 Training and Competence Assessment; Approved Guideline-Third Edition 2009.

十、學習評估

1. 訂定醫學實驗室的組織編制時，應考慮下列因素，何者例外
   (A) 工作位置差異性
   (B) 專業技術差異性
   (C) 檢驗時效需求
   (D) 醫檢師不可以做行政工作
2. 職務說明書應包括下列哪些內容 何者例外
   (A) 直屬主管　　　(B) 工作內容
   (C) 個人興趣　　　(D) 工作職責
3. 職務說明書不能用來做下列哪些工作的依據
   (A) 工作考核　　　(B) 訓練內容
   (C) 能力評估內容　(D) 組織編制
4. 人員招募最好不要只有一人評核，下列

人員何者不適合做評核人員

(A)該職務的直屬主管

(B)其他單位主管

(C)檢驗單位主管

(D)院方管理（或人資）主管

5. 下列何項不會是訓練手冊的內容

(A)訓練目的   (B)訓練方法

(C)考核方法   (D)訓練地點

6. 下列項目是訓練者一定要有的特質？

(A)熱誠   (B)專業技術能力

(C)有耐心   (D)觀察技巧

7. 下列何選項可以做為人員訓練成效的參考

(A)出勤紀錄

(B)內外稽結果

(C)品質指標結果

(D)不符合事項的趨勢

8. 下列何者不是管理者的特質

(A)因應複雜狀況，將工作合理化

(B)訂定前瞻性方向策略

(C)把事情作對（do things right）

(D)追求效率（efficiency）

9. 下列選項何者不一定是訓練時機

(A)新進人員

(B)新機台

(C)換新工作

(D)客訴

10. 下列項目可以做為年度人員能力考核評估之依據，何者是錯誤?

(A)外部品管結果

(B)品管計畫執行成果

(C)實務操作結果

(D)以上皆非

解答

1. (D)   2. (C)   3. (D)   4. (B)   5. (D)

6. (B)   7. (A)   8. (B)   9. (D)   10. (D)

第三章　實驗室品質管理

施木青

學習目標

　　本章節聚焦於較狹義的檢驗作業品質的實施與管理,而非整個實驗室的管理,因此內容不涉及人員的資格、教育訓練、內部稽核、管理審查或資訊作業的品質。因此學習目標也就聚焦於一般例行性的實驗室的品質管理方法,從觀念與執行方法為出發點,無高深理論,以實務為本。

一、簡介：實驗室為什麼需要嚴格的品質管制

　　從病人進入醫療院所到完成報告核發的過程中，可以分成檢驗前、中、後三個段落來看，從病人辨識→採集檢體→執行檢驗→核發報告，這中間的許多過程非檢驗單位努力即可完成，若以檢驗前的病人辨識及採檢而言護理人員的協助是相當重要的一環，一但在採檢端出現錯誤，中後段的檢驗是無效且沒有意義的。報告核發完成後倘若不能將報告正確且即時地傳遞給醫師，那前項所執行的動作亦是無意義的。而這些環環相扣的每個步驟也是現今醫學實驗室流程改善的目標。

　　隨著各種認證與品管系統的導入，醫學實驗室的品質管理已益發複雜與全面，而日後面對各種不同的認證系統與醫療機構相關評鑑所要求的各項標準也只會日漸嚴謹；但對於在臨床工作的醫檢師最為基本及重要的則是在日常操作病人檢體時，依照所使用的檢驗試劑及相關儀器設備之原廠建議下執行品管物質的操作。

　　品管結果至今依舊為實驗室在任何量測過程中所產生的報告品質保證的重要依據，而這些品管資料也是實驗室在進行品質管理的工具，同時也可以讓實驗室針對所使用的儀器設備或方法學進行驗證與確效。然而從品管系統的規劃與設立進而執行品管計劃到品管資料的分析則是實驗室需要耗費許多人力與心力的過程，也因此這些品管資料亦是實驗室的重要資產；若將這些品管訊息妥善的統計與分析亦可將實驗室在品質面上所遇到的問題凸顯進而進行改善。

　　而最基本前提是醫學實驗室的醫檢師所遵從的即是在未確認品管結果是否 in-control 前不得進行病人檢體的操作或是報告核發，這些看似簡單的動作，卻大大的保障臨床醫檢師與病人的安全。在現今醫療糾紛漸漸增加的情況下，嚴格地執行品管不單只是針對檢驗品質的要求與保證，更是避免不必要紛爭的重要動作。

二、品質的定義

　　品質是否良好，各人標準不一，再說如果定義不清，就會各說各話，臨床實驗可以從技術面、服務面等不同面相來定義品質，前者可定義為是否達成預定的功能目標來衡量、或是最少的失誤作為衡量標準，後者的品質定義較為清楚且容易定義，例如時效品質、病人滿意度的品質。衡量品質時記得先定義品質，而且最好設定清楚的指標，作量化評估。本文所談及的品質管理聚焦在技術面，所以較強調實驗室的技術有沒有達到預期的目標，實驗過程中如何降低失誤，臨床實驗室不是研究單位，要將既定的檢驗項目的執行達到預期的目標，還要過程中最少的失誤。換句話說方法的設計與失誤的預防才是追求品質的好方法。

三、品質管理方法的實施與管理

(一) 內部品管的管理

實驗室執行各項檢驗時，必須利用內部品管系統來監督檢驗過程中的變異，包含檢體處理、申請、檢驗、報告等過程中的錯誤，協助確保檢驗結果之正確性及穩定性，因此實驗室購買的試劑及儀器必須經過品管檢體測試，確認其結果可接受，方可使用於臨床檢驗上，並且必須將這些程序文件化，並定期審閱；也需有自我稽核之政策及程序，對所發現之缺失要有矯正之行動，作為持續教育及實驗室改進用。

1. 內部品管的執行，必須訂定頻率及時機，若為 waived tests（方便型檢驗），可依廠商規範執行品管，若不須執行品管即可核發報告，則須確效其宣稱的敏感度或精確度後才可以使用。

2. 品管的執行頻率：可每日（Daily）、每班別（Shift）或每批檢體（Batch）進行病人檢體分析前至少執行一次品管。操作品管液時，需與病人檢體操作流程一致。定量項目至少有兩種不同濃度的品管液，其範圍應涵蓋於臨床判斷值 (medical decision level) 範圍中；半定量及定性項目則需有陽性及陰性二種品管液。

3. 品管的執行時機：(1) 每日、每班或每批次開始進行病人檢體分析前，若每日分析檢體量較大的儀器，可增加品管執行頻率或執行 sample check。(2) 更換新試藥批號或重新校正時。(3) 依據原廠說明書的建議時機。(4) 儀器月保養或維修後。(5) QC 失敗經矯正處置後。

4. 品管條件的設定：(1) 定量項目之 L-J chart 的設定應包括：儀器名稱、檢驗項目、品管液廠牌、批號、濃度、Mean、SD、CV%、Bias 等分析結果。Target SD 值的設定可使用 Long term SD 的平均值或最大值；或是參考 CAP peer group 之 SD 值；或是使用 Worldwide SD 值。(2) 半定量項目的品管設定採 ± 1 titer。(3) 定性項目的品管設定採定性結果皆一致，但品管物質的選擇要選在 Cut-off 值或臨床判斷值上下才合適。

5. 內部品管的規範：

Real Time QC：(1) 定量項目的 REAL TIME QC 設定合適的 SD，並且結果須落於自己所設定的範圍內，± 2 或 3 SD 均可。(2) 定性項目的品管結果必須符合所設定的目標值。(3) 半定量項目的品管結果必須控管所設定的濃度內。當 Real Time QC 有 out of control 的情形時操作醫檢師應立即處理並記錄，應重新分析品管液，確認是否為隨機誤差。若重新分析仍不能進入設定範圍，應先查證是否為新批號品管液或新泡品管液、新批號試劑、新校正液、校正液曲線異常等……。Real Time QC 有 out of control 是一種警訊，不可大意，重複作 QC test 是沒有意義的，不如盡快採取矯正措施。

Monthly QC：每個月彙整每一個檢驗項目的品管結果，定量項目針對 Bias、CV%、Trend (7T)、Shift (10_{1s}) 進行評

論，如果有不合格的情形應進行檢討改善，提出矯正措施。當品管結果的偏差導致 Bias > 1 or 1.5 SD 時，應進行檢驗項目影響因子評估，全盤考量其他與品管流程中相關的所有因素，確認為儀器設定條件、儀器狀況、稀釋、檢體傳送條件、校正狀況、人員、能力試驗及其他原因所造成之系統性誤差。

範例1

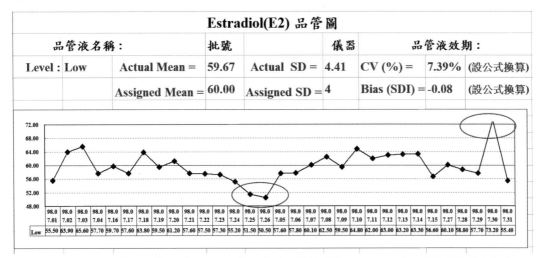

說明：Real Time QC 違反品管規則 2 2S，即第一次的品管結果落於 2 SD 之外，再次重做結果仍落於 2 SD 之外；或是同一次操作其中二個 Level 都超出 2 SD，應該要停機，查明原因。矯正措施應有記錄。

範例2

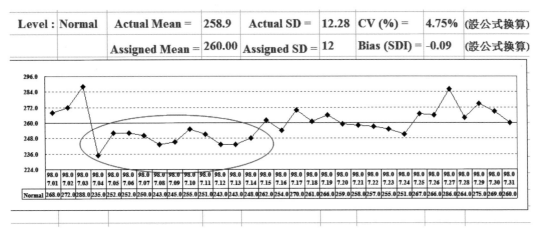

■ 說明：Monthly QC L-J chart ：10 x（連續10天都超出+1 SD或-1 SD）
■ 7T (7 days trend), Shift (4 1s or 10x)，應該要察明原因並提出矯正措施。

內部 QC 是例行檢驗工作的基礎，需確實執行而且不可球員兼裁判。主管需要每日確認線上品管的表現；每月審核各機台的品管表現；協助同仁處理品管異常事件；指導新進同仁熟悉品管規則。藉由不斷的檢討改善來提升檢驗的精確度及穩定性。

(二) 外部能力試驗的管理

外部能力試驗又稱為外部精確度試驗（Proficiency Testing；PT），於 CLSI Guideline、ISO 15189 實驗室認證與美國病理學會 CAP 認證皆有規範。

外部精確度試驗可用來評估分析結果的正確性，並可偵測分析方法是否有潛在的不精確性、系統誤差、人為誤差及儀器問題。外部精確度試驗為實驗室提升檢驗分析結果之準確性及監控實驗室的分析執行能力。且可達到與同儕或國際一致之標準並確保病患的檢驗結果。

1. 外部能力試驗機構選擇：選擇 CAP 認可之能力試驗機構或 ISO/IEC 17025 與 ISO 15189 標準的實驗室認證規範。認證的能力試驗執行機構。國內能力試驗執行機構：社團法人台灣醫事檢驗學會、疾病管制局能力試驗、台灣免疫組織相容基因學會、周產期醫學會等。國外能力試驗執行機構：美國病理學會 CAP（College of American Pathologist）、API（American Proficiency Institute）。

若為無參與外部精確度試驗之項目，可選擇替代方案（Alternative Proficiency Testing）以確定報告結果的正確性及可信度。替代方案可選擇：

(1) 實驗室間比對（Interlaboratory Comparison 係指兩家或以上的實驗室依照既定條件，規劃、執行與評估相同或類似項目的量測或測試）。

實驗室間比對應建立一套執行實驗室間比對對應作業程序或計畫，應考量到認證組織或法規主管機構的要求滿足，內容應包括實行時機、對應頻率、比對實驗室的選擇、辦理比對的測試件或檢體的選擇（包括比對檢體濃度範圍、支數或代表性）、測試件的給定值的來源或參考、測試件或檢體之準備與傳送、保存與監控方式、比對結果的允收判定標準、實驗室聯絡人、管理階層審查流程與當有未滿足比對結果之判定標準時，後續處理方式。而執行紀錄應至少包括原始數據、操作人員、管理階層審查等。邀約比對實驗室的選擇如邀請或自行辦理兩實驗室間比對時，邀約對象儘可能以具備該檢驗項目認可之實驗室為主。

(2) 臨床診斷病歷確認評估（Clinical correlation study）：少數遺傳性疾病或特殊疾病的檢驗可利用已確診的臨床病例來佐證實驗結果的可信度，例如甲型或乙型海洋性貧血的基因診斷，就是很好的例子。神經內科巴金森氏症基因檢驗項目也是一例。執行時提供適當的病歷參考

文件佐證或以臨床的診斷依據來證明檢驗結果的準確性和可信度。

(3) 其他，例如上 CAP 網站（www.cap.org）進行能力考核測試，取得學分或能力試驗證明。以 QAP（quality assurance program）調查結果呈現，依據 QAP 建議方式作合格與否之判斷。

實驗室應依所操作項目與所參與認證機構規範訂定能力試驗計畫。並於因應方法、設備等異動，應定期審查能力試驗參與計畫。

測試完成之外部能力試驗樣品應依說明書適當保存，以方便日後有問題時可重測。能力試驗檢體可用於人員考核、參考菌株、品管操作失敗確認、方法評估與能力試驗結果失敗之確認使用。能力試驗若為圖片（ex. 鏡檢、血液），依能力試驗報告保存方式於各組保管處理，並可以此圖片當作人員教育訓練或組內能力測試之考題。

2. 外部能力試驗的報告管理，於合格項目應針對偏離（Bias）或可能的趨勢變化（Trends）進行調查。美國病理學會 CAP 規範不合格項目必須有調查、問題矯正之處理程序，嚴禁外部精確度試驗檢體轉送至其他實驗室檢測。測試結果禁止與其他實驗室討論。須於外部精確度試驗機構規定時間內完成報告，結果報告經組長確認無誤簽名後方可發出報告。醫檢師均須參加外部精確度試驗，操作人員不可指定。能力試驗檢體需視同常規操作病人檢體一樣，使用相同方

法及相同判讀標準。

實驗室必須重新評估不合格項目在不合格期間臨床報告是否造成影響，核對臨床診斷與檢驗結果是否相符，判斷結果若不可接受時，另外評估臨床影響，所有記錄作為改善之參考。審閱不合格期間是否有臨床抱怨紀錄。儘可能找尋不可接受結果的原因，採取正確的矯正步驟並預防錯誤再發生，可採取（但不限於）矯正措施建議如下：修正流程來雙重確認 PT 結果上傳之正確性。改變（增加）校正頻率。再訓練／再告知檢驗人員之現行步驟：檢驗前、中、後之流程。修正或更改分析步驟。更換儀器之重要操作零件。更改分析方法。保留所有矯正期間所有文件與紀錄。PT 不合格檢討之結論及預防措施需文件化，並呈現確保所有矯正措施可預防錯誤再發生。

3. 未評比結果（Ungraded results）：未說明結果是否合格之項目，例如參加家數太少或未提供評估可接受範圍等。實驗室須訂定未評比結果之比對標準。

4. 評比結果偏移之檢討：偏離（Bias）：每一品項當批次有大於 1/2 以上檢體數之結果落在 2 SDI 以外時需檢討。偏移趨勢（Trends）：每一品項當年度結果連續兩批次之結果，有大於 1/2 均落在同一側或大於 2 SDI 以外時需檢討。評比結果發生偏移趨勢（Trend）或偏離（Bias）時：表示可能有潛在長期的問題存在，進行下列建議流程以進行原因分析、矯正及預防措施：審閱品項分析

當天之品管結果是否有偏移或偏差，若有偏移或偏差現象則表示該品管物質的穩定性出現問題，須持續觀察其品管圖之趨勢，必要時更換品管物質的批號後進行分析，考慮縮短該品管物質開封後有效期限，檢討修訂其品管規則。比較國內其他經同機構認證過的實驗室該項目之評比結果是否有相似的結果。重新分析保存之能力試驗檢體，評估數值是否仍然偏移。請儀器廠商進行保養、維修及儀器校正。若偏移或偏差消失則表示儀器狀態有潛在長期的問題出現，應重新評估分析儀器的選擇或維修保養的週期。若偏移或偏差現象持續出現則評估品管物質的穩定性，更換品管物質的批號後進行分析。

(三) 量測追溯的實施

量測追溯是為確保用於檢驗用途之所有量測設備及參考物質可依據既訂之程序，以確認量測設備及提供檢驗項目之校正物質（如 Calibrator），可適切地追溯至我國或國際認定之標準。

量測系統的設備與物品包括：天平（法碼）、溫度計、離心機、微量吸管、量筒、儀器、校正品、品管物質、標準菌株⋯⋯等。

由於各個實驗室所使用的實驗方法及儀器不見相同，為能取得數值的正確性及一致性各個實驗室所使用的校正液必須是具有可追溯性的。

所謂的追溯指的是經由一不間斷之標準物件相互比較，使得最低層的次標準物

之測量結果能與國際標準單位結果相比。

為量測結果之屬性，透過文件化之不間斷的校正鏈，使量測結果與參考基準有關聯；而鏈的每個環節均對量測不確定度有貢獻。而「參考基準」可以是「透過實際體現的量測單位定義、內含量測單位以描述特殊量值的量測程序」。

一般「追溯」通常由下列幾種方法達成：一是將標準件送往上一級校正實驗室校正，或是使用物理、化學特性已經國家標準實驗室分析、認證之標準參考物質。

現階段的國際檢驗醫學量測追溯的狀況，可依據檢驗項目的不同而有所差異，大約可分為以下幾種：

1. 有原級的參考量測系統與原級的校正物質，量測值可以追溯到 SI 單位。
2. 有國際共識的參考量測程序（非原級）與國際共識的校正物質，但無法追溯到 SI 單位。
3. 有國際共識的參考量測程序（非原級），但無國際共識的校正物質，也無法追溯到 SI 單位。
4. 無國際共識的參考量測程序（非原級），有國際共識的校正物質，無法追溯到 SI 單位。
5. 既無國際共識的參考量測程序（非原級），亦無國際共識的校正物質，無法追溯到 SI 單位。舉例來說，國際醣化血色素標準化協會（National Glycohemoglobin Standardization Program-NGSP），在 1996 年要求所有測試醣化血色素的廠商，在出廠前都要經過該組織的審核。自此醣化血色素的測定有國

際上的統一標準。NGSP 在 1983 年至
1993 年間委託 NIDDK 進行一項臨床試
驗稱為 DCCT〔糖尿病控制與合併症試
驗〕，NGSP 設立中央實驗室，直接以
DCCT 為最初之參考實驗室，對廠商所
用之方法進行校正並給予認證。認證過
之方法表示具有高精密度。臨床實驗室
可藉由 Proficiency test 來評估這認證過
方法。

當無法追溯至國家量測標準時，可以
下列方法，顯示其檢驗結果之正確性，包
含但不限於下列方法：

1. 參加實驗室間比對或能力試驗
   （Proficiency test）。
2. 使用適當的參考物質，且該物質有顯示
   特性之證明（例如：ATCC標準菌株）。
3. 利用不同方法測試。
4. 互相同意的標準，該標準有清楚的
   定義且相關團體均同意使用的方法
   （NGSP）。

微生物實驗室的要求，為確立微生物
實驗室之追溯制度，實驗室應保持與維持
標準培養物，用以驗證查核檢驗方法及各
批製備的培養基。所使用的培養物必須能
追溯至美國菌種保存中心（ATCC）或台
灣食品工業研究所生物資源保存及研究中
心（CRCC）。由樣本分離的菌種只可用
做補充標準菌種，不可取代標準菌種。

實驗室必須優先使用具有追溯性之
校正液（calibrator）執行儀器校正，以建
立試劑反應與儀器分析系統的關連性；再
以病人檢體、校正液、標準品或外部品管
檢體驗證儀器校正之結果。而在校正結束
之後實驗室必須使用相關之品管物質於每
次校正後或批次試驗中間，查驗儀器之性
能，確保其品質。為證明計量追溯性，執
行內部校正應出具結果／報告，其內容至
少包括量測值、量測不確定度及標準件的
追溯。此項品管記錄妥善保存至少三年，
以供追溯。

(四) 品質指標的實施與管理

為使檢驗作業流程與服務水準達到期
望的目標，可建立系列性和持續性的測量
指標，將有助實驗室以量化的數據作為持
續改善評估的基準和依據，品質量測指標
建立的方式可依現有品質系統內部或外部
的評估情形或是參加外部精確度試驗的表
現來當作檢驗品質監控的目標，例如定期
內部稽核機制，藉由稽核的結果來觀察或
監控品質改善成效。若以外部能力試驗表
現來做為建立品質指標，則須考量慎選具
有口碑或代表性的外部能力試驗的單位，
由專業的評估與分析方式，其提供的評估
結果較令人信賴，實驗室可選擇長期參加
的項目，建立趨勢圖或以通過率等作為技
術面量化的品質指標。

為建立完整品質指標，首先要先確
認工作內容及程序，再根據工作流程的階
段選擇適當的品質指標，定出可接受或目
標性的閾值，收集執行記錄或數據，即開
始品質指標的監控作業。另外品質指標亦
常採用同儕標竿學習的方式：比較同儕間
特色常做為管理層面和執行層面設計改善
計畫或品質提升的依據。品質指標結果要
定期利用文件化的報告方式呈現，內容需

包含品質指標的基本資料如指標監控事件與原由、計算方式、資料或數據的收集方式、監控目標閾值、並利用圖或表呈現的走向和趨勢，方便即時發現問題的癥結，選擇合適介入改善的時機。

1. 品質指標之建立：實驗室品質指標範圍的制定可依據以下四點：(1) 提供顧客服務為出發。(2) 減少工作流程與結果之變異。(3) 符合臨床需求的功能。(4) 執行系統性的監控。建立了有意義的檢驗品質指標，作為偵測品質系統之運作及成果的工具，用以客觀的評估與分析我們所提供的服務是否有達到預設的品質目標，當作矯正及預防改善等措施的根據，並且經過長時間的定期監控來制定完善的品質目標。

品質指標應能描述優良實驗室品質管理，反映出品質管理水準，主要品質指標包括：病人／檢體的辨識（Patient/Specimen Identification）、檢體接受度（Specimen Acceptability）、醫囑電腦傳輸之正確性（Test Order Accuracy）、對顧客之服務（Customer Satisfaction）、危險值之通報（Critical Value Reporting）、檢驗時效（Test Turnaround Time）、報告更正（Corrected Reports）、血液製劑的浪費（Blood Component Wastage）、血液培養受污染（Blood Culture Contamination）。例如：(1) 檢驗前：外來檢體未簽收率、不良檢體率。(2) 檢驗中：儀器傳輸數據與報告數據不符合率。(3) 檢驗後：更改報告率、法定傳染病未通報率、危險值未通報率、逾時報告率……

2. 品質指標執行方式，品質指標的用意是藉由持續性監視，用數字或圖表呈現，讓數字說話。但不只是指出異常現象而是要有檢討與改善措施。重大事件應深入的檢討，查出根因，才能作出有效的改善措施。

戴明博士所提出的 P（plan）- D（do）- C（check）- A（action）的運作方法可提供參考。步驟如下：

(1) 由各實驗室提出欲評估或監控的項目。

(2) 流程分析：討論該作業流程之現況與其合適性。

(3) 設立監控點：由作業流程中找出最容易出問題或欲改善的地方。

(4) 定義與公式：清楚訂定指標的產生邏輯，亦可利用簡單的數學方法訂出統計運算的公式。

(5) 目標（閾值）：設立欲達成目標可參考專業團體或回溯性分析過去一年現況。

  (a) 近期階段：可以實驗室以往自己或別人的經驗，作為維持品質的目標。

  (b) 中期階段：可以實驗室本身長期所得之監控成果，進行目標的修正與改善的依據。

  (c) 可建立不同醫院但同質性的實驗室的評比之目標與基礎，於未來時進行標竿學習。

(6) 計算頻率：可依指標項目或評估與監控的需求分別訂定。

(7) 數據收集與統計：結合電腦資訊系統，將可統計的基本條件與數據，利用資料庫比對的方式，有效率的收集與統計數據。

(8) 數據解讀與分析：將運算後所得的統計資料，與預設目標進行評比。

(9) 結果呈現：將所得結果彙總，定期提報主管。

(10) 矯正行動：如所得結果呈現有意義的偏離預設目標（閾值）時，隨即進行矯正與處理行動，以確保品質系統維持正常運作。

3. 品質指標的監控主要可分為時效監控指標、業務指標、作業品質指標三部分，分別於每日、每月、每年進行監控，『每日品質指標報表』需進行原因調查及後續改善處理，並於二十四小時回報改善或調查原因之結果，並提報主管。每月針對服務、業務及作業流程面如業務量指標、更改報告分析、時效監控、線上品管異常、CAP 能力試驗分析及檢討結果分析、提報病安概況、不良檢體統計分析及不符合事件分析，進行檢討改善。每年年度品質指標監控，於每月持續監控與彙整，並於年度進行提報及檢討。

範例1.：指標名稱- CBC、Urine、PT時效<40分鐘達成率（閾值90%）

結果呈現

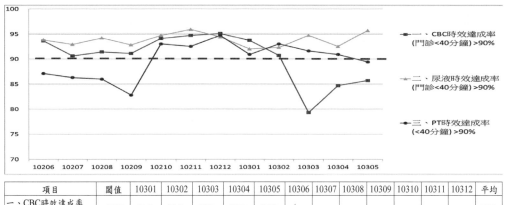

項目	閾值	10301	10302	10303	10304	10305	10306	10307	10308	10309	10310	10311	10312	平均
一、CBC時效達成率 (門診<40分鐘)	**>90%**	93.7	90.7	79.3	84.7	85.7								86.8
二、尿液時效達成率 (門診<40分鐘)	**>90%**	92.0	92.3	94.7	92.5	95.7								93.4
三、PT時效達成率 (<40分鐘)	**>90%**	90.9	93.0	91.6	90.9	89.4								91.2

檢討與改善

CBC時效達成率僅有79.3%，未達到標準，分析原因及檢討改善如下：

(1)因CBC機台及DM96自動閱片機於1030226更換系統，人員熟悉度不足

(2)該機台軌道建置完成，須仰賴人工作業，目前廠商允諾軌道裝設時限為8月

(3)目前已上資訊單修改CBC+DC可先發初步報告，DC則待確認完成後再發出。

(4)已於5/8調整Band的報告模式，再評估是否可提升時效

範例2.：品質指標監測月報表

部門：×××部　　　　　　　　　　　資料月份：民國　　年　　月

品質指標名稱	計算公式	閾值	本月數值	上月數值
病理組織切片報告5個工作天未完成率	病理組織切片結果自收到標本後超出5個工作天未完成報告之案例數	< 2%		
	當月所有病理切片病例數			
高度複雜性病理組織切片報告10個工作天未完成率	高度複雜性病理組織切片結果，自收到標本後超出10個工作天未完成報告之案例數	< 3%		
	當月所有高度複雜性病理切片病例數			
病理報告更改率	病理報告診斷有錯誤，發出後再更改診斷	< 0.1%		
	當月所有病理切片病例數			
婦科抹片檢查，超出48小時報告未完成率	婦科抹片檢查，48小時內未發出報告者	< 7%		
	抹片收檢數			
細胞病理報告更改率	細胞病理報告有錯誤，發出後再抽回更改者	< 0.1%		
	收檢數			
冰凍切片發出報告時間 > 20分鐘	冰凍切片發出報告時間 > 20分鐘病例數	< 8%		
	當月所有冰凍切片病例數			
冰凍切片診斷錯誤率	冰凍切片診斷錯誤病例數	< 3%		
	當月所有冰凍切片病例數			

四、持續品質改進的要領

品質持續改善（Continuous Quality Improvement）為於有完整架構的組織中，以病人需求基準為前提，進行例行性品質改善活動，來達到提升工作整體品質水準的目的。「品質」的觀念從過去針對檢測步驟的品管（Quality control）、到作業流程的品質保證（Quality assurance），演進至今已進入了全面品質管理（Total Quality Management）的階段。相對於品質觀念改變的同時，對於「品質提升」的思考模式，也從治標的思考模式演變成精益求精的地步，因此不只是要符合病人的需求，更是要滿足病人或家屬未知或不足的醫療範圍。

依據美國臨床實驗室標準指引 CLSI GP22-A2 Continuous Quality Improvement: Integrating Five Key Quality System Components：Approved Guideline[1] 內容所提之品質持續改善五大元素：品質計畫、品質團隊、品質監控、品質改善及品質回顧來執行實驗室檢驗前作業流程的品質持續改善活動，藉以實作與體會品質持續改善五大元素之臨床應用。品質持續改善，特別強調是以「預防為先」的重點來發展品質持續改善，有別於品質指標的改善活動是以已發生的異常事件或問題來進行改善，從以往單一事件的改善進入到系統性的改善，亦為從回顧性的改善進展到前瞻性的改善，在概念及實質做法上均具極大的差異。

(一) 品質計畫（Quality Planning）

品質計畫分成建立計畫人員及計畫擬定兩部份。制定計畫的人主要為管理階層，以明確定義或規劃出品質改善計畫的執行內容為目標，並進行工作分配。品質改善計畫內容制定分為四個步驟：(1) 討論改善計畫的核心，即本次活動最重要目的、達成目標、顧客需求、自身能力或資源等面向，因而凝聚改善共識。(2) 擬定改善策略和執行重點，可視改善目標大小及時間等考量，分別擬定短、中、長期策略。(3) 訂定和撰寫計畫實質內容，載明目標，策略，改善方案，執行人員與計畫時程安排。(4) 計畫成效評估，預估實施計劃後預期結果，訂立出客觀衡量標準。

(二) 組織團隊（Quality Teamwork）

當計畫擬定後須有適當的人去執行計畫及監控執行，良好團隊合作是不可或缺的。如何建立良好的團隊呢？首重領導者，領導者依照計畫，選擇合適的團隊成員和分配適當工作，領導成員順利進行。其次團隊成員能力亦為考量重點，參與計畫人員基本上應具備技術能力，但亦需具備團隊技巧能力如被領導的能力、警覺應變的能力、互助合作的能力及溝通協商減少衝突的能力。最後進行團隊合作評估，領導者可直接與成員接觸，以現場觀察或面談方式來訪視成員工作狀況，團隊成員可用建議的方式，給予領導者在工作上的意見。若是無法以直接接觸方式進行，亦可用問卷方式評估，亦可看出團隊運作狀況。藉由評估手法，可減少團隊運作的問

題，促使發揮團隊合作的精神及表現，促使整個品質持續改善的運作達到最大的效能。

(三) 品質監控（Quality monitoring）

為使臨床作業流程與服務水準達到期望的目標，可建立系列性和持續性的測量指標，將有助實驗室以量化的數據作為持續改善評估的基準和依據，品質量測指標建立的方式可依現有品質系統內部或外部的評估情形或是參加外部精確度試驗的表現來當作檢驗品質監控的目標，例如定期內部稽核機制，藉由稽核的結果來觀察或監控品質改善成效。若以外部能力試驗表現來做為建立品質指標，則須考量慎選具有口碑或代表性的外部能力試驗的單位，由專業的評估與分析方式，其提供的評估結果較令人信賴，實驗室可選擇長期參加的項目，建立趨勢圖或以通過率等作為技術面量化的品質指標。

為建立完整品質指標，首先要先確認工作內容及程序，再根據工作流程的階段選擇適當的品質指標，定出可接受或目標性的閾值，收集執行記錄或數據，即開始品質指標的監控作業。另外品質指標亦常採用同儕標竿學習的方式：比較同儕間特色常做為管理層面和執行層面設計改善計畫或品質提升的依據。品質指標結果要定期利用文件化的報告方式呈現，內容需包含品質指標的基本資料如指標監控事件與原由、計算方式、資料或數據的收集方式、監控目標閾值、並利用圖或表呈現的走向和趨勢，方便即時發現問題的癥結，選擇合適介入改善的時機。

(四) 品質改善（Quality Improvement）

應用品質指標監控結果的資訊和資料做為品質管理的基礎，可客觀理性的選擇出需要優先改善的作業程序，常見兩種監控結果需要進行改善，一為系統性的異常，即監控結果超出所設定的閾值，為發生明顯的錯誤或異常，需要進行矯正處理的動作。另一為非系統性意指監控結果雖未超出設定的範圍，或尚未有明顯的問題發生，但可能有偏移或往某方向發展的趨勢，代表有潛藏的問題存在，則需進行預防性的改善。

如何進行品質改善是下一步重要的問題，首重改善問題的辨識與改善時機，可善加利用品質指標的監控成果與分析。如遇特殊的品質改善行動應取得更高管理階層的許可以及支援。執行品質改善行動時可能遇到的情形，一為造成輕微改變的，可由一般的工作人員來執行，並由基層主管擔任監督的角色最為合適；另一為產生重大影響的，建議要有其他領域的專業人員或更高的管理階層來制訂改善和執行較為合適。

(五) 品質回顧（Quality Review）

品質回顧的目的除可系統性的監控和確認現行的品質改善活動之外，最主要的功能就是藉由瀏覽相關紀錄或文件，從中獲得品質管理的相關資訊和資料，利於下一個品質改善計畫的制定。參與品質回顧的人員包含管理階層、品質計劃規劃者、

改善團隊、經營管理者。各級人員須以客觀的角度來看待品質改善的事件，並能對資源做合理的分配。品質回顧的進行流程包括回顧品質改善計畫的主旨，策略和執行方案的說明，以及品質改善監控結果所呈現的走向趨勢，並依品質持續改善的五大要素再一次進行整理，可為現行的品質改善活動提供修正的方向，並能提供更高階的管理階層在醫療和檢驗品質提升上的具體建議。

實驗室的品質管理除了具備基本的觀念與手法之外，重要的是實施，臨床檢驗是服務性的工作，提出的檢驗報告，不是好看與否？它被要求的是正確而且是持久的穩定，實驗室的管理階層要有此使命感，不斷的關注各項作業流程中可能或已經存在的品質缺口，試劑、設備、技術、儀器……諸多因素都可能導致品質不良，唯有具有品質使命的主管透過細心觀察，才能找到品質缺口，進行改善。否則大部份的主管都是忙著處理已發生的問題。總結一句話，良好的品質管理是作預防性的品質管理，問題未發生前即已獲得預防或改善。

五、參考資料

1. TAF-CNLA-R02

2. College of American Pathologists Laboratory General Checklist。

3. GP26-A3, Application of a Quality Management System Model for Laboratory Services; Approved Guideline. Clinical and Laboratory Standard Institute.

4. C24-A3, Statistical Quality Control for Quantitative. Measurement Principles and Definitions; Approve Guideline.Clinical and Laboratory Standard Institute.

5. 能力試驗活動要求 實驗室認證規範 TAF-CNLA-R05(5)財團法人全國認證基金會

6. 制定能力試驗參與計畫指引（草案）指引與報告TAF-CNLA-G29(1)

7. ISO 15189醫學實驗室-品質與能力特定要求草案 實驗室認證規範TAF-CNLA-R02(3)

8. CLSI GP27-A2 Using Proficiency Testing (PT) to Improve the Clinical Laboratory; Approved Guideline

9. CLSI GP29-A Assessment of Laboratory Tests When Proficiency Testing is Not Available; Approved Guideline

10. Guidance on the level and frequency of proficiency testing participation, EA-4/18:2010.

11. College of American Pathologists (CAP) Checklists- All Common Checklists

12. TAF-CNLA-G29 制定能力試驗參與計畫指引

13. TAF-CNLA-G30 醫學實驗室自行邀約執行二家以上實驗室間比對指引-符合能力試驗活動要求指引與報告

14. 財團法人全國認證基金會。2004.5.6檢驗程序品質保證，32-33頁，財團法人全國認證基金會著，中華民國實驗室認證體系：ISO15189醫學實驗室-品質與

能力特定要求，台北。

15. ISO Guide 34:2009：參考物質生產機構能力之一般要求

16. ILAC P10:01/2013：ILAC 量測結果之計量追溯政策

17. International Organization for Standardization. 2003. In vitro diagnostic medical devices - Measurement of quantities in biological samples-Metrological traceability of values assigned to calibrators and control materials. ISO 17511, International Organization for Standardization, Geneva.

18. EP32-R：Metrological Traceability and Its Implementation：A Report.

19. 國家度量衡實驗室網頁http://www.nml.org.tw

六、學習評估

1. 根據Westgard 的規則，品管血清值出現下列何者時，當次的檢驗結果應考慮不用？
   (A) 品管血清值有一次結果超出2 SD
   (B) 品管血清值連續有五次高於平均值
   (C) 品管血清值單一結果超出3 SD
   (D) 品管血清值平均值略高於正常參考值（normal range）

2. 內部品管方法中，對同一位病人在數天內的同一項檢查進行數值間比較，此種檢視稱為：
   (A) Limit check
   (B) Delta check
   (C) Daily mean
   (D) Cusum method

3. 下列何者與準確度無關？
   (A) 干擾
   (B) 系統誤差
   (C) 回收率
   (D) 變異係數

4. 品管的執行時機為何？
   (A) 每日、每班或每批次開始進行病人檢體分析前。
   (B) 更換新試藥批號或重新校正時。
   (C) 依據原廠說明書的建議時機。
   (D) 以上皆是。

5. Target SD值的設定可使用
   (A) Long term SD 的平均值或最大值
   (B) 參考CAP peer group之SD值
   (C) 使用Worldwide SD值
   (D) 以上皆是。

6. 有關PDCA的敘述，以下何者為非？
   (A) 稱之為 Shewhart循環
   (B) 稱之為Deming循環
   (C) 是Deming博士所提出的
   (D) 「A」指的是Action（處置、改善）。

7. 在PDCA循環中，應在哪一個階段決定達成目標的方法？
   (A) Plan
   (B) Do
   (C) Check
   (D) Action

8. 下列哪一項不屬於全面品質管理之核心觀念？
   (A) 全員參與
   (B) 重視顧客
   (C) 重視財務績效
   (D) 持續改善

9. 實驗室品質指標閾值的制定可依據哪些？
   (A) 提供顧客服務為出發。
   (B) 符合臨床需求的功能。
   (C) 執行系統性的監控。

(D)以上皆是。

10.下列何者並非戴明PDCA循環之一？

(A)行動　　　　　(B)檢核

(C)回饋　　　　　(D)計畫

11.校正實驗室之設備校正方案在設計與運作上，應使所執行之校正與量測可追溯至

(A)米制　　　　　(B)國際單位制

(C)英制　　　　　(D)台制。

12.在特定條件下，為確立量測儀器或量測系統的器示值與相對應由計量標準所實現的量值之間關係的一組操作謂之

(A)校正　　　　　(B)測試

(C)檢定　　　　　(D)檢驗

13.當無法追溯至國家量測標準時，可以下列何種方法，顯示其檢驗結果之正確性

(A)參加實驗室間比對或能力試驗（Proficiency test）

(B)使用適當的參考物質，且該物質有顯示特性之證明

(C)互相同意的標準，該標準有清楚的定義且相關團體均同意使用的方法

(D)以上皆是。

14.校正報告內容應包含

(A)每一試驗、校正應準確、清楚、不混淆且客觀

(B)當為內部客戶進行試驗或校正，其結果之發表可以簡化

(C)應包括校正證書的唯一識別

(D)以上皆是。

15.依據ISO/IEC 17025:2005 年版的要求，校正證書的內容不包括下列資訊？

(A)校正週期之建議

(B)量測執行結果

(C)量測不確定度

(D)量測可追溯性的證據

16.外部精確度試驗可用來偵測分析方法的

(A)潛在的不精確性

(B)系統誤差

(C)人為誤差

(D)以上皆是。

17.若為無參與外部精確度試驗之項目，可選擇替代方案。替代方案包含

(A)臨床診斷病歷確認評估

(B)實驗室間比對

(C)以實驗室人員分析結果一致性證明結果準確

(D)以上皆是。

18.實驗室必須評估外部精確度試驗不合格項目之影響，包含

(A)在不合格期間臨床報告是否造成影響

(B)核對臨床診斷與檢驗結果是否相符

(C)審閱不合格期間是否有臨床抱怨紀錄

(D)以上皆是。

19.測試完成之外部能力試驗樣品應依說明書適當保存，可作為

(A)人員考核與教育訓練

(B)檢驗方法評估

(C)能力試驗結果失敗之確認使用

(D)以上皆是。

20.外部精確度試驗檢體須遵守下列規則，以下何者有誤

(A)檢體不可送至其他實驗室檢測

(B)測試結果可與其他實驗室討論

(C) 不合格項目必須有問題矯正之處理程序。

七、解答

1. (C)　　2. (B)　　3. (D)　　4. (D)　　5. (D)

6. (A)　　7. (A)　　8. (C)　　9. (D)　　10. (C)

11. (B)　　12. (A)　　13. (D)　　14. (D)　　15. (A)

16. (D)　　17. (D)　　18. (D)　　19. (D)　　20. (B)

第四章　實驗室安全衛生管理

蔡朋枝

內容大綱

1. 實驗室危害因子及相關法令規定
2. 實驗室安全衛生管理計畫
3. 危害通識
4. 暴露評估
5. 呼吸防護
6. 健康管理
7. 實驗室安全衛生管理之趨勢
8. 實驗室生物安全

學習目標

1. 了解實驗室危害因子種類及相關法令規定
2. 了解實驗室安全衛生管理計畫之內涵與擬定、評估、與考核方法
3. 了解危害通識計畫之內涵與執行方法
4. 了解暴露評估計畫之內涵與執行方法
5. 了解呼吸防護計畫之內涵與執行方法
6. 了解健康管理計畫之內涵與執行方法
7. 了解實驗室安全衛生管理之趨勢，使擬定之計畫內容可與國際接軌
8. 了解實驗室生物安全之工作內容，完備實驗室安全衛生管理之概念

一、實驗室危害因子及相關法令規定

實驗室潛在危害因子種類繁多，可歸類為化學性、物理性、生物性、人因工程性、毒化物與實驗廢棄物、及其他危害因子，[1-6] 分述如下：

(一) 化學性危害因子

依其型態區分為氣體與蒸氣（gases and vapors）、及粒狀物質（particulate matter）等二大類。另如依我國職業安全衛生相關法令規定則可區分為「有機溶劑」、「特定化學物質」、「粉塵」及「其他特定化學物質」等。

(二) 物理性危害因子

通常以能量型態存在者。常見者有游離及非游離輻射（ionizing and non-ionizing radiation）、噪音及和振動（noise and vibration）、異常氣壓（abnormal pressure）、及異常氣溫（abnormal temperature）等。

(三) 生物性危因子

生物性危害因子可分為致病性微生物及動植物製品等二種。致病性微生物包括細菌（bacteria）、病毒（virus）、披衣菌屬（chlamydiae）、立克次體（rickettsia）及黴菌（fungi）。動物及植物製品則含樹木、花草、木材、木屑和動物皮毛屑等。

(四) 人因工程性危害因子

人因工程（ergonomics）為應用人體生物科學及工程科學等，以達成人與其工作（或環境）間最好的協調之科學，其效益可藉人體的工作安全、工作效率、和舒適感來評估之。常見之危害因子包括重複性作業、不良姿勢、施力超過負荷、不良工具和作業場所之設計（含動線、冷熱、採光不良、滑等）及操作方法。

(五) 毒化物與實驗廢棄物

諸如實驗室廢氣、廢液、廢容器及感染性針頭等有害事業廢棄物，其危害本質與化學性危害因子及生物性危因子有關。

(六) 其他危害因子

諸如因工作負荷、工時增長、同儕競爭、工作知識更新等所加諸於身心之壓力，亦已被證實與許多疾病相關。另外，身體上或是心理上暴力，包括同儕與上下屬關係間之肢體暴力與語言暴力，亦已成為實驗室潛在危害因子。

有關化學性危害因子、物理性危害因子、人因工程性危害因子、及其他危害因子之防止，在我國之「職業安全衛生法」及其附屬法規已有完整規範。諸如：雇主應依「職業安全衛生管理辦法」之規定，設置勞工安全衛生組織、人員，及實施安全衛生管理；依「職業安全衛生教育訓練規則」之規定，對不同對象實施教育訓練；依「職業安全衛生設施規則」、危險機械設備規章、及有害物管理規章等之規定，提供符合標準必要之安全衛生設備；

依「害性化學品評估級分級管理辦法」及「勞工作業環境監測實施辦法」規定，對具有健康危害化學品，評估其危害及暴露程度，劃分風險等級，並採取對應之分級管理措施；訂有容許暴露標準者，參照公告之採樣分析建議方法，或運用定量推估模式實施暴露評估；凡化學品依勞工作業環境監測實施辦法訂有監測期程，應實施作業環境監測，暴露評估必要時得輔以其他半定量、定量之評估模式或工具實施之。依「勞工健康保護規則」之規定，僱用時應施行體格檢查；在職者應施行定期健康檢查，對於從事特別危害健康餐作業者，應定期施行特殊健康檢查。體格檢查發現應僱者不適於從事某種工作時，不得僱用其從事該項工作；健康檢查發現因職業原因致不能適應原有工作者，除予醫療外，並應變更其作業場所，更換其工作，縮短其工作時間及為其他適當措施[7,8]。

有關生物性危害方面，我國因曾於92年發生實驗室感染嚴重急性呼吸道症候群（Severe Acute Respiratory Syndrome，SARS）事件，國人之生物安全意識已被喚醒。依法我國衛生部疾病管制署（簡稱疾管署）為傳染病防治之主管機關，疾管署為推動實驗室生物安全工作，乃依據「傳染病防治法」第32條第2項及第45條第2項授權，於94年9月26日發布「感染性生物材料管理及傳染病病人檢體採檢辦法」，並於95年3月26日起施行，適用對象為持有、保存或使用感染性生物材料之地方主管機關、醫療（事）機構、學術、研究機構、其他機關或事業，

內容包括：病原體及實驗室等級定義、生物安全組織、實驗室安全、生物材料管理及檢體採檢等五大部份。而為因應國內陸續設置生物安全第三等級（Biosafety Level 3; BSL-3）實驗室，為使國內在規劃、興建、及設置該等級實驗室時有所依循，疾管署於93年9月訂定「生物安全第三等級實驗室安全規範第1.0版」（100年修訂第2.0版），針對BSL-3實驗室之生物安全管理組織、實驗室設施規範及測試、操作規範、人員訓練規範、內部稽核、感染性廢棄物清消及除污、感染性生物材料包裝運送及緊急應變計畫等予以規範。考量國內生物安全第一等級（Biosafety Level 1; BSL-1）及第二等級（Biosafety Level 2; BSL-2）實驗室，進行微生物操作亦有安全管理需求，疾管署乃於101年依前述BSL-3實驗室安全規範為架構，參考美國、加拿大與世界衛生組織（World Health Organization; WHO）等公布之相關指引及規範，公布「生物安全第一等級至第三等級實驗室安全規範」（第1.0版）。為因應國際生物安全管理之新規措施及規定，及考量國內相關實驗室之管理現況，疾管署目前正再次增修該規範，於其內容中增列BSL-4實驗室之管理章節，以完整規範我國各等級生物安全實驗室，確保從事實驗室工作人員及其周遭人員、民眾及作業環境之安全[9-11]。

在毒化物管理方面上，可依行政院環保署「毒性化學物質管理法」之規定辦理之，諸如：設立毒化物運作管理委員會，毒性化學物申請審查、核發許可證或申請

核可、登記備查，設置專業技術管理人員，辦理申報運作紀錄，研擬毒化物危害預防及應變計畫，廢氣、廢液、殘渣等廢棄物應備有符合標準之安全衛生設備。實驗室廢棄物需依「廢棄物清理法」規定委由經中央主管機關許可之廢棄物清除處理機構執行清除、處理，廢液儲存區安全措施，須依環保署「事業廢棄物貯存清除處理方法及設施標準」貯存實驗室廢液。為限於篇幅，本部分之內容將不包括於本章節內容中[12-15]。

二、實驗室安全衛生管理計畫

實驗室安全衛生管理計畫主要用來規劃、實施及管理其從事危害因子之預估（anticipating）、認知（recognizing）、評估（evaluating）、及控制（controlling）等工作之依據，以達到保障操作者安全與健康之目的。職業安全衛生管理計畫為一書面計畫（written program），其內容之複雜性會受到以下因子之影響[1]，含：

1. 實驗室之種類與規模。
2. 實驗室之管理哲學（management philosophy）。
3. 實驗室之危害現況。
4. 實驗室之可用之安全衛生資源。

實驗室建立有效之安全衛生管理計畫應可達到以下目的[1]：

1. 操作者之安全與健康得以受到妥善之保護。
2. 事故發生率得以下降，相關支出亦得以減少。
3. 增進勞資關係、及提昇企業社會責任與形象觀感。
4. 於未開始操作前即導入安全衛生管理措施，可有效降低未來之營運成本。
5. 得以系統性檢討各項職業安全衛生工作是否符合法令要求。

我國職業安全衛生管理辦法第12條之1已規定，實驗室應依規模、特性，訂定職業安全衛生管理計畫。而職業安全衛生管理計畫之訂定，主要係由場所實態、管理階層揭示之安全衛生政策、及政府機關法令各項規定所訂定，其內容含工作項目之實施、追蹤、考核及評估績效等，其必須由實驗室人員自行擬訂，以滿足其實際需求[16]。職安全衛生管理計畫之內容除法令要求事項外，應先進行危害辨識、風險評估、並針對高風險之危害提出改善對策，以完成該年度設定之安全衛生管理目標。而其計畫執行之內容可區分為經常性工作與非經常性工作兩大類：

(一) 經常性工作項目

如危害性化學品之通識計畫、自動檢查計畫、作業環境監測（或暴露評估）計畫、防護具管理計畫（或進一步區分為呼吸防護具使用計畫、聽力防護具使用管理計畫等）、局限空間災害防止計畫、機械設備操作管理計畫、動火許可及臨時用電許可管理計畫、緊急應變計畫、健康管理計畫、教育訓練計畫、承攬管理計畫、宣導活動計畫、災害調查分析計畫，及稽核計畫。

(二) 非經常性工作項目

如危害鑑別計畫、安全作業標準訂定計畫、安全衛生工作守則訂定計畫、安全衛生管理規章訂定計畫、變更管理計畫、採購管理計畫、危險性工作場所審查申請計畫、OHSAS 18000 之認證計畫、TOSHMS 之認證計畫、風險控制管理計畫，及職場健康促進計畫。

實驗室安全衛生管理計畫亦可依工作項目之內容區分為以下四類，如下[1]：

1. 危害認知工作計畫：如危害鑑別計畫、安全作業標準訂定計畫、及危險物及有害物通識計畫。

2. 危害評估工作計畫：如作業環境監測計畫、危害風險評估計畫，及自動檢查計畫。

3. 危害管制工作計畫：如如防護具管理計畫、動火許可及臨時用電許可計畫、機械設備操作管理計畫、承攬管理計畫、健康管理計畫、變更管理計畫、採購管理計畫、風險控制管理計畫，及緊急應變計畫。

4. 其他綜合性工作計畫：如安全衛生管理規章訂定計畫、安全衛生工作守則計畫、安全衛生宣導活動計畫、安全衛生教育訓練計畫、安全衛生稽核管理計畫、職業災害調查計畫、職場健康促進計畫、OHSAS18000 認證計畫，及TOSHMS 認證計畫。

實驗室安全衛生管理計畫內容並無一定格式，可以根據以往組織管理經驗（如職病統計）、法令規定、風險評估結果、文獻資料及專家指導等，做為計畫內容的資料來源，唯仍須包含下列幾個要項，始能架構完整的計畫[16-17]。

1. 計畫之對象：由於實驗室之規模不同，除可能針對整實驗室外，亦可僅就作業類別、使用物質（如特定之危害性之化學品）設定其計畫對象。

2. 計畫之期間：管理計畫可以是長期計畫，也可以是短期計畫，但通常為年度計畫，可由事業單位或工作場所依實際需求及執行狀況加以決定。

3. 安全衛生政策：釐訂職業安全衛生管理計畫前，先要確立政策為何，前述政策與實驗室對防止職業傷害及職業病之基本態度，及對安全衛生工作之定位有關。原則上實驗室的職業安全衛生政策不應輕易變更，而實施工作項目應每年有所不同，視安衛管理推動目的及工作的重點而異。安全衛生政策需由實驗室最高負責人簽署，並公告員工週知。

4. 計畫目標：計畫目標即管理目標，其內容應具體明確、能加以量化、並以可達成為原則。如作業環境監測數、無災害紀錄達成之時數或日數、虛驚事故報告件數、及安全作業標準訂定件數等。

5. 計畫項目：基本方針與計畫目標確定後，就要依據前述內容訂出計畫項目。計畫項目通常是幾個大的重點實施項目；如安全衛生政策訂定、教育與宣導、危害認知、危害評估、及危害控制等。

6. 實施細目：計畫項目擬訂後，應確實掌握該計畫項目在工作場所面臨之問題點及問題重點，然後具體將其化成為主要

之實施活動。如工作項目危害認知其主要活動就包括現場訪視、化學品清單製作、製程資料蒐集、及健康危害資料風集等。

7. 實施要領（或評估指標）：每一個主要活動要訂定期實施要領，按照實施要領來完成該項工作。所謂實施要領就是完成該項工作的實施方法、程序、或週期等及其相關指標。如作業環境監測則應瞭解其測定週期，監測前後之數據分析、推論、及與現場溝通，以落實所擬訂之監測策略。

8. 實施單位及人員：每一個實施細部計畫中規範執行單位及實施人員，亦需規範監督或確認之人員。實施部門與人員，須視組織編制及職掌來決定，另亦須瞭解實施人員之資格（如作業環境監測人員之資格限制），及給予必要之訓練。

9. 預定工作進度：每一個主要活動均需規定其工作進度，使負責實施單位及人員有所遵循，並能如期達成任務。而在預定進度擬定時須考量實施單位與人員之時間與資源，亦須考慮配合單位之實際配合狀況。

10. 需用經費：任何工作均需經費支應，因此每一個實施細部計畫須列出其經費預算，並以專項編列安全衛生經費。

11. 其他規定事項：其他不在前述內容規範有特殊情形者，可以其他規定事項充說明。

職業安全衛生管理計畫之工作（或計畫）項目、主要活動、績效量測指標、及工作（或計畫）目標，彙整如表 4-1 所示[18-19]。

為確保實驗者及實驗活動的安全，實驗室安全衛生管理計畫之完整性須加以確認，其查核重點應至少包括以下內容[20]：

1. 實驗內容為何？
2. 潛在危害為何？
3. 標準操作程序是否需要修正？
4. 誰要執行實驗？
5. 工作者的能力是否足夠？是否須要額外教育訓練？
6. 監督實驗者是誰？
7. 個人防護衣物是否適用／勘用？
8. 工作者是否懂得如何使用個人防護衣物？是否須要額外訓練？
9. 是否須要隔離／上鎖等管制措施？
10. 是否須要工作許可？
11. 是否會影響鄰近的實驗活動？或鄰近的實驗活動具有潛在危害性？
12. 是否通知實驗內容予其他鄰近單位？
13. 是否有緊急通訊設備？
14. 緊急應變措施是否妥善？
15. 是否告知相關緊急應變措施及資源？
16. 工作完畢是否須要報備場所已復原（維修或階段性實驗計畫）？
17. 針對潛在危害的預防事項是否充分？
18. 誰須要熟知安全衛生管理計畫？
19. 是否安排現場巡視安全衛生管理計畫落實的程度？
20. 是否建立定期審查安全衛生管理計畫的機制？

如就與生物性危害有關之實驗室而言，常見且較重要之計畫包括：危害通識計畫、作業環境測定（或暴露評估）計

表4-1　職業安全衛生管理計畫之項目、活動、指標與目標

計畫項目	主要活動	評估指標	目標
1.政策	1.擬訂職業衛生政策 2.管理階層接受性 3.政策之宣導	1.政策是否完整？ 2.政策是否已獲管理階段認同？ 3.政策是否可被員工可以接受？ 4.政策是否有檢討及修訂之機制？	一個完整之職業衛生政策，其可清楚陳述管制範圍、責任，及具實施之權威性
2.教育與宣導	1.通識教育新進人員訓練 2.通識教育定期再教育 3.安全衛生工作守則訂定 4.標示與公告	1.人員訓練數是否足夠？ 2.教材開發數？ 3.守則訂定數？ 4.各場所之標示與公告是否合適	人員安全衛生認知得以有效提升
3.危害認知	1.現場訪視 2.化學物品清單 3.製程與設備資料蒐集 4.健康危害資料蒐集 5.製程變更程序擬訂	1.現場訪視場所數 2.化學品清單、製程資料、及健康危害資訊足否完整及定其更新 3.製程變更程序是否包括有害物之完整認知	使場所中所危害性化學品均能有效辨識
4.危害評估	1.監測辦法之擬訂 2.環境監測(區域、個人)執行 3.樣本分析 4.數據分析 5.結果、推論與應用 6.追蹤及績效評估	1.監測計畫之完整性 2.採樣樣本數？ 3.分析樣本數？ 4.有效統計分析 5.有效應用監測結果 6.文件管理程序之完備性	有效量測各種有害因子並評估其對員工之健康危害，並據以擬訂管制策略
5.危害控制	1.危害控制實施計畫之擬訂 2.現場工程控制措施之擬訂與施行 3.行政管理措施之擬訂與導入 4.控制有效性評估機制	1.危害控制實施計畫之完整性？ 2.現場控制措施之合適性？ 3.行政管理措施之合適性？ 4.事後評估機制之完整性？	有效降低及管制有害物對員工之健康影響
6.符合政府法令	1.現有及未來之相關法規資料蒐集 2.內部與外部稽核	1.有多少不符合法令項目？ 2.法規資料蒐集之完整性？ 3.稽核之有效性？	所有作業場所員工均能符合法令之要求

畫、呼吸防護具使用計畫、及健康管理計畫等，本章亦將就這些計畫分節描述之。而實驗室之生物安全則於本章末單獨描述之。

三、危害通識

依職業安全衛生法第十條，及危害性化學品標示及通識規則之規定，實驗室應訂定危害通識計畫書，使其成為員工在使用危害性化學品方面的管理手冊，並以此做為宣導、教育之指引，以提升所有員工對廠內使用的危害性之化學品質有一基本認識，以預防危害之發生。本計畫經實驗室主管審核通過後，亦須藉建立合理之組織架構來執行之 [17, 21]。

(一) 危害通識推行組織

推行危害通識是每一位場所主管的責任，各主管可指定合適之職業衛生專業人員來主導推行，而亦可藉由設立危害通識督導小組，由督導員協助推行之。前述推行督導人員職責如下：

1. 負責管理各部門之物質安全資料表（SDS; Safety Data Sheet）檔案，並配合各部門隨時（至少每三年）更新 SDS。
2. 負責 SDS 及危害性之化學品質特性說明。
3. 負責整理各部門之危害性之化學品質清單。
4. 協助安全衛生管理位進行危害通識教育訓練。
5. 協助安全衛生管理單位推展各項危害通識活動。

(二) 化學物之清單

調查實驗室使用之化學物並設置清單，可清楚地明瞭各類危害性化學物質使用於哪一個實驗流程及場所，另亦需註明其危害成份及使用數量，俾用於以評估各流程或作業區之潛在危害性。

(三) 物質安全資料表（SDS; Safety Data Sheet）

除上述化學物質清單外，實驗室亦應對危險物及有害物，建立各項化學物質之安全資料表（SDS）檔案，並置於各作業現場，指定各部門人員負責管理。SDS 基本資料包括下述 16 項內容：物品與廠商資料、成份辨識資料、危害辨識資料、急救措施、滅火措施、洩漏處理方法、安全處置與儲存方法、暴露預防措施、物理及化學性值、安定性及反應性、毒性資料、生態資料、廢棄處置方法、運送資料、法規資料、及其他資料。SDS 應至少三年更新一次。原則上，選用化學物質時應儘量採用最不具危害性的物質，故如購買新的化學物質，在購入之前應先要求供商提供SDS，評估該物質之危害性，並探討其是否能在實驗室中安全的使用。

(四) 標示及其公告

各項危害性之化學品標示應依政府公告辦理。凡符合國家標準 CNS15030 分類中物理性危害與健康危害者，應依化學品全球調和制度（GHS, Global Harmonized

System）予以標示，危害性之化學品標示之內容至少應包括 1.危害圖式；2.名稱；3.危害成分；4.警示語；5.危害警告訊息；6.危害防範措施；及 7.製造者、輸入者或供應者之名稱、地址及電話（圖 4-1）。依危害性化學品標示及通識規則規定，盛裝或使用危害性之化學品質的容器、設備及運輸工具都必須有正確且明顯的標示。應每月檢查、確認所使用危害性之化學品質之容器設備都有適當的標示，另當設備或化學品有異動時亦隨即修正。

(五) 教育訓練

　　所有新進員工於應接受危害性之化學品簡介之訓練，並發給其「化學品安全操作手冊」，使其明白廠內化學品的操作方法。另亦須實施以下之危害通識教育訓練，使其達到危害認知之目的：

1. 通識標準之摘要及危害通識計畫書。
2. 使用危害性之化學品質的特性。
3. 與潛在暴露相關的物理性質及健康危害。
4. 預防危害的方法，如防護具、工作方法和緊急應變措施。

丙酮（Acetone）

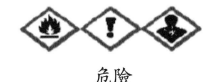

危險

危害成分：丙酮

危害警告訊息：
　　　　　高度易燃液體和蒸氣
　　　　　造成輕微皮膚刺激
　　　　　造成嚴重眼睛刺激
　　　　　如果吞食並進入呼吸道可能有害

危害防範措施：
　　　　　置容器於通風良好的地主
　　　　　遠離引火源—禁止吸菸
　　　　　若與眼睛接觸，立刻以大量的水洗滌後洽詢醫療

製造商或供應商：　(1) 名稱：-
　　　　　　　　　　(2) 地址：
　　　　　　　　　　(3) 電話：

※ 更詳細的資料，請參考物質安全資料表

圖 4-1　危害性之化學品標示之內容（以丙酮為例）

5. 危害性之化學品質外洩處理步驟。

6. SDS 查閱。

7. 危害性之化學品標示方法。

(六) 非例行工作應注意事項

於進行非例行工作前，如果該工作有任何化學品危害之虞者，應進行危害辨識及風險評估，應將相關的危害性讓工作人員瞭解，並提供將所需之防護設備、洩漏處理設備。發生意外事件可立即就近取得化學品緊急處理櫃內之防護具及相關工具。

(七) 檢討與持續改進

所實施之危害性化學品標示及通識規則，需定期（如每三年）檢討其成效，並據以修正之，以達到提升員工危害認知之目的。

四、暴露評估

我國職業安全衛生法已規範對於健康危害之化學品，應依其健康危害、散布狀況及使用量等情形，評估風險等級，並採取分級管理措施（第 11 條）；對於中央主管機關定有容許暴露標準之作業場所，應確保勞工之危害暴露低於標準值（第 12 條）；經中央主管機關指定之作業場所，應訂定作業環境監測計畫，並設置或委託由中央主管機關認可之作業環境監測機構實施監測（第 13 條）。一般而言，暴露評估計畫之內容應包括：目的、實施策略、執行方法、及定期審視及檢討等四部

分[7]。

(一) 目的

暴露評估之目的在於瞭解危害因子對人體健康之影響，及其暴露量是否在可接受範圍、或在容許界限內。然在實施情形時則需考量所需之人力與物力，及其對生產之影響，及未來如何應用以決定之。理論上，暴露評估之結果可用來判定是否需採取合適之工程或行政改善措施，以保證作業員工之健康。

(二) 實施策略

當目的決定後即應依此擬訂合適之暴露評估策略，一般以「作業環境監測」（environmental monitoring）為主要之暴露評估策略。所謂「作業環境監測」係指為掌握勞工作業環境實態及評估勞工暴露狀況所實施之測定，依我國目前「職業安全衛生法」有關規章之規定，及實驗室現常狀況，可分為以下三種：

1. 區域採樣測定：可用以掌握環境中有害物質實態。

2. 勞工個人採樣測定：可用以了解勞工暴露量。

3. 排氣設備外側濃度測定：可用以判定排氣設備（如生物安全櫃）之性能。

理論上如需對勞工的暴露量予以評估時，則應以個人採樣（personal sampling）為最主要之採樣方法。進行個人採樣時，應先實施現場訪視、瞭解製程、勞工操作方法、使用有害物質等，依測定之目的來決定採樣策略。目前最常使用之採

樣策略包括 NIOSH1977 之最大暴露危險群（maximum exposure risk group） 採樣[22] 及 AIHA 之全盤性暴露評估採樣策略[23]。前者常做為暴露者之符法性評估（compliance assessment），而後者則用以評估勞工之長期平均暴露量（long-term average exposure assessment）。

(三) 執行方法

當策略決定後則應依其擬訂實施步驟。茲以全盤性暴露評估策略（comprehensive exposure assessment strategy）為例，其主要工作為採樣策略系以劃分相似暴露群（SEG, similar exposure group）的方法來區分不同員工暴露族群，並利用統計的方法將數據做適當的分析，以描繪其暴露實態（exposure profile），並掌握各 SEG 所有時間與所有物質之暴露。全盤性暴露評估架構如圖 4-2 所示。此策略之本質是循環的，且為有效、反覆而持續改進之方法。完整的循環係由較易收集與取得之資料開始，現有之資料為進行初步暴露評估之基礎，而其評估結果可決定後續控制與進一步資料收集之順序。唯在有限之資源下，本法亦可先應用於具最高潛在風險之相似暴露族群，以判定其是否符合法令之目的。唯若經費允許，應逐年完成各 SEG 之暴露評估。

全盤性暴露評估流程之步驟如下：

1. 開始：建立暴露評估之策略，須注意工業衛生人員所扮演之角色、暴露評估之目標、與撰寫暴露評估計畫。

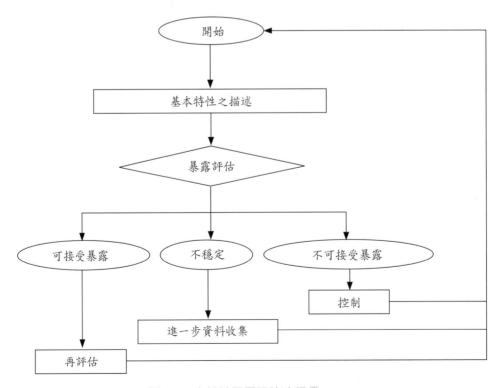

圖 4-2　全盤性暴露評估流程[23]

2. 描述基礎資料：資料收集，其包括辨別工作場所、工作強度（Work intensity）與環境因子（Agent），即工廠歷年資料整理、瞭解製程及工作組織特性、瞭解製程設備特性、瞭解個別作業特性、現場訪問及危害調查與工作分析等。

3. 暴露評估：以所收集之資料進行暴露評估。初步評估之結果包括 (1) 辨別具相似暴露（Similar exposure）之勞工；(2) 定義不同類別之相似暴露勞工；(3) 判定不同暴露特性之可接受程度（Acceptability）。

4. 進一步之資料收集：實施初步之暴露檢測（Exposure monitoring），或收集其對健康效應之資料，以使我們對判定暴露之影響較具信心。

5. 健康危害控制：優先對不可接受之暴露實施控制之策略。

6. 再評估：定期執行綜合性之暴露評估，以確認暴露於可接受範圍。

7. 溝通（Communication）與建檔（Documentation）：暴露評估結果與溝通之資料應予以保存，未來可作為檢示暴露評估有效性之基礎。

在全盤評估方法中，當資料收集完成後，接下來最重要的部分為暴露評估這項工作。暴露評估主要的工作為對相似暴露群採取檢測，並依其結果進行暴露危害分級，再依據分級結果擬定採樣策略，再定期進行測定，以逐步掌握各暴露群之暴露實態。在相似暴露群的分析時，除了例行性作業必須探討之外，針對作業週期較短或是執行時間較為短暫之族群，應同時加

以考量。

(四) 定期審視及檢討

暴露評估計畫應對其評估後之改善建議予以密切追蹤，以達到管理計畫之目的。另對整個計畫內容（含目的、策略及實施）亦應建立定期審視之機制，以瞭解其在實務上及法令規範上有何限制，並據以修正之。

五、呼吸防護

理論上，一合理之呼吸防護計畫應考量以下之各條件：呼吸防護計畫是否符合您的工作環境現況？呼吸防護具的選擇是否合適？配戴者之醫學評估是否實施？是否對需配戴呼吸防護具者進行密合度測試？是否規範平常及緊急時呼吸防護具的使用方式？是否規範清潔、消毒、儲存、檢查、修復、丟棄及維護的時程表？是否規範供氣式呼吸防護具之空氣品質確認？是否提供相關呼吸危害的訓練？呼吸防護具正確使用及維護的訓練？是否定期評估計畫之有效性？是否評估計畫管理者是否具有管理或執行能力？是否當工作環境改變並影響呼吸防護具的使用時，需更新呼吸防護計畫 [24-27]？以下將就其中較重要者提出說明：

(一) 呼吸防護具的選擇是否合適

執行本項工作首先應就作業場所中呼吸危害進行鑑定與評估，判定是否有緊急致危（Immediately dangerous to life and

health; IDLH）的情況，若符合 IDLH 應
提供供氣式輸氣管面罩、全面體搭配自
攜式呼吸防護具，或自攜壓力需求式呼吸
防護具（可供氣時間至少 30 分鐘），並
提供緊急逃生專用，且通過合格認證呼
吸防護具。若非 IDLH 環境下，根據作業
場所實際環境濃度，汙染物特性，與使
用者條件，根據指定保護係數（Assigned
Protection Factors, APFs）及計算出的最大
使用者濃度（Maximum User Concentrations,
MUCs），挑選呼吸防護具。使用防毒面
具過濾氣態與蒸氣汙染物，其需具有使用
到期指示器（End of Service Life Indicator,
ESLI）濾罐或濾罐更換時程已建立；使用
防塵面具過濾粒狀汙染物，其需具有合格
認證；並可提供足夠樣式與尺寸的呼吸防
護具供使用者選擇。

(二) 對需配戴呼吸防護具者進行醫學評估

所有配戴者在第一次配戴呼吸防護具
及密合度測時前，皆需被評估其是否適合
配戴呼吸防護具。本項工作應由職業病或
產業專科醫師執行之。相關醫學評估所要
求的資訊可參考 Appendix C of Standard, 29
CFR 1910.134[26]。醫學評估需在員工正常
工作時間執行，且以員工了解的方式下進
行。唯當員工反應出與使用呼吸防護具相
關的症狀時、當職業病或產業專科醫師、
呼吸防護計畫管理者、或監督者決定需要
醫學評估時、及當工作環境改變可能增加
勞工生理負擔時，配戴者需做額外的醫療
評估。

(三) 呼吸防護具配戴訓練

呼吸防護具能有效發揮功能，端賴正
確配戴，因此對配戴人員進行教育訓練實
屬必要。訓練時應告知以下內容：環境空
氣之有害程度、防護具之有效性及選擇之
理由、所使用之防護具之性能、特徵、及
使用上應注意事項、及緊急狀況之認知及
處理方法。呼吸防護具配戴訓練應包括：
防護具正確且迅速之配戴及脫卸方法、各
部位之調節方法、密合檢查方法、密合檢
點、密合度測試、預估可使用時間之簡易
判斷方法、判斷防護具密合不良或故障之
方法及其當時之對策、判斷濾材、濾罐、
淨氣罐等消耗材或排氣閥、吸氣閥等消耗
零件之更換時機及方法、及呼吸防護具簡
易維護及檢查方法等。

(四) 呼吸防護具之密合檢點[27]

每次佩戴呼吸防護具進入作業環境
前，應調整好佩戴情形，並依下列方法檢
點面體與顏面間之密合情形，確認處於良
好佩戴狀況時，才可使用。密合檢點包括
正壓與負壓兩種方式。

1. 正壓檢點：佩帶者將出氣閥以手掌或其
   他適當方式封閉後，再緩慢吐氣，若面
   體內的壓力能持續維持，空氣無向外洩
   的現象，即表示密合良好。

2. 負壓檢點：佩帶者可使用手掌遮蓋濾罐
   或濾材進氣位置，或取下濾罐再遮蓋進
   氣口，或使用不透氣的專用罐取代正常
   使用的濾罐，再緩慢吸氣，使得面體輕
   微凹陷。若在十秒鐘內面體凹陷仍保
   持，且無空氣內洩的跡象，即可判定通

過檢點。

拋棄式防塵口罩最簡單的測漏作法是利用感覺，若感到空氣流過口罩與臉頰間或口罩與鼻樑間的細縫，就代表不密合：在不破壞口罩佩戴情形下，用雙手儘可能蓋住整個口罩，輕輕的吹氣，若是感覺有氣流流出或是造成眼鏡起霧，代表不密合，應繼續調整。

(五) 呼吸防護具之密合度測試[27]

佩戴者應定期或在使用條件改變時進行之密合度測試。密合度測試的是以測試物質對佩戴使用中的呼吸防護具面體進行測試，可分為「定性」(Qualitative) 與「定量」(Quantitative) 兩種方式。定性測試是依靠受測者對測試物質的味覺（一般用糖精）、嗅覺（一般用香蕉油）或是刺激等自覺反應。假如受測者在測試過程任何時間，感覺偵測到測試物質，即表示呼吸防護具未達到適當的密合。實際測試時，使用糖精溶液噴霧在四周，口腔若感覺到甜味，就是糖精噴霧已經從細縫被吸入，代表不密合。定量測試則是以偵測儀器同時量測面體內外測試物質的濃度，依此評估密合情形，此種方法更為科學、精確，也可減少受測者對測試物質的自覺反應所造成之誤差，不過設備費用較高，且須破壞口罩使用空氣管線抽口罩內的空氣，執行上較不容易。

(六) 呼吸防護具之更換時機[27]

原則上拋棄式口罩應該單次使用，若脫下口罩後仍將繼續使用，應置於適當

乾淨通風的環境下保管，或藉天然紫外光殺菌，避免口罩被病原菌等附著汙染，也可讓口罩保持乾燥。但是若拋棄式防塵口罩有被汙染之虞、破損、變形、航髒、異味、呼吸阻力增加等情形，則需立即更換，不可繼續使用。對於搭配半面體或全面體之防塵濾罐，因濾罐塑膠外殼可清潔殺菌，因此可重複使用，一般在察覺到濾材背面被汙染時，或是呼吸阻抗增加感到呼吸困難時，即應更換濾罐。

(七) 呼吸防護具之保養與清潔[27]

防護具若未立即使用時，應避免在置於多灰塵、直接照射到陽光或有害光線、高溫、低溫或潮濕、存在有對防護具有害污染物之場所。對於可重複使用之防護具，醫療機構也應建立適當清潔消毒方法，確保重複使用時之安全，特別是共同使用之防護具，應於每次使用後，應依必要方法加以清潔消毒，隨時保持可安全被使用。

六、健康管理

職業安全衛生法第二十條規定，雇主於僱用勞工時應施行體格檢查；對在職勞工應施行定期健康檢查，對於從事特別危害健康餐作業者，應定期施行特定項目之健康檢查；並建立健康手冊，發給勞工。體格檢查發現應僱勞工不適於從事某種工作時，不得僱用其從事該項工作；健康檢查發現勞工因職業原因致不能適應原有工作者，除予醫療外，並應變更其作業場

所，更換其工作，縮短其工作時間及為其他適當措施[28]。以下茲就體格及特殊健康檢查、健康管理分級，及健康管理措施說明之。

(一) 體格檢查特殊健康檢查

　　實驗室於僱用員工時，應實施一般體格檢查，其檢查內容包括：作業經歷、既往病史、生活習慣及自覺症狀之調查，身體各系統或部位之理學檢查，胸部X光（大片）攝影檢查，尿蛋白、尿潛血、血色素、白血球數、血糖、血清丙胺酸轉胺（ALT）、肌酸酐（Creatinine）、膽固醇、三酸甘油酯之檢查。從事特別危害健康作業（如有機溶劑、粉塵、游離輻射、鉛、特定化學物質）應於其受僱或變更作業時，實施各該特定項目之特殊體格檢查。對於在職員工亦應實施特殊健康檢查，每年檢查1次。

(二) 實施健康管理分級

　　員工從事特殊危害健康作業時，應建立健康管理資料，並依下列規定分級實施健康管理：

1. 第一級管理：特殊健康檢查或健康追蹤檢查結果，全部項目正常，或部分項目異常，而經醫師綜合判定為無異常者。
2. 第二級管理：特殊健康檢查或健康追蹤檢查結果，部分或全部項目異常，經醫師綜合判定為異常，而與工作無關者。
3. 第三級管理：特殊健康檢查或健康追蹤檢查結果，部分或全部項目異常，經醫師綜合判定為異常，而無法確定此異常

與工作之相關性，應進一步請職業醫學科專科醫師評估者。
4. 第四級管理：特殊健康檢查或健康追蹤檢查結果，部分或全部項目異常，經醫師綜合判定為異常，且與工作有關者。

　　對於第一項屬於第二級管理者，僱主應提供員工個人健康指導；第三級管理以上者，應請職業醫學科專科醫師實施健康追蹤檢查，必要時應實施疑似工作相關疾病之現場評估，且應依評估結果重新分級，並將分級結果及採行措施依中央主管機關公告之方式通報；屬於第四級管理者，經醫師評估現場仍有工作危害因子之暴露者，應採取危害控制及相關管理措施。

(三) 健康管理措施

　　員工經一般體格檢查、特殊體格檢查、一般健康檢查、特殊健康檢查或健康追蹤檢查後實驗室負責人應採取下列措施：

1. 參照醫師之建議，告知員工，並適當配置員工於工作場所作業。
2. 將檢查結果發給受檢員工。
3. 將受檢員工之健康檢查紀錄彙整成健康檢查手冊。

　　前述員工體格及健康檢查紀錄之處理，應考量員工隱私權。

七、實驗室安全衛生管理之趨勢

　　近年來國際標準組織（ISO，International Organization for Standardization）積極提倡全程品質管理（total quality management）。對於安全衛生，目前已有數個團體提出相關之職業衛生與安全管理系統（OHSMS：Occupational Health and Safety Management System），諸如國際勞工組織（ILO：International Labor Organization）之 ILO-OSHMS、歐洲認證團體之 OHSAS18001，國際標準組織之 ISO45001 及國內之台灣職業安全衛生管理系統（TOSHMS：Taiwan Occupational Safety and Health Management System）。基本上，職業衛生計畫為其管理系統中不可或缺之一環。唯在執行時則應與前述之管理系統之執行方式具一致性，即利用所謂的戴明循環（Demming circle），依 Plan、Do、Check、及 Act（即 PDCA）之方式達到維護更新之目的[29-31]。理論上採用系統化的實驗室安全衛生管理模式實施管理可收事半功倍之功。例如 OHSAS18001 職業安全衛生管理系統架構中的首要任務為實施先期審查、風險評估及危害鑑別，然後依所獲知結果規劃安全衛生管理方案。

一般風險評估的步驟如下：

1. 評估時機（初期開始工作前、發生傷害事件或每年定期重新評估）。
2. 決定評估目的與場所範圍。
3. 邀集相關人員參與（實驗室主管、安衛管理人員、場所負責人、使用者及總務人員等）。
4. 評估對象為何（評估範圍內之人員、設備、物料、環境等所有會受到影響之對象）。
5. 評估方法（選擇適當之評估方法如初步

危害分析、what-If/ 檢查表分析、危害暴露測定等）。
6. 評估內容（評估範圍內所有物理性、化學性、生物性、人因、廢棄物等危害、風險）。
7. 評估完整性（不可疏漏重要項目，但又不能太複雜）。
8. 檢討（人員、設備、實驗主題等變更時、發生災害或疑似評估無效時，由相關人員共同參與檢討並研擬對策）。
9. 紀錄（每一次的評估內容）。

唯安全衛生管理的主要目的為預防災害，而規劃安全衛生管理方案，實施預防災害措施亦有一定之原則[20]，諸如：避免高危險作業方法，採取相對安全替代方式、利用風險評估找出不可避免的風險、以消除危害源的方式取代「警告標示」或「個人防護」等措施、評估工作設計的適宜性、使用最新的安全衛生技術、使用較低 / 或無危害的物質、採取與組織、技術、工作內容、工作環境等相符合的安全衛生政策、提供安全的工作環境並能顧及一般訪客 / 學生的安全衛生、及使相關人員熟知並遵循相關規定等。

綜合言之，實驗室安全衛生管理始於建立完整之管理組織即系統，透過管理審查研擬管理目標，然後再經全面審查及評估風險大小後認知實驗室危害所在，接著從風險較高或嚴重性較高之項目開始規劃（如劇毒、易燃、易爆化學品之使用與儲存），其他如安全衛生管理中之教育訓練、自動檢查、危害控制措施、緊急應變、健康管理等計畫亦需配合規劃之。

及管理方案；執行方案時藉由內稽、外稽、評鑑、檢查、稽查等發現缺失，再藉由管理審查會研議矯正措施，並實施缺失改善。實驗室如能擬定全面性安全衛生管理，有效地運用這種系統化的實驗室安全衛生管理方式，對預防實驗室災害將會有實質之助益。

八、實驗室生物安全

所謂「生物安全」係指藉由優良微生物操作規範、人員防護裝備、安全設備及設施等措施，防止實驗室人員無意暴露於具危害之感染性生物材料的環境[32]。為確保實驗室生物安全，疾管署訂有「感染性生物材料管理及傳染病病人檢體採檢辦法」及「衛生福利部感染性生物材料管理作業要點」。而為因應國內設置各級生物安全實驗室，在規劃、興建、及設置該等級實驗室時有所依循，疾管署乃依原僅對 BSL-3 實驗室之規範為架構，再參考美、加、與 WHO 等之相關指引，增修生物安全第一等級至第四等級實驗室安全規範，以完整規範及確保從事實驗室工作人員及其周遭人員、民眾及作業環境之安全[10, 11, 32-35]。前述規範之適用對象為持有、保存或使用感染性生物材料之地方主管機關、醫療（事）機構、學術、研究機構、其他機關或事業（簡稱設置單位），其主要內容描述如下：

(一) 定義病原體及實驗室等級

1. 感染性生物材料為病原體者，依其致病性、感染途徑、宿主範圍、有無治療及預防方法等因素區分為四級：第一級危險群（Risk group 1，RG1）微生物與人類健康成人之疾病無關；第二級危險群（RG2）微生物在人類所引起的疾病輕微，而且通常有預防及治療的方法；第三級危險群（RG3）微生物在人類可以引起嚴重或致死的疾病，但可能有預防及治療之方法；第四級危險群（RG4）微生物在人類可以引起嚴重或致死的疾病，且通常無預防及治療之方法。

2. 實驗室生物安全等級依其類型、操作規範及安全設備要求，分為四個等級：生物安全第一等級（Biosafety Level 1，BSL-1）實驗室、生物安全第二等級（BSL-2）實驗室、生物安全第三等級（BSL-3）實驗室、生物安全第四等級（BSL-4）實驗室。

3. 操作各 RG 微生物時，原則上於相對應之 BSL 實驗室進行，惟仍應評估操作過程中該微生物所含病原微生物總量、活性、實驗方法及感染途徑等風險因素，適當提升或降低操作所需之生物安全等級。

(二) 生物安全組織

1. 為落實各實驗室生物安全之自主管理，凡設置單位規模在五人以上，應成立「生物安全委員會」（簡稱生安會），其位階應相當於設置單位之勞工安全衛生委員會層級，負責整體有關生物安全管理及督導之職責。

2. 生安會之成員可依據設置單位之特性、

規模及從事研究內容，擇定適當人選擔任委員並參與相關會議及活動。至少應涵蓋設置單位首長或副首長、實驗室或保存場所主管、實驗室或保存場所管理人員、工程技術人員或其他具備相關專業知識人員、或獸醫（有從事動物實驗時）。

3. 生安會任務包括：持有、保存、異動或使用 RG2 以上危險群微生物之感染性生物材料之同意與督導；使用感染性生物材料之實驗室生物安全等級之審議；感染性生物材料及實驗室生物安全缺失改善督導及內部稽核；生物安全訓練之指導；生物安全緊急應變計畫之審議；生物安全意外事件之處理、調查及報告；實驗室啟用或關閉之審議；及生物安全爭議問題之審議。

4. 當設置單位人員未達五人者，得設置生物安全專責人員（簡稱生安專責人員）代替之，生安專責人員應具備相關專業知識，及接受至少 16 小時生物安全課程（取得訓練證明或紀錄）；並具有 3 年以上實驗室工作經驗。

5. 設置單位應於設生安會或置生安專責人員後 1 個月內，報中央主管機關備查，並副知所在地主管機關。中央主管機關為疾管署，所在地主管機關為設置單位所在地之縣市衛生局。其有異動者亦同。

(三) 生物安全實驗室操作規範及防護設施

1. BSL-1 實驗室：僅有一般無危害之微生物，人員通常於開放式工作檯進行實驗操作，並遵守標準微生物操作程序（如禁止飲食、吸菸、取戴隱形眼鏡、化妝、禁止以口執行移液步驟（pipetting）。唯仍應應訂定溢出物處理 SOPs，告知潛在之危險，及訂定適當的生物安全手冊並落實執行。BSL-1 實驗室毋須特殊實驗室設施設計，實驗室通風空調處理系統亦無特殊規定。

2. BSL-2 實驗室：適用於操作經由皮膚傷口、食入、黏膜暴露，造成人類疾病之感染性生物材料。除遵守 BSL-1 操作程序外，可能產生具感染性氣膠或噴濺物之操作步驟，應於 BSC 或其他物理防護設備中進行，實驗室內有操作或保存感染性生物材料時，應於入口明顯處張貼生物危害標識。操作具危害之感染性生物材料時，應穿著實驗室指定之實驗衣、罩袍、工作服或制服等防護衣物，執行可能產生具感染性氣膠或噴濺之操作程序，操作高濃度或大量感染性生物材料時，應使用妥善保養維護的第一級或第二級生物安全櫃（Biological safety cabinets, BSC）、個人防護具（Personal protective equipment, PPE）或其他可隔離有害物質之物理性防護設備，以保護實驗室人員。BSC 應每年定期執行相關功能檢測及驗證程序，第二級 BSC 之排氣經 HEPA 過濾器處理後，可再循環回到實驗室內。

3. BSL-3 實驗室：適用於操作可能經由吸入途徑暴露，造成人類嚴重或潛在致命疾病之感染性生物材料。除遵守 BSL-2

操作程序外，涉及感染性生物材料之操作程序，皆應於第二級以上 BSC 或其他同等級之物理性防護設備中進行，實驗室執行防護要求較低之實驗操作時，仍須符合 BSL-3 實驗室之操作規範。不可於工作檯上處理無蓋容器，執行具感染風險之操作時，以 2 人進入實驗室工作為原則；僅有 1 人進入實驗室時，應有其他人員於實驗室外監控。生物安全第三等級以上實驗室新進人員，應參加中央主管機關（疾管署）認可之生物安全訓練，完成 13 項主題至少 15 小時之實驗室生物安全訓練課程並通過測試合格；使用 RG3 微生物之 BSL-3 實驗室人員，機構應留存其血清檢體至其離職後 10 年。實驗室人員應穿著正面無接縫設計之防護衣，BSC 之排氣應使用獨立的排氣管路排放至實驗室外，不可與實驗室之排氣管路共管，惟因故需採共管設計時，應確保排出之空氣不會發生逆流情形，並通過負壓穩定性測試。開始實驗操作前及結束實驗操作後，均應使 BSCs 運轉至少 5 分鐘，以利清除殘留於 BSC 內之汙染空氣。實驗室人員應經由可自行關閉且具互鎖（interlock）功能之雙重門通道進入實驗室，實驗室內縫隙、地板、牆面及天花板表面應密封；實驗室內之空調系統出口、門及門框周圍等應可密封，以利實驗室空間之除汙。實驗室應使用獨立的進排氣系統，並與所在建物其他空間之進排氣系統分隔，實驗室之室外進氣口與排氣口，不可位於同一側，且建議相距 15 公尺以上水平距離，排氣口平均排氣速度應至少達每秒 15 公尺，且每年定期檢測確認。實驗室換氣次數（air change per hour; ACH）每小時至少 12 次，相鄰實驗室至少有 -12.5 Pa 壓差，無實驗操作時，壓差可降載至 -7.6 Pa 以下。

4. BSL-4 實驗室：適用於操作可能產生高感染性氣膠，造成人類嚴重致命疾病且無疫苗或治療方法之感染性生物材料；或未知傳染風險之新興病原體。此類微生物通常可藉由飛沫傳染，造成實驗室高度感染風險。BSL-4 實驗室可分為二種操作模式，若為生物安全櫃型實驗室（Cabinet Laboratory），則所有微生物之操作應於第三級 BSC 中進行，若為防護衣型實驗室（Suit Laboratory），實驗室人員應穿著正壓、經 HEPA 過濾器供氣之連身防護衣。除遵守 BSL-3 操作程序外，應施行雙人工作制度，在任何情況下嚴禁個人單獨於實驗室內工作，自實驗室移出具活性之感染性生物材料時，應以防破裂且密封之主容器（primary container）盛裝，放入防破裂之第二層容器（secondary container）後加以密封。實驗室應制訂意外事件之通報程序、應變機制與逃生動線等，並建立有效的緊急應變計畫，其應變人員應接受適當的緊急應變程序訓練。涉及感染性生物材料之操作程序，皆應於第三級 BSC 中進行，移出之感染性生物材料，其除汙應使用穿牆式雙門式滅菌器，第三級 BSC 應於進氣口裝設 HEPA 過濾器；並於排氣口裝設二道串

聯式 HEPA 過濾器，直接自行排放。進入實驗室區域之人員應穿著正壓、附有經 HEPA 過濾器供氣之供應呼吸系統之連身防護衣。呼吸系統應設有備援空氣壓縮機、故障警報器和緊急備用裝置。防護衣之空氣必須由雙倍用氣量之獨立氣源系統供給，以備緊急情況下使用。實驗室之排氣系統、維生系統、警報系統、照明、進出管制系統、生物安全櫃及門封等，應有可自動啟動之緊急電源；實驗室監控系統，應備有不斷電系統（Uninterrupted power supply; UPS）。

(四) 實驗室意外事件與生物安全緊急應變計畫

1. 從事感染性生物材料操作之實驗室，應確保感染性生物材料無洩漏造成感染之虞，並應實驗室生物安全意外事件危害等級、通報及處置等，建立實驗室生物安全緊急應變計畫（簡稱應變計畫）。
2. 建立之應變計畫應交付機構生物安全組織（生安會或生安專責人員）進行審核，並於審核通過後實施。
3. 每年應辦理至少 1 次實地模擬應變演練。

九、參考文獻

1. Plog, B.A., Quinlan, P.J.,. The industrial hygiene program. In Fundamental of industrial hygiene, 5th Ed., Chicago, IL：National Safety Council, 2002.
2. Laboratory health and safety handbook. Workers' Compensation Board of British Columbia, ISBN 0-7726-5652-5, 2006.
3. Laboratory Safety Guidance, Occupational Safety and Health Administration U.S. Department of Labor, OSHA 3404-11R, 2011.
4. The Laboratory Biosafety Guidelines, 3rd Ed., Minister of Health Population and Public Health Branch Centre for Emergency Preparedness and Response, ISBN 0-662-37722-2, 2004.
5. 林子賢，第15章：生物性危害，蔡朋枝主編，「職業衛生－危害認知」，台中：中國醫藥大學，2013。
6. 蔡朋枝、吳聰能、王士旻，第1章：工業衛生概論，蔡朋枝主編，「職業衛生－危害認知」，台中：中國醫藥大學，2013。
7. 蔡朋枝、王士旻、王櫻芳，第1章：職業暴露危害評估之採樣策略與數據分析，蔡朋枝、黃彬芳主編，職業衛生－危害評估，台中：中國醫藥大學，2014。
8. 蔡朋枝、王櫻芳、徐新益，第1章：職業衛生危害控制概論，蔡朋枝、黃彬芳主編，職業衛生－危害控制，台中：中國醫藥大學，2014。
9. Wu, W.-C., Lee, L.-L., Chen, W.F., Yang, S.-Y., Wu, H.-S., Shih, W.-Y., and Kuo, S. H.-S., Development of Laboratory Biosafety Management: The Taiwan Experience. *Applied Biosafety*, 12: 18-25, 2007.
10. 吳文超、吳和，我國實驗室生物安全管

理辦法簡介，我國實驗室生物安全管理辦法簡介，2006。（http://www.labmed.org.tw/UpFiles/magazineA/PDF/我國實驗室生物安全管理辦法簡介.pdf）

11. 生物安全第一等級至第四等級實驗室安全規範草案（第一版），衛生福利部疾病管制署，2016。

12. 實驗室化學品安全衛生計畫指引，行政院勞工委員會勞工安全衛生研究所，IOSH94-T-071，2006。

13. 鄭智和，「規劃及輔導學校實驗室建立化學品及廢棄物管理系統」，教育部委託計畫報告，2003。

14. Lunn G., Sansone E. B., "Destruction of Hazardous Chemicals in the Laboratory", 2nd ed., John Wiley & Sons, NY, USA., 1994.

15. Armour M., "Hazardous Laboratory Chemicals Disposal Guide", 2nd.ed.,Lewis Publishers, NY, USA., 1996.

16. 邱松嵐，勞工安全衛生管理計畫及緊急應變計畫之製作，中華民國工業安全衛生協會，2012。

17. 蔡朋枝、陳慶樺、陳旺儀，第2章：職業衛生管理計畫，蔡朋枝、黃彬芳主編，職業衛生─危害控制，台中：中國醫藥大學，2014。

18. Toca F.M., Program Evaluation：Industrial Hygiene. *AIHA J.*, 42：213-6, 1981.

19. Toca F.M., Program Evaluation：Industrial Hygiene. *AIHA J.*, 53：94-113, 1994.

20. Hughes P., Ferrett, E., "Introduction to health & safety at work", Linacre House, Oxford, UK., 2003.

21. 行政院勞工委員會中區勞動檢查所，「危害通識計畫書」，勞動檢查及輔導參考資料，2011。

22. Leidel, N.A., K.A. Busch, and J.R. Lynch, Occupational exposure sampling strategy manual (DHEW [NIOSH] Pub. No. 77-173). Cincinnati, Ohio：National Institute for Occupational Safety and Health. [National Technical Information Service (NTIS) Pub. No. PB274792, 1977.

23. Damiano J., Mulhausen, J.R. "A Strategy for Assessing and Managing Occupational Exposures". American Industrial Hygiene Association (AIHA) Press, 1998.

24. Laboratory Health and Safety Handbook, Workers'Compensation Board of British Columbia, Canada, 2006.

25. 防護具選用技術手冊─呼吸防護具，勞工安全衛生技術叢書IOSH87-T-009，行政院勞工委員會勞工安全衛生研究所，1998。

26. Major Requirements of OSHA'S Respiratory Protection standard 29 CFR 1910.134, OSHA Office of Training and Education, 2006. (https://www.osha.gov/dte/library/respirators/major_requirements.pdf)

27. 賴全裕，第15章：呼吸防護具介紹及密合度測試，蔡朋枝、黃彬芳主編，職業衛生─危害控制，台中：中國醫藥大學，2014。

28. 行政院勞工委員會中區勞動檢查所，

「勞工體檢、健檢與醫療設施」，勞動檢查及輔導參考資料，2011。

29.International Air Transport Association (IATA), IOSA Program Manual (IPM), Operational Safety Audit, 5th Ed., 2012.

30.Bridge D.P., Developing and Implementing an Industrial Hygiene and Safety Program in Industry. *AIHA J.*, 40: 255-63, 1979.

31.Lynch, J.R., Sanderson, J.T., Program Evaluation and Audit. Industrial Hygiene Management, New York, Wiley, 1988.

32.Furr A. K., "Laboratory Safety", CRC Handbook, 5th.ed., CRC Press, Inc., 2000.

33.CDC. Biosafety in Microbiological and Biomedical Laboratories (BMBL). 5th ed., 2009.

34.NIH. NIH Guidelines for Research Involving Recombinant DNA Molecules (NIH Guidelines), 2011.

35.WHO. Labotatory Biosafety Manual. 3rd ed. 2004.

十、學習評估

1. 有機溶劑屬下列何者：
   (A) 化學性
   (B) 物理性
   (C) 生物性
   (D) 人因工程性危害因子

2. 粉塵屬下列何者：
   (A) 化學性
   (B) 物理性
   (C) 生物性
   (D) 人因工程性危害因子

3. 噪音屬下列何者：
   (A) 化學性
   (B) 物理性
   (C) 生物性
   (D) 人因工程性危害因子

4. Hepatitis B virus屬下列何者：
   (A) 化學性
   (B) 物理性
   (C) 生物性
   (D) 人因工程性危害因子

5. 重複性作業型態屬下列何者：
   (A) 化學性
   (B) 物理性
   (C) 生物性
   (D) 人因工程性危害因子

6. 未影響人類健康之微生物屬下列何種危險群微生物：
   (A) RG1　　　　(B) RG2
   (C) RG3　　　　(D) RG4

7. 影響人類健康嚴重，但可能有預防及治療方法之微生物屬下列何種危險群微生物：
   (A) RG1　　　　(B) RG2
   (C) RG3　　　　(D) RG4

8. 下列何種危險群微生物有最高危害：
   (A) RG1　　　　(B) RG2
   (C) RG3　　　　(D) RG4

9. 下列何者屬非經常性安全衛生管理計畫：
   (A) 化學品之通識計畫
   (B) 自動檢查計畫
   (C) TOSHMS之認證計畫

(D) 暴露評估計畫

10. 作業環境偵測計畫屬下列何種計畫：
    (A) 危害認知工作計畫
    (B) 危害評估工作計畫
    (C) 危害控制工作計畫
    (D) 危害減量工作計畫

11. 物質安全資料表（SDS; Safety Data Sheet）應至少多久更新一次：
    (A) 1年　　　　(B) 2年
    (C) 3年　　　　(D) 4年

12. 下列何者非屬危害性之化學品標示之內容：
    (A) 危害圖式　　(B) 名稱
    (C) 危害成分　　(D) 閃火點

13. 依化學品全球調和制度（GHS, Global Harmonized System），危害標示符號有幾類：
    (A) 1類　　　　(B) 3類
    (C) 7類　　　　(D) 9類

14. 可用以掌握環境中有害物質實態為：
    (A) 區域採樣測定
    (B) 個人採樣測定
    (C) 排氣設備外側濃度測定
    (D) 隨機測定

15. 暴露者之符法性評估常用：
    (A) 區域測定採樣
    (B) 相似暴露群測定採樣
    (C) 最大暴露危險群測定採樣
    (D) 隨機測定採樣

16. 作業場所中呼吸危害判定屬緊急致危（immediately dangerous to life and health; IDLH）的情況，則不可用下列何種呼吸防護具：

(A) 供供氣式輸氣管面罩
(B) 全面體搭配自攜式呼吸防護具
(C) 自攜壓力需求式呼吸防護具
(D) 防毒面具

17. 佩帶者將呼吸防護具出氣閥以手掌封閉後，再緩慢吐氣，檢視面體內的壓力能否維持，此方式稱為：
    (A) 正壓檢點
    (B) 負壓檢點
    (C) 定量密合度測試
    (D) 定性密合度測試

18. 佩帶者使用手掌遮蓋濾罐，再緩慢吸氣，使得面體輕微凹陷，檢視面體內的凹陷能否維持，此方式稱為：
    (A) 正壓檢點
    (B) 負壓檢點
    (C) 定量密合度測試
    (D) 定性密合度測試

19. 用糖精測試呼吸防護具之密合度，此方式稱為：
    (A) 正壓檢點
    (B) 負壓檢點
    (C) 定量密合度測試
    (D) 定性密合度測試

20. 用香蕉油測試呼吸防護具之密合度，此方式稱為：
    (A) 正壓檢點
    (B) 負壓檢點
    (C) 定量密合度測試
    (D) 定性密合度測試

21. 下列何種密合度測試最為科學、精確：
    (A) 正壓檢點
    (B) 負壓檢點

(C) 定量密合度測試

(D) 定性密合度測試

22. 在職勞工從事特別危害健康作業，應多久實施特殊健康檢查1次：

(A) 1年 　　　　　(B) 2年

(C) 3年 　　　　　(D) 4年

23. 特殊健康檢查或健康追蹤檢查結果，部分或全部項目異常，經醫師綜合判定為異常，而與工作無關者，屬哪個健康管理分級：

(A) 第1級 　　　　(B) 第2級

(C) 第3級 　　　　(D) 第4級健康管理

24. 特殊健康檢查或健康追蹤檢查結果，部分或全部項目異常，經醫師綜合判定為異常，且與工作有關者，屬哪個健康管理分級：

(A) 第1級 　　　　(B) 第2級

(C) 第3級 　　　　(D) 第4級健康管理

25. 特殊健康檢查或健康追蹤檢查結果，部分或全部項目異常，經醫師綜合判定為異常，而無法確定此異常與工作之相關性，應進一步請職業醫學科專科醫師評估者，屬哪個健康管理分級：

(A) 第1級 　　　　(B) 第2級

(C) 第3級 　　　　(D) 第4級健康管理

26. 特殊健康檢查或健康追蹤檢查結果，全部項目正常，或部分項目異常，而經醫師綜合判定為無異常者屬哪個健康管理分級：

(A) 第1級 　　　　(B) 第2級

(C) 第3級 　　　　(D) 第4級健康管理

27. 操作RG2微生物時，發現所含病原微生物總量極高，應在哪種BSL實驗室進行操作：

(A) BSL1 　　　　(B) BSL2

(C) BSL3 　　　　(D) BSL4

28. 為落實各實驗室生物安全之自主管理，凡設置單位規模在多少人以上，應成立「生物安全委員會」，負生物安全管理及督導之職責：

(A) 1人 　　　　　(B) 5人

(C) 10人 　　　　(D) 100人

29. 當設置單位人員未達五人者，得設置生物安全專責人員代替「生物安全委員會」，前述生物安全專責人員應接受至少多少小時生物安全課程訓練：

(A) 1小時 　　　　(B) 4小時

(C) 8小時 　　　　(D) 16小時

30. 哪種BSL實驗室嚴禁個人單獨於實驗室內工作：

(A) BSL1 　　　　(B) BSL2

(C) BSL3 　　　　(D) BSL4

十一、解答

1. (A)	2. (A)	3. (B)	4. (C)	5. (D)
6. (A)	7. (C)	8. (D)	9. (C)	10. (B)
11. (C)	12. (D)	13. (D)	14. (A)	15. (C)
16. (D)	17. (A)	18. (B)	19. (D)	20. (D)
21. (C)	22. (A)	23. (B)	24. (D)	25. (C)
26. (A)	27. (C)	28. (B)	29. (C)	30. (D)

第五章　實驗室資訊管理

許焜泰

内容大綱

1. 實驗室資訊管理系統簡介
2. 實驗室資訊管理系統架構與作業流程
3. 實驗室資訊管理系統分類及功能
4. 實驗室資訊管理系統效益目標
5. 實驗室資訊管理系統優缺點
6. 實驗室資訊管理系統的選擇
7. 實驗室資訊管理系統之未來發展趨勢

學習目標

1. 了解實驗室資訊管理系統架構與作業流程
2. 了解實驗室資訊管理系統分類及功能
3. 了解實驗室資訊管理系統效益目標
4. 了解實驗室資訊管理系統優缺點及選擇

一、實驗室資訊管理系統簡介

實驗室資訊管理系統（Laboratory Information Management Systems, LIMS）就是以電腦化系統來支援實驗室資料處理及實驗室部門管理的各種基本功能。由於電腦資訊科技的快速成長進步及電腦資訊相關設備的成本大幅下降再加上檢驗儀器的自動化與集中化，所以在檢驗儀器與電腦整合後就可以來儲存與發送檢驗結果，快速處理大量的資料以提升工作效率，減少檢驗項目之間的對應錯誤，縮短發報告時間，而降低實驗室檢驗報告的錯誤百分比及提升臨床醫療服務品質，同時也可以協助分析原始資料、監控檢驗品質及工作流程、控管庫存和評估實驗室產值等所需要的資訊[4]。

實驗室資訊管理系統（LIMS）與醫院中其他系統最大的不同是在於它含有大量數據資料，這些數據資料不只包含整數和小數點，還有數值比例、數值範圍、陽性／陰性及文字等不同報告類型。這些報告主要是呈現給醫院的醫生、護士及其他醫療人員作為臨床診斷處置的參考，同時這些報告資料也可以加以統計分析後變成有用的資訊作為研究使用[12]。

實驗室資訊管理系統（LIMS）資料主要來源門診、急診及住院醫囑系統所開立檢驗單資料，檢驗完成後檢驗報告也會提供給醫療人員做查詢列印使用，所以具有資訊共享的特性。因此可與批價掛號作業系統、門診作業系統、急診作業系統、住院作業系統、護理資訊系統（Nursing Information Systems, NIS）、檢查報告系統（Report Information System, RIS）及醫學影像系統（Picture Archiving and Communication System, PACS）等其他醫療作業系統相互連結整合而成為醫療資訊系統（Hospital Information Systems, HIS），所以此 LIMS 在醫院醫療資訊系統是屬於一子系統的角色[4]。

二、實驗室資訊管理系統架構與作業流程

實驗室資訊管理系統（LIMS）架構（圖 5-1）包含有硬體及軟體兩個部分，硬體所指的是建置 LIMS 時所需的的硬體設備（裝置）包含有：1. 伺服器（Server）：儲存所有實驗室資料的地方。2. 工作站電腦：為確認發送檢驗報告結果，也可以與檢驗儀器設備連接接收儀器所發檢驗結果。3. 印表機：將檢驗報告結果列印出來。4. 條碼機：是將報到確認後上機檢體編號以條碼方式列印出來。5. 電腦網路：主要功能將工作站電腦與 LIMS 伺服器及醫療資訊系統（HIS）連接起來可以資料互通。6. 其他相關周邊設備例如：電腦螢幕、滑鼠、條碼掃描器、無線射頻辨識系統（Radio Frequency Identification, RFID）等。軟體除安裝於工作站電腦上發檢驗報告與檢驗儀器連線所使用系統外也包含工作站電腦上作業系統及安裝於伺服器上資料庫系統。

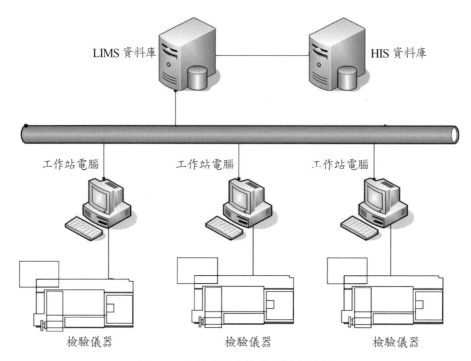

圖 5-1 實驗室資訊管理系統架構圖

【急件】【生化申請單】　　　　請至一樓檢驗科　　　　　單號:09970696B1
姓名:　　　　病歷號:(　　　　　　男 年齡:056y/ 9m(0471010) 身份:健保
申請單位:2105/ 62/腸胃內科 醫囑醫師:　　　　　　　開單日期:1040729 15:45:16
檢體類別:Serum;Plasma採檢容器:綠頭管　　　使用抗生素:無
診斷:53390 Peptic ulcer, site unspecified, unspecifie 醫令執行日:1040729

L 09025C　S-GOT/AST
L 09026C　S-GPT/ALT
L 09029C　Billirubin total

檢體量: 5ML 報告者:　　簽收者:　　　採檢量　採檢時間:____時____分
檢驗單位:生化

圖 5-2 檢驗單範例

實驗室作業流程包含有一般檢驗及血庫作業流程，實驗室資訊管理系統（LIMS）的資料來源主要為急診、門診及住院醫囑系統所開立檢驗項目[13]。一般檢驗作業流程如下（圖 5-3）：

1. 檢驗單開立：醫師透過醫囑系統開立檢驗申請單（圖 5-2）並交由病患拿至檢驗櫃檯報到。

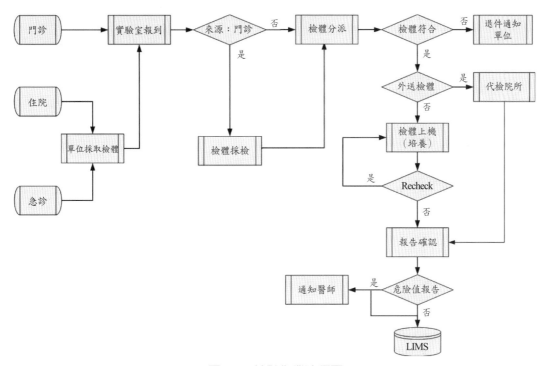

圖 5-3　檢驗作業流程圖

2. 病患報到辨識：病患至檢驗櫃檯報到時，可使用自動報到機與 LIMS 系統連結讀取病患及檢驗項目等資料進行報到確認，並產生抽血號碼單等待叫號，也可搭配自動備管機依據報到確認檢驗項目自動產生條碼並黏貼試管上完成備管動作。或是由實驗室人員將檢驗申請單上申請單號輸入 LIMS 系統，取得病患病歷號、姓名、性別等基本資料再與健保卡上病患基本資料核對，核對無誤後進行報到簽收的動作。簽收完成後會將簽收檢驗項目產生上機檢驗號碼，並由條碼機列印該上機條碼黏貼至試管上。

3. 檢體採檢：門診患者則會等候叫號至抽血櫃檯進行檢體採檢，如為急診或住院急作病患則由護理人代為執行檢體採檢，檢體採檢時可使用無線射頻辨識系統（RFID）及條碼（例如：QR Code 等）等方式辨識核對病患資料以提升病人安全，完成檢體採檢後再將檢體送至實驗室進行檢體簽收。一般住院病患明日晨抽檢驗可以統一由實驗室列印採檢清單，完成檢驗單簽收及試管條碼黏貼，再由醫檢師依據採檢清單至病房進行檢體採檢，節省護理人員將檢驗單送至實驗室時間。

4. 檢體收件分派及退件：採檢人員依據申請單檢驗項目將檢體裝入各類檢驗試管內，並分派至各操作地點，例如：生化組、血液組、血清組、細菌室等。若檢體不符合標準例如：溶血、凝固（Clot）等因素，會退件通知至原單位。

5. 檢體上機：醫檢師將有黏貼簽收條碼檢體試管送入指定檢驗儀器，檢驗儀器可分為電腦自動執行或人工操作部分。電腦自動執行可透過檢驗儀器與 LIMS 連線，由 LIMS 將檢驗儀器所查詢的檢體編號檢驗項目傳送至檢驗儀器進行檢驗，完成檢驗後再由儀器將檢驗結果回傳至 LIMS。由人工進行檢驗作業部分，待人工檢驗完成後再將檢驗結果輸入 LIMS 內。

6. 報告確認發送與列印：經由檢驗儀器傳輸或人工輸入檢驗結果，在報告發送前，皆須經由醫檢師確認後才可以傳送至前端供醫療人員查詢。在報告確認中 LIMS 也會提供相關資料輸入驗證（Validity Checks）的功能，例如：危險值、差異比對（Delta Check）及高低值界限值檢查（Low High Limit Check）等

提示。所有報告結果在經過確認儲存至 LIMS 資料庫後，醫療人員可透過醫療資訊系統（HIS）查詢及列印出檢驗報告。

7. 檢驗儀器品質檢查（Quality Check, QC）：每日透過儀器連線可以將儀器 QC DATA 傳輸至 LIMS 資料庫中，並繪製製作出 QC 統計分析圖表，讓實驗室人員可以即時了解檢驗儀器品質情況，以維持檢驗品質水準。

血庫作業流程如下（圖 5-4）：

1. 血袋入庫：血袋來源為各地區捐血中心及病患自體貯血，所以血袋須先入庫管理，待需使用時再行出庫動作。

2. 輸備血單開立：醫師透過輸備血系統開立輸備血申請單並由護理人員替病患進行抽血，抽血完後將申請單及檢體拿至血庫報到。

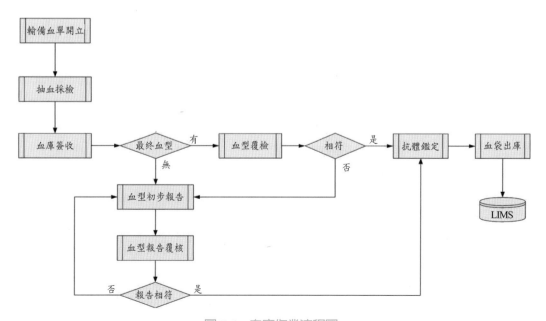

圖 5-4　血庫作業流程圖

3. 血型鑑定及抗體篩檢：血庫人員在收到申請單及檢體後，會進行病患血型鑑定及抗體篩檢作業。

4. 領血單開立：在血庫完成血型鑑定及抗體篩檢等備血作業後，申請單位會開立領血申請單送至血庫，讓血庫人員知道要領取血品及數量，做血袋出庫準備例如：血袋溶解、血袋回溫等動作。

5. 血袋出庫：血庫人員依據病患血型及輸備血單上所申請血品及數量完成血袋出庫準備，並通知護理人員領取血袋。護理人員領取血袋時會依據血庫所列印輸血記錄單進行患者基本資料、血型、血品、血袋號碼等資料進行核對簽章以達到病患輸血安全。

6. 輸血反應回報：輸血過程中病患如有輸血反應情形例如：發冷、發熱等症狀，護理人員會回報給血庫，血庫人員會將該病患輸血反應症狀輸入電腦內，並在輸備血系統內提示，以提升病患輸血安全。

三、實驗室資訊管理系統分類及功能

實驗室資訊管理系統（LIMS）依據實驗室部門組別可以區分為血液、鏡檢、生化、血清免疫、細菌、血庫等分類。所以 LIMS 為符合實驗室各部門組別其功能包含一般檢驗功能及血庫功能，一般檢驗功能如下：

1. 系統管理功能：包含密碼變更、登出入系統及印表機選擇設定等功能。

2. 使用者管理：可以針對實驗各組操作人員授予各別權限功能，以符合醫學實驗室認證規範要求，需要有可以針對實驗各組操作人員授予各別權限功能。

3. 檢驗代碼維護：由醫囑系統所開立檢驗項目，醫院為區隔為健保、自費或健檢等來源，在檢驗項目上可分別建立不同的批價代碼，但對實驗室而言這些檢驗項目所做的都為同一檢驗，所以實驗室可依據各檢驗項目設一檢驗代碼，並將醫令所開立不同檢驗項目批價碼對應至同一檢驗代碼，以便於實驗室在檢驗項目上可以統一設定管理。檢驗代碼設定內容包含有檢驗項目中英文報告名稱、報告單位、參考值、儀器名稱及報告分類（例如：血液、生化等）等功能（圖 5-5），同時也因應實驗室認證管理要求提供認證通過的標示供醫師判讀檢驗結果參考。

4. 檢體類別維護：由於檢體來源非常多種包含有血液（Blood、Serum）、尿液（Urine）、糞便（Stool）等檢體別，所以此功能可以讓實驗室人員在有新檢體來源可以新增至 LIMS 內供檢驗報告使用。同時也可與檢驗代碼做對應設定，使發檢驗報告時可直接帶報告結果內避免發報告人員輸入或點選錯誤。

5. 資料輸入驗證（Validity Checks）：包含有危險值、差異比對（Delta Check）值及高低值界限值檢查（Low High Limit Check）值等設定功能。主要是將不符合資料驗證規則之異常報告結果，在發報告時以訊息提示方式告知發報告人員

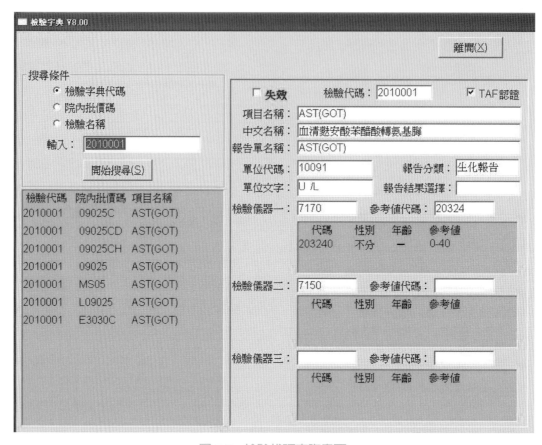

圖 5-5　檢驗代碼查詢畫面

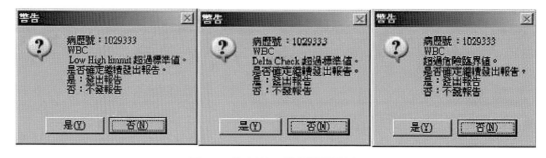

圖 5-6　資料輸入驗證提示訊息

（圖 5-6），讓報告人員對於報告結果重新審視（Recheck）或處理。

6. 簽收確認及條碼化：是將醫囑系統所開立檢驗項目進行簽收確認動作並產生簽收條碼（圖 5-7），在實驗室自動化上

將簽收號碼條碼化是非常重要的步驟，檢驗儀器可以掃描簽收條碼後快速正確得到檢驗項目，發報告人員可以掃描此簽收條碼來發報告，以減少人員資料輸入的錯誤。同時簽收報到畫面也會呈現

圖 5-7　檢驗條碼

退件原因	數量
檢體溶血	35
檢體凝固	11
7-3班抽血時,人不在	10
檢體量不合標準(太多或不足)	10
其他：抽不到	8
取消簽收(非異常送檢)	8
Recheck Date	5

床號	病歷號	SID	開單日期	退件者	Order No	簽收日期	退件日期時間	原因	被通知者一日期
A503-1	C 1	1741302	1040601		09836587A6	1040601	1040601 16:12:23	檢體溶血	
A503-1	C 1	1741303	1040601		09836552B1	1040601	1040601 16:12:23	檢體溶血	
A352-1	C 2	1741120	1040601		09836129B1	1040601	1040601 14:52:08	檢體溶血	
109939	4 1	1740785	1040601		09835819B1	1040601	1040601 12:08:44	檢體溶血	
109939	4 1	1740784	1040601		09835820A6	1040601	1040601 12:08:44	檢體溶血	
A509-2	C 0	1740778	1040601		09835725B1	1040601	1040601 12:08:59	檢體溶血	
A359-3	1 5	1741203	1040601		09836371B1	1040601	1040601 15:33:12	檢體溶血	
A359-3	1 5	1741203	1040601		09836371B1		1040601 15:33:12	檢體溶血	
A362	1 5	1740588	1040601		09835448B1	1040601	1040601 11:09:53	檢體溶血	
211116	C 7	1743075	1040508		09778475B1	1040602	1040602 11:31:21	檢體溶血	
A701-2	C 4	1743639	1040602		09838705A6	1040602	1040602 13:31:12	檢體溶血	
10999	C 5	1742218	1040602		09837775B1	1040602	1040602 01:41:06	檢體溶血	
10999	C 5	1742219	1040602		09837776BZ	1040602	1040602 01:41:29	檢體溶血	
A701-2	C 4	1743640	1040602		09838706B1	1040602	1040602 13:11:24	檢體溶血	
MI11	C 3	1743626	1040602		09838904A6	1040602	1040602 13:11:37	檢體溶血	
109926	C 1	1743143	1040602		09838228B1	1040602	1040602 10:47:21	檢體溶血	
A701-3	C 2	1749209	1040604		09845773B1	1040604	1040604 17:35:28	檢體溶血	
1099100	C 4	1747206	1040603		09843351BZ	1040604	1040604 00:17:17	檢體溶血	
1099100	C 4	1747205	1040603		09843350B1	1040604	1040604 00:17:17	檢體溶血	

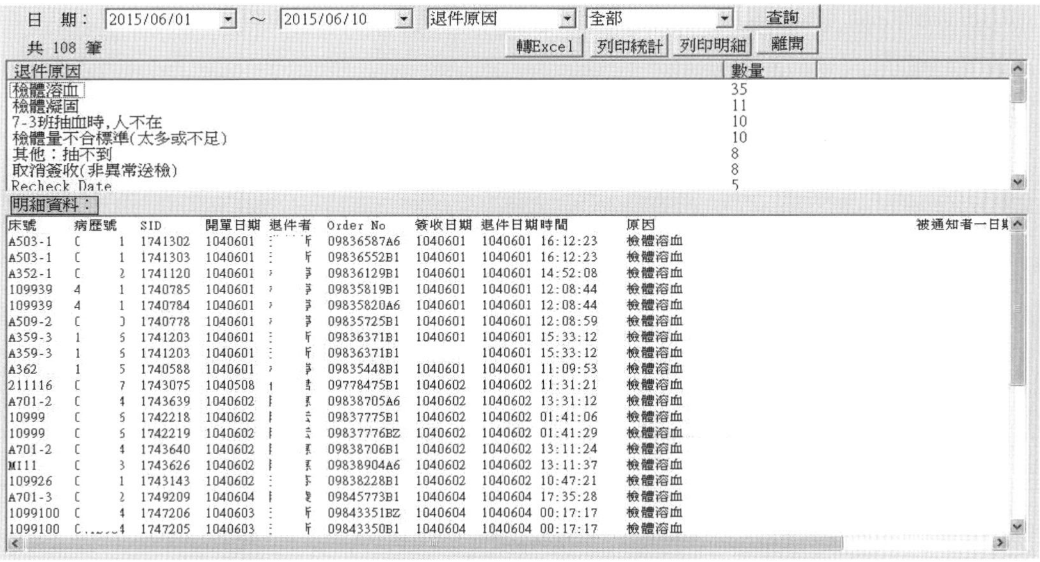

圖 5-8　退件統計畫面

病患病歷號、姓名、性別等基本資料以便進行身分資料核對。醫事人員也可以依此簽收確認資料來做為健保申報的依據。

7. 檢體退件：檢體退件的原因包含有溶血、凝固（Clot）、檢體量不符及採檢容器不符等原因（圖 5-8），所以能詳細記錄檢體退件原因並加以統計分析，對於檢驗品質、報告時效及病患安全都可以大大提升。

8. 檢體管理：實驗室每日所收到的檢體數量非常多且分散於各部門（組別），所以能有效管理及快速登錄查詢到檢體位置，對於工作效率提升上會有很大的幫助，檢體管理畫面如圖 5-9 所示。

9. 報告確認及列印：檢驗報告結果來源包含有儀器傳輸及人工作業輸入兩種，所有報告結果在登錄為正式報告結果前都必須由報告醫檢師確認無誤後才可以將報告發出成為正式報告供臨床醫療人員

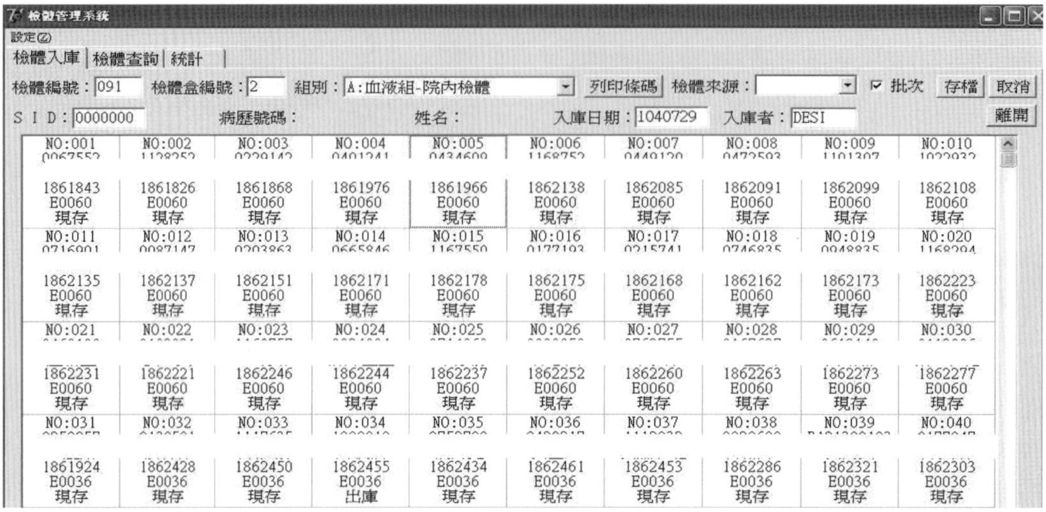

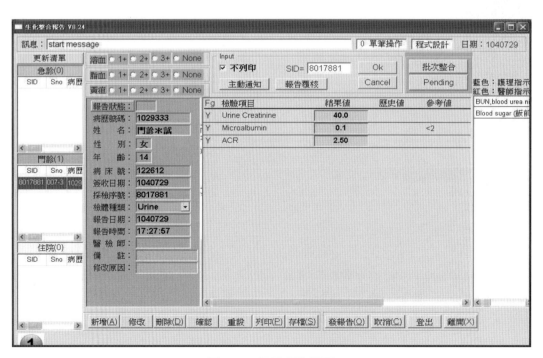

圖 5-9　檢體管理畫面

圖 5-10　檢驗報告畫面

查詢，報告確認如圖 5-10 所示。檢驗報告列印可以提供病歷室黏貼紙張報告於病歷上。

10. 簡訊傳呼：對於修改報告及超過危險值檢驗報告項目及結果或細菌培養為陽性且屬於法定傳染病通報項目時，可與通訊設備結合即時將報告結果通知傳送至醫師端，讓醫師對於病患狀

況可以立即處理處置,簡訊傳呼畫面
(圖 5-11)。

11. 報告覆核:由人工所輸入報告結果報
告,為避免人為疏忽造成報告結果輸

入錯誤,所以由第一位報告人員將報
告結果輸入後,再由第二位報告人員
進行報告覆核(如圖 5-12 所示),報
告覆核無後才可以將報告發出以求報

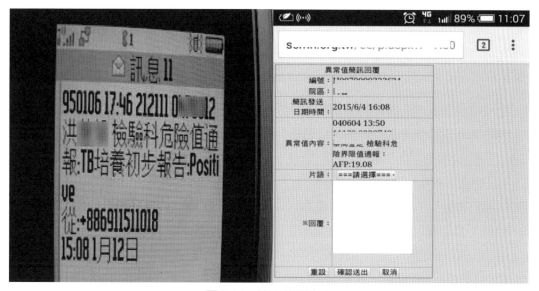

圖 5-11　簡訊傳呼畫面

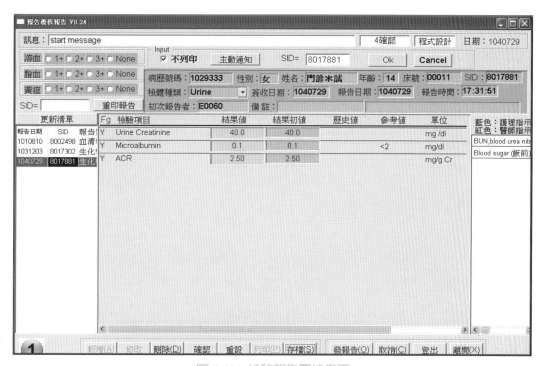

圖 5-12　檢驗報告覆核畫面

告正確性。

12. 電子簽章：在衛福部電子病歷政策推動下，檢驗報告可透過醫事人員卡對檢驗報告加以簽署，其效力與簽章紙本報告相同。電子病歷會詳實記載所有報告修改歷程，所以電子病歷具有資料安全性、方便、易用性、整合性及永久性等特性。

13. 已確認未發報告查詢：可以即時查詢到已確認未發報告檢驗申請單明細，避免報告漏發或未執行，而造成醫護人員及病患的困擾，同時也可以提升報告時效。

14. 報告修改查詢：檢驗報告的準確為實驗室主要品質目標，不但可以提昇實驗室服務品質也可以提升病患安全[9]。所以報告修改查詢功能（圖 5-13）不僅可以呈現報告修改前後值及時間，並加以分析報告修改原因及修改

率，來提升報告準確率。對於檢驗報告修改結果必須第一時間將報告修改結果通知醫師（例如：簡訊傳呼等功能），以維護病人安全。

15. 報告時效統計：主要是將病患報到確認、檢體採檢、檢體上機及報告確認發出所有時間整合統計（圖 5-14），以了解檢驗時效是否符合品質標準。並提供時效異常明細以了解分析時效延遲原因並加以改善，以提升檢驗服務品質。

16. 儀器連線：自動化檢驗儀器通常會經由 RS232 及 TCPIP 介面與實驗室電腦連線，透過相同通訊協定（Protocol），互相溝通及資料傳輸。儀器連線方式有下列三種[4]：

(1) 單向連線（Uni-direction）：儀器只能將檢驗結果傳輸至 LIMS 系統，並無接收檢驗項目醫令功能，所以

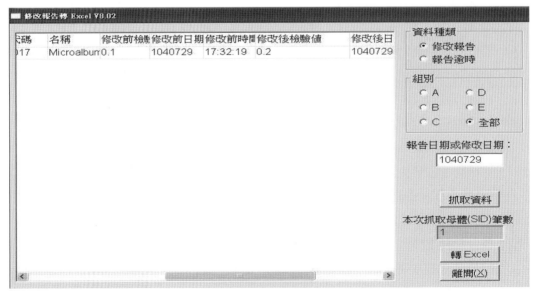

圖 5-13　報告修改查詢畫面

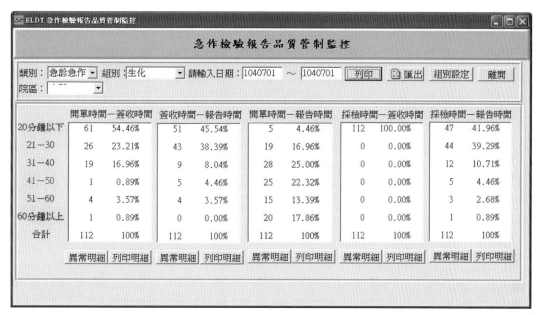

圖 5-14　報告時效統計畫面

醫檢師必須在儀器上先掃描檢體條碼後輸入檢驗項目讓儀器開始操作該檢驗。此連線方式缺點為如操作人給錯檢驗項目會造成檢驗結果的錯誤、報告延遲及試劑的浪費增加成本。

(2) 雙向連線（Bi-direction）：醫檢師將檢體放入儀器後，儀器會自動掃描檢體條碼，並將檢體條碼傳輸至 LIMS 系統，LIMS 系統再將該檢體條碼相關檢驗項目回傳至儀器端，讓儀器開始操作該檢驗。儀器執行完檢驗後會將檢驗結果自動傳輸至 LIMS 系統。此連線方式優點為降低人為錯誤和提高工作效率。

(3) 醫令自動上傳：儀器端電腦具有伺服器的功能，可以接收儲存 LIMS 所上傳檢驗醫令，所以此連線方式

為儀器端在讀取到檢體條碼時並不會至 LIMS 端請求檢驗醫令，而是至儀器端電腦查詢是否該讀取條碼醫令，因此 LIMS 就必須隨時將新的檢驗醫令上傳至儀器端電腦，儀器執行完檢驗後將檢驗結果自動傳輸至 LIMS 系統。

17. 儀器品質管理：每日透過儀器連線將儀器 QC DATA 傳輸至 LIMS 資料庫中，為維持 QC DATA 的真實性儀器連線傳輸資料是不行更改，未儀器連線 QC 項目也可以透過人工輸入方式將 QC DATA 輸入至 LIMS 資料庫中，對於不符合標準 QC DATA 也會以訊息方式告知，讓 QC 人員可以及時處裡，並且由電腦繪製製作出 QC 統計分析圖表（圖 5-15），讓實驗室人員可以隨時了解檢驗儀器品質情況，以維持

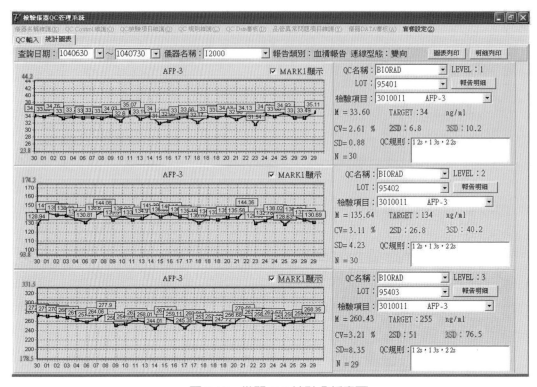

圖 5-15　儀器 QC 統計分析畫面

檢驗品質水準。

18. 庫存管理：實驗室試劑耗材種類眾多、包裝規格複雜，所以以人工做到完整的庫存管理與紀錄是非常的困難及耗費人力。實驗室所操作各項檢驗所需試劑供應品都需有其庫存，庫存量不足會造成缺料停工及檢驗報告延遲；庫存量過多則增加採購成本，占用實驗室儲存空間，甚至導致過期報廢之損失[7]。在醫學實驗室認證規範 ISO 15189 條文中對於實驗室應建立試劑與耗材的庫存管制系統及對檢驗的性能有關的每項試劑與耗材，應維持其紀錄，均有詳細的規範。所以庫存管理功能有：(1) 料品基本資料設定

（包含料品代碼、料品名稱、包裝、規格及供應商等資訊）、(2) 出入庫作業、(3) 料品查詢、(4) 安全庫存量查詢、(5) 平行測試。

19. 委外代檢登錄：實驗室未自行檢驗項目會外送至專業醫事檢驗所及醫學中心進行檢驗。所以委外代檢登錄資料包含有外送日期時間、外送時效、外送廠商及外送項目設定等功能，能讓前端簽收系統可以判斷為外送檢驗項目時自動將資料轉入委外代檢明細，減少人員再次輸入資料時間及錯誤。

血庫功能如下：

1. 血袋管理：血袋來源為各地區捐血中心及病患自體貯血，所以血袋管理包含有

血袋入庫、回收、報廢、轉出及用血回報等功能。

2. 血型判讀：將血型判讀邏輯導入電腦內，讓電腦取代人工判讀避免人為判讀錯誤，造成輸血錯誤而危及病患安全甚至造成病患的死亡，血型判讀畫面（圖5-16）。

3. 輸備血作業：輸備血作業主要是呈現病患病歷號碼、姓名、血型、輸血原因、輸血反應、血品、數量及相關檢驗數據等資料以做為備血依據，其功能包含有備血簽收、領血簽收、抗體篩檢結果輸入、血品轉換及血袋出庫等功能。

4. 血袋出庫及計價：血袋出庫時會有血型、血品及血袋使用期限等查核提示功能，以避免血袋出庫錯誤。血袋出庫後也會列印輸血記錄單，上面包含有患者基本資料、血型、血品、血袋號碼等資訊，以便領血人員進行核對。由於輸備血具有備而不用或申請數量必須用完等特性，所以輸備血及血袋相關計價大都在血袋出庫後再寫入帳款資料內，以避免漏帳及作為健保申報使用。

5. 工作時效統計：是將輸備血申請單及檢體到達血庫簽收時間、領血簽收時間及血袋出庫時間整合統計，以了解作業時效是否符合品質標準。

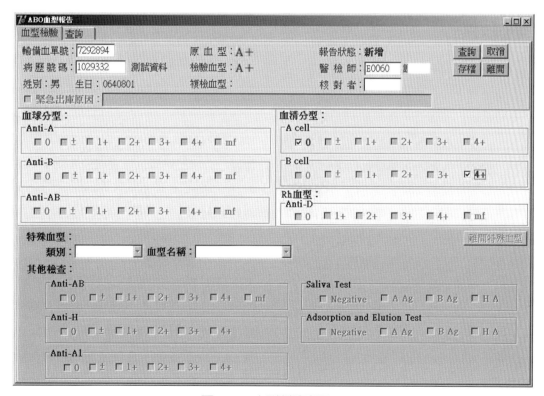

圖 5-16　血型判讀畫面

四、實驗室資訊管理系統效益目標

實驗室資訊管理系統（LIMS）的效益目標，可分為實驗室內部工作和對外支援醫院醫療資訊系統（HIS）兩方面來看。在實驗室方面對醫檢師而言，LIMS是使用電腦來連接分析儀器、追蹤檢體、儲存、列印及查詢檢驗結果報告的作業系統。對實驗室部門主管而言，LIMS是管理監控、工作規劃與查核檢驗時效品質的工具。對外就醫療人員而言，LIMS可以快速無誤地將病患的檢驗報告告知醫療人員，讓病患得到快速正確的照顧處置，提升病床的利用率，減少醫療糾紛，提升醫療服務品質[4]。所以LIMS需具備下列期望效益：

1. 檢驗品質：與檢驗儀器連線自動化後，可避免病患、檢體及檢驗結果配對抄寫計算錯誤、降低人為誤差。經由資料輸入驗證（Validity Checks）的功能、資料異動紀錄、實驗室品質管制等相關步驟，加強實驗室資料之完整性。由電腦驗證比對報告品管，避免報告有偏差，提升檢驗品質。

2. 報告時效：檢驗儀器與電腦連線自動化後可以快速正確傳輸報告結果給醫檢師發報告，縮短等待檢驗報告時間，提高工作效率，當醫療人員需要病患臨床檢驗報告時能快速即時獲得來提高醫療人員滿意度。

3. 即時性：檢驗報告結果資訊化後醫療人員透過電腦可以隨時查詢取得，來作為醫療決策參考，減少電話人工查詢的工作。

4. 資訊共享：在與醫療資訊系統（HIS）內醫囑及護理資訊等系統連接整合後，使資訊可以雙向流通，多工查詢，達到資訊共享目的。

5. 降低成本：使用統計報表或圖表等資訊來提供實驗是管理者，做為決策之參考與應用，以便於善加運用規劃人力、物力資源及對未來事件之預測，以降低人工、物料及管理成本。

6. 提升產值：經由檢驗作業自動化、電腦化及資訊化來整合工作流程，並以標準統一的方式來進行檢驗分析工作，促使檢驗作業標準化，減少重複性工作或重複檢驗之次數，增加可運用的人力來做更多的事情，以大幅提高生產力。

五、實驗室資訊管理系統優缺點

實驗室資訊管理系統（LIMS）即是在協助實驗室檢驗工作流程的管理，是屬於作業流程支援系統（Workflow Support System, WSS），是將檢驗人員工作流程予以自動化的一個應用系統。所以具有下列特色：1. 電腦化作業：讓實驗室人員在電腦環境中執行作業，並且追蹤作業中檢體、文件與檢驗的執行現況，以提升檢驗作業流程協同及管理績效。2. 協同支援作業：LIMS不僅處理實驗室部門內的檢驗前、中、後不同階段的事務也支援醫院內醫療團隊，因為它具備資訊的分享、溝通及協調合作功能。3. 作業流程處理的支

援：以自動化來縮短檢驗的完成時間，減少重複步驟。並將作業程序規則融入系統中，使作業流程更明確與一致化，以減少作業錯誤與不一致的情況，也可以減少紙張的使用以達到無紙化作業的目標[4]。

實驗室作業流程如此繁複，每天所產生的報告結果數據又是如此的龐大複雜，這樣的工作在資訊化處理後將節省很多的人力及物力。對實驗室而言具有下列的優缺點[11,12]。

優點：1. 減少重複性的工作，增加可運用的人力來提升檢驗工作效能。2. 自動化取代手工輸入檢驗結果、計算的錯誤，降低人為誤差。3. 可即時快速地得到正確性高的檢驗結果報告及相關統計資料。4. 經由報告結果之比對驗證、資料變更紀錄及實驗室品質管制等相關步驟，加強實驗室資料的完整性。5. 可準確複檢檢值，減少試劑浪費，降低檢驗試劑的庫存壓力。6. 透過查詢系統可即時確認檢體執行簽收、分析及報告結果時間以降低報告漏發的機率。7. 減少各醫療單位與實驗室之間的電話人工查詢報告次數，更有效率地利用實驗室資源，提升檢驗工作產量及檢驗品質。8. 透過電子病歷簽章機制以增加病歷記錄的完整性，確保病患資料安全，減少醫療糾紛。

缺點：1. 資訊化系統所需軟硬體採購、維修及備原系統均需要昂貴費用，同時資訊版本更新功能增加及設備功能提昇造成需再次採購相關產品，都會造成成本支出增加。2. 由於資訊系統操作複雜度提高，所以教育訓練可能多次及耗時會造成

相關成本支出的增加。3. 系統導入初期操作人員對於操作介面及步驟不熟悉容易造成報告時效的延遲。4. 實驗室人員對於電腦的過度依賴及快速的發報告，所以容易在檢驗過程中對於報告結果的警覺性降低及疏忽而造成發報告的錯誤。5. 人工作業操作熟悉度降低，所以在發生電腦或系統當機時容易造成人員無法即時發報告而耽誤患者就醫時間，因此實驗室需訂定電腦當機緊急應變計畫，並定時演練以讓人員熟悉人工操作流程及步驟以備不時之需。

六、實驗室資訊管理系統的選擇

實驗室資訊管理系統（LIMS）建置方式可分為醫院資訊單位自行開發、委外開發、外購套裝軟體等三種方式。因為 LIMS 需與醫療資訊系統（HIS）做整合互通，所以實驗室在評估選擇 LIMS 時，要先與醫院內資訊單位溝通討論，再來決定其建置方式是由院內自行開發，或外包委外給廠商開發建置，或選擇外購套裝軟體再修改[8]。

由醫院自行開優點為軟體開發成本較低，系統修改調整彈性大，不用擔心後續系統維護狀況，同時與醫療資訊系統（HIS）整合互通上比較不會問題，在資訊服務品質與使用者參與程度方面較優的表現。但也常因資訊人員與實驗室人員在溝通認知上的落差及對於實驗室作業流程不熟悉，往往造成程式開發完後導致差異過大而無法順利推行上線，所以資訊人員具有良好的溝通能力扮演非常重要的因

素。

委外廠商量身開發優點為醫院資訊單位人力的需求較低,主要是負責系統建置與整合時溝通協調角色,系統開發過程中與廠商為契約關係所以在建置上線時程上較能掌握。但所花費建置成本較高,再加上開發過程中由於需求的經常變更,委外開發廠商對於實驗室作業流程的不熟悉,容易造成程式開發上的困難及費用的追加甚至失敗,而且系統開發上線後每年的開發維護及修改費用也會造成實驗室成本上的增加。

外購套裝軟體優點為可以快速上線,但因實驗室部門各有不同的組織背景,所以外購套裝軟體真正可直接供個別實驗室使用的並不多,購買套裝軟體則因軟體供應商可修改空間小,所以導入不符實際作業的 LIMS 所產生的問題,比其所能解決的問題可能更多,事倍功半。

不論是採用那種方式建置實驗室資訊管理系統(LIMS),實驗室應評估資料及資訊服務是否符合臨床操作者所需及否符合實驗室需求,包含有:LIMS 版本規格,資訊系統操作上是否易學易用,與醫療資訊系統(HIS)整合互通方式,系統維護及修改售後服務內容及時效,教育訓練軟硬體更新相關成本,儲存資料增加時設備擴充可行性,備援系統方案及如何確保病患資訊隨時保密機制建立是否符合法規等。同時在財團法人全國認證基金會(Taiwan Accreditation Foundation, TAF)對醫學實驗室認證規範 ISO 15189 條文中對 LIMS 管理有明確規範要求:1. 在系統導入前對供應商提供系統功能進行驗收及驗證,並在實施前,對系統的任何變更授權及文件查證。驗收及驗證中可能包含與實驗室 LIMS 互相連結其他系統介面例如實驗室儀器設備、醫護囑系統、住出院系統及批價系統是否運作正常。2. 對於系統操作是否提供適當操作手冊文件給予授權人員以便於日常執行。3. 防止未授權人員進入系統及取得資料。4. 防止資料被竄改或遺失的保護措施。5. 在符合供應商規格環境下的操作,或在未具電腦化系統時,需提供保護人工記錄與轉錄準確性的條件。6. 確保數據及資訊完整性保存方式,與包括資訊系統故障時之紀錄及相對的問題矯正措施。7. 資料數據保存需符合國家或國際法規要求。8. 需要有可以針對實驗各組操作人員授予各別權限功能,例如血液組人員授權使用與血液相關資訊操作、報告輸入及修改權限,但對生化、血清、細菌等其他組別之報告系統僅授予查詢權限[11]。

七、實驗室資訊管理系統之未來發展趨勢

檢驗報告自動驗證(Autoverification)是指依據實驗室訂定的標準和邏輯來設計電腦演算法,電腦依據演算法及預設的狀況自動核發檢驗報告結果[6]。雖然目前大部分實驗室資訊管理系統(LIMS)均具有儀器連線傳輸報告結果的功能,但隨著檢驗業務量日益增加及醫檢師人力的短缺,單純的儀器連線資料傳輸已經無法提升檢驗報告的時效,其主要原因在於檢驗

報告需醫檢師逐筆人工閱覽驗證後才可以發出，既耗時又費力。為了改善此一現象檢驗報告自動驗證的導入，可以提升實驗室檢驗報告時效、降低錯誤率及提升臨床醫療服務品質。

實驗室資訊管理系統（LIMS）資料庫裡所儲存的是龐大的病患檢驗及檢驗品質相關資料，所以在這資訊大數據（Big Data）發展的時代裡如何運用相關資訊分析技術例如：資料探勘（Data mining）技術下決策樹（Decision tree）、邏輯斯迴歸（Simple logistic regression）等分析方法將LIMS資料庫裡所儲存龐大資料，轉換成有用的資訊，來提升工作效率、服務品質及病患安全，甚至預測未來。

所以實驗室資訊管理系統（LIMS）已經不只是在單純接收檢驗儀器所傳送報告結果來發報告及列印統計報表的功能而已，必須要包含有決策支援系統（Decision supporting system, DSS）[3]及即時品管監測功能，以提供實驗室管理者做為決策的依據，同時隨著檢驗設備儀器自動化技術的進步，如何將檢驗工作操作流程中的檢驗前、檢驗中、檢驗後的許多程序步驟上串接起來讓實驗室程序步驟全自動化（Total Laboratory. Automation, TLA）[10]，也都是必須要依靠LIMS在整個資料傳遞交換上的整合。

八、參考文獻

1. Tagger B. An introduction and guide to successfully implementing a LIMS (laboratory information management system). Aberystwyth: University of Wales. Available from: http://www.cs.ucl.ac.uk/staff/B.Tagger/LimsPaper.pdf [accessed 1 February 2012]

2. 蔡易章。實驗室資訊管理系統。衛生月刊1990；25-30。

3. 王振權。LIS-愛恨交織的夥伴──淺談品保於實驗室資訊系統之運用。醫檢會報2005；60-65。

4. 高智雄。檢驗資訊系統技術層面之探討。醫檢會報2005；74-92。

5. 吳振龍、紀櫻珍、郭芳礎、趙淑貞、許朝程。臨床檢驗自動化作業系統之建置與效益。北市醫學雜誌2005；2(11)：982-9。

6. 顏瓊姿、劉建財、關宗熙。數值型檢驗報告自動驗證判斷準則參數之研究。醫療資訊雜誌2008；17(4)：11-24。

7. 高智雄、劉娟君。e化適配臨床實驗室的庫存管理系統。醫檢會報2008；1-9。

8. 高智雄。影響檢驗資訊系統績效之關鍵因素。醫務管理期刊2009；10(4)：268-88。

9. 張琬鈴、廖甄齡、魏秋芳、黃怡彰。以品管圈活動降低檢驗報告結果更改率。醫檢會報2009；16-22。

10. 李佳紋。認識全實驗室自動化整合系統。中山醫訊2011；46(7)：16-17。

11. 陳政志、孫俊仁。實驗室資訊管理系統簡介。醫檢會報2012；27(3)：142-6。

12. 張慧朗等著、李友專等校閱。醫學資訊

管理學。華杏2013，253-367。

13.吳仁和、陳翰容、沈德村、洪誌隆、林麗敏。醫療資訊管理。智勝2013，303-14。

九、學習評估

1. 何謂實驗室資訊管理系統及架構試簡述之。

2. 在實驗室資訊管理系統中，試簡述其作業流程。

3. 在實驗室資訊管理系統中，試簡述其功能為何。

4. 試簡述實驗室資訊管理系統之優缺點。

5. 試簡述實驗室資訊管理系統之選擇方式。

第六章　實驗室設計及空間管理

高照村

內容大綱

1. **簡介**
2. **臨床實驗室設計與效率之間的關係**
3. **影響臨床實驗室設計之因素**
4. **實驗室設計之過程**
5. **實驗室空間管理**
6. **範例**

學習目標

1. 了解臨床實驗室設計與效率之間的關係
2. 了解影響臨床實驗室設計之因素
3. 了解臨床與實驗室標準協會所訂定有關臨床實驗室設計的規範
4. 了解實驗室設計之過程
5. 了解實驗室空間如何管理

一、簡介

　　臨床實驗室是藉由病人所採集的檢體，利用相關的檢測方法來產生檢驗數據，進而提供給醫療人員，來做為醫師對病人診斷與後續處置之參考。因此檢驗結果的正確性與時效性將會影響到病人接受醫療照護之成效。而執行檢驗之場所其設計，因會影響檢體運送與檢驗的操作，故其擺設的適當與否，會影響工作人員的安全與舒適度進而影響檢驗的進行、結果的產出與出錯的機率，最終影響到醫師對病人診斷時間以及病人接受後續處置之時效。

　　臨床實驗室的設計需要考量到其靈活性、安全性、對環境的優質度以及具有節約成本的概念。由於醫學檢驗日新月異，檢驗項目不斷在推陳出新，儀器設備也時時在更新，病人檢體量也常隨著時間而增加，所以臨床實驗室的設計需具有靈活性，以應對其變化。臨床實驗室內不管是在硬體或軟體方面，對於在其內工作的人員具有的安全威脅。在硬體方面包括電氣消防動線等，而軟體方面則有生物與化學等潛在危害，在有安全顧慮的環境下工作，員工將無法安心的來執行檢驗工作。因此設計一處高品質的環境將能令員工安心，而使在工作中能全力以赴，減少發生錯誤的機會。在符合上述的要求下，如能降低成本，則更具競爭力。因此要設計出一個好的臨床實驗室是具有挑戰性的工作。

二、臨床實驗室設計與效率之間的關係

　　臨床實驗室傳統上皆是執行所謂定性或定量的分析，經過適當的流程，再依據品質的監控以達到可靠結果的產出。分析的檢體不管是來自機構本身抑或由外部其他單位送達，皆需依一定的品管程序，由特定的容器採集，再依適當的輸送方法與路線，及時送達實驗室。實驗室人員收到後確認檢體無誤簽收，並做處理後進而分析以產生數據，而分析的方法不管是手工或儀器分析，最後皆需經過品管的查證，始得將檢驗結果依據人工或資訊系統傳遞給使用者，以供後續處置參考。一個好的實驗室的設計應該包括：符合法規、縮短收件到發報告的時間、降低成本、節省能源與具有靈活性。

　　一所較完整的臨床實驗室內容可能包括多種分科，有臨床生化、臨床血液、臨床血清免疫、臨床細菌、臨床病毒、臨床鏡檢、臨床生理、血庫與分子診斷等檢驗單位。如果每一分科位置，能依據檢體量與其種類來安排，則將有利於檢體的輸送，可縮短輸送的時間，報告也能及時的產生，如此可提高實驗室的效率。否則不只浪費時間，也會造成工作人員有過多的活動，而降低工作效率，增加出錯的機會。

　　檢驗流程可分為檢驗前、檢驗中與檢驗後三個過程，有研究指出影響檢驗報告產生時間最鉅者為檢驗前與檢驗後兩個過程[1]。因此如何改善已成為許多實驗室的

首要目標,而實驗室的設計扮演相當重要的角色。

三、影響臨床實驗室設計之因素

臨床實驗室設計可能起於新成立的單位,或是原來就有的實驗室因為業務量增加無法再順利進行,而有更新或重建的需求而設計。兩者考量雖有不同,但影響的因素大同小異。

(一) 空間的需求

不同等級的臨床實驗室其空間大小需求也不同,規模大的實驗室空間的需求一般會大於小規模實驗室,而將執行檢驗的方式也會影響所需空間的大小。一所多功能的臨床實驗室因為有多種分科,所以空間的規劃會比較大。而如果又具有教學功能的單位,則應再考慮所需額外的教學空間。整體的工作量,工作量大則所需空間也會酌量增加,特別是在執行手工檢驗的科室,但是在自動化檢驗的區域有時並不一定成正比,因為現在自動化儀器設備,可以由少數人執行大量的檢驗工作。工作人數,人數多的單位,其所需空間會大於工作人數少的單位,而這裡所謂的人數是指同一工作時間內,執行檢驗的人數,而非全部的人數,特別是有輪班的單位。實驗室所提供服務內容的種類與複雜度也會影響到所需空間的大小,服務內容的種類多,意味所需設備多,而服務內容比較複雜,則可能需要較多或較大的儀器設備,因此空間的需求也會增加。設備數量,儀器設備數量多,則會需要較大的空間來容納。自動化程度高的儀器所需的空間也大於簡單型儀器對空間的需求量。

各分科所需的空間大小則依性質不同而異,早期的規劃可能分散於各個不同房間,此對於未來的發展會產生不利的影響。但現在因為科技的進步,分析儀器功能的增強,有朝向以開放式的空間規劃的趨勢,將檢驗項目整合,將性質相同的科室規劃在一起。以此概念則生化、血清免疫、鏡檢與血液可以規劃在同一區塊,而血庫則可以稍偏離此核心區塊。血庫如有血品需要放射性照射時,則需要考慮所採用的方法,一般有兩種選擇,其一是伽傌輻射器,使用銫 137 或鈷 60,兩者的設備皆很重,需注意地面可以承受的負荷。另一方法是採用 X 光源,此設備重量就較輕,但兩者擺置的房間皆需符合輻射安全防護的規定,操作者也需要有相關證照的訓練。

由於每一家臨床實驗室規模與功能皆不同,因此無法規定每一實驗室所需的空間大小。世界衛生組織(World Health Organization; WHO)品質管理系統的要素(Quality management system essentials)中,有關場所與安全(Facilities and safety)也只是提及檢驗室的場所與設施需能提供執行業務所需,而不危及工作人員的安全與檢驗品質[2]。美國建築科學研究所(The National Institute of Building Sciences)有一稱為全建築設計指引計畫(Whole Building Design Guide)中,有美國退伍軍人健康管理局(The Veterans

表6-1　實驗室層級

	Level S	Level M	Level L	Level VL
LMIP* Workload/yr.	<250,000 tests	250,000 ~ 500,000 tests	500,000 ~ 1,500,000 tests	> 1,500,000 tests
Medical complexity grouping of the facility	3	2	1c or 1b	1a
全職人員數	20	20 ~ 40	> 40	> 40
部門	基本生化、血液、微生物等。	進階生化、血液、微生物、及其他檢驗等。	進階生化、血液、微生物、及其他特殊檢驗等，可接受其他醫學中心或社區委託檢驗。	進階生化、血液、微生物、及其他特殊檢驗等，可接受其他醫學中心或社區委託檢驗。

*LMIP: Laboratory Management Index Program

Health Administration）關於病理與檢驗醫學服務（Pathology and Laboratory Medicine Service）空間準則的敘述[3]。例如 S 層級的實驗室，其臨床生化實驗室空間至少要 46.5 淨平方公尺，如果是 M 層級的實驗室，需再增加 46.5 淨平方公尺，如果是 L 層級的實驗室，則再增加 148.6 淨平方公尺，如果是 VL 層級的實驗室，則需要再增加 185.8 淨平方公尺。至於層級的規模則如表 6-1 的說明。其他有關採檢區、血液、鏡檢、血庫、微生物、免疫與分子檢驗等皆有其規定的面積。至於其他相關的支援空間例如辦公室、休息室、會議室與倉庫等也皆有所規範。如果為了經費因素，設計出一所缺乏足夠空間的實驗室時，則建立出的實驗室會呈現擁擠雜亂，進而產生安全的顧慮而影響所執行的檢驗品質。

在討論空間大小時，名詞的使用宜加以留意。實驗室淨空間（平方公尺）：實驗室真正可用到的空間。實驗室粗空間（平方公尺）：實驗室除了淨空間，但為了隔間、走道、器械、電器設備與水管等需要另外加上的空間總和。其面積約為淨空間的 1.3~1.5 倍。實驗室所處的建築物粗空間（平方公尺）：為了容納實驗室，一新建築物需要再加上樓梯間、電梯間、柱子、走廊與管道間等之後的總空間。其面積約為實驗室粗空間的 1.3~1.5 倍。

1. 分子診斷實驗室：分子診斷實驗室的設計宜考慮至少 3 個房間，包括試劑準備區，檢體準備區，進行聚合酶鏈鎖反應與分析區。試劑準備區應保持在正壓環境下，避免試劑受汙染。而進行聚合酶鏈鎖反應與分析區則宜保持在負壓環境，以避免反應產物汙染其他檢體。分

子診斷如果有要執行對人體具感染性的檢體時，由於有 DNA 或 RNA 氣膠的危害，實驗室需以 BSL3 的層級來設計。因為分子檢驗成長快速，愈來愈多的項目被發展出來，所以利用分子診斷已是一種趨勢，因此對於分子診斷實驗室的設計要有前瞻性，而且要有靈活性[4,5]。

2. 儲存物品的空間：實驗室每天皆需用到的試劑、藥品、手套及試管等，要有一適當的儲存空間，大小依實驗室需要而設計。空間大則採購次數可以減少，但會占去實驗室寶貴的空間，而且可能會有效期到達之後尚未用畢造成浪費之事情發生。小則可以節省空間，但會增加採購的頻率，而且試劑批號的不同，又會增加校正或比對的頻率，因此過與不及皆非理想。而在每科的實驗室內也需要準備一些小空間來存放供短時間使用的試劑、藥品、手套及試管等，可以利用壁櫥、或實驗桌下的抽屜或櫥櫃，但不應以此處當作唯一的儲存空間。而部份儲存空間需要規劃為冰箱置放區域，以存放需要冷藏或冷凍的試劑，而此區域由於會產熱，因此其空調的要求將高於實驗室一般的規定。走入式（walk-in）的冷藏房可以提供較大儲存空間，但不易移動。門檻之內或外可設計斜坡以利搬運，須注意的是要設計可由內部開啟的門把，而且內部裝設有警報按鈕，以備緊急時使用。如果實驗室會用到可燃性的化學藥品，則需規劃放置防爆櫃來儲存。

3. 檢體儲存空間：由於檢驗後的檢體依規定需要儲存一星期，所以需要依每天的檢體數量來規劃所需要的空間以置放檢體儲存的冰箱。如果實驗室使用自動檢體處理系統，則可以直接規劃在其內，但仍應考量其容量是否足夠儲存一星期，否則仍要有其他的冷藏儲存空間。

4. 文件紀錄儲存空間：實驗室內會有許多檢驗、儀器維護與品管等紀錄，以及標準操作手冊等文件，需要規劃其儲存空間，有些可以規劃存放在操作台上，但有些屬機密性的資料則需考量其安全性。如果採用電子化的儲存方式，則空間需求可以大幅縮小，但也要考量其方便性與安全性。

5. 高壓滅菌鍋空間：從事微生物檢驗的實驗室需有高壓滅菌鍋來消毒。視規模大小購置落地式或桌上型的高壓滅菌鍋，而置放高壓滅菌鍋的地點最好是一獨立房間且保持負壓以避免異味外溢。

6. 廢棄物暫存空間：如果每天所產生的廢棄物無法及時處理掉，則需在實驗室邊緣規劃一暫存空間，以避免造成環境汙染。

7. 工作人員衣物間：提供給工作人員私人的衣服、外套與物品等存放使用，可以緊鄰洗手間，同時依不同性別人員分開使用。其數量與工作人員的人數成正比。

8. 會議室空間：由於工作人員需要接受繼續教育，以及開會需求，所以要規劃一間會議室，其大小則依據同時間要容納的人數而定。會議室內除桌椅的要求外，同時應該有資訊相關配備的規劃，

以提供會議所需。

9. 工作人員休息空間：緊鄰實驗室宜有工作人員休息的房間，以提供短暫休息或飲食的地方，其大小得視實驗室的規模。此房間應有兩個出入口，其中之一為進入實驗區，此門應隨時關閉，而且房間內空氣壓力要高於實驗室，以避免實驗室內的氣膠進入，同時設置洗手設備，以供工作人員進入休息室前清洗用，另有一扇門開往一乾淨的走道。此房間宜另開闢一扇玻璃窗，以利休息的工作人員可以監視運行中的儀器。

10. 抽血區空間：此空間大小宜朝病人在尖峰時刻的人數來設計，其空間包括抽血區以及病人等候區，對於兒童的採血，則可考慮以躺臥式的設計以利採血，除了一般抽血台的規劃外，應該要另外設計一處可讓坐輪椅病人進出的抽血空間，抽血區應有保護病人隱私的設計。等候區的大小則宜將陪病人之親屬一起考量，以避免造成人滿為患的情況。此外應在鄰近設有洗手間，如果其隔壁是尿液鏡檢實驗室，則可開一小窗口，以利病人尿液採集後直接送入檢驗，避免病人拿著尿液檢體走入等候區之窘境。

11. 實驗桌與櫥櫃：由於檢驗技術的進步，檢驗方法與所使用的儀器與時精進，因此實驗室宜挑選使用彈性較大的桌子與櫥櫃，以利之後空間重新改造時變更。一般實驗桌的深度建議需要有 76 公分，但如有較深的儀器設備要擺放，則需要另外增加其縱深，如果是併桌使用，則中間需要另外有 31 公分的空間，供配電氣或水管設備等使用，同時要考慮其可承載的重量。至於其高度則依據使用狀態不同而異，供工作人員坐著進行檢驗的實驗桌其高度為 76 公分，桌下也要有足夠的空間來容納工作人員的膝蓋，但如是供站立工作用途的實驗桌，則需要有 91 公分高。

12. 實驗桌面的材質：供一般文書工作使用的桌面並無特殊要求，但如進行實驗使用的桌面，則需要採用抗化學藥劑或抗腐蝕性的材質，以利清潔。當設計為染色用途的實驗桌，則採用暗色的桌面會比較理想。不鏽鋼材質常用在水槽中，但如有使用漂白劑則不要採用不鏽鋼材質，因為會鏽蝕。

13. 電氣與資訊管線容量之配置：宜考慮以後空間改造時需求的增加，電源與電腦相關設備的插座位置也需考慮未來設備改變或增加所需。

14. 水管與排水口的設計：由於其不容易變動，所以水管可以置放在天花板再往下拉至實驗桌或儀器上來使用。而可以加蓋的排水口則設計在多數地點，暫時不用的排水口加蓋，以利未來水槽的增設或移動時來使用。

15. 實驗室內空氣壓力：臨床實驗室內的空氣由於有操作病人的檢體，所以與一般外界空氣比較，可能會含有感染性的成分，因此會比較不清潔，所以應該要保持比較低的壓力，以避免實驗室內的空氣外溢，而造成危害。

(二) 儀器設備

各實驗室依規模大小會需要不同類型的儀器設備，而其大小與擺放的位置將會影響實驗室空間的規劃，因此需要製作一份儀器設備清單[6]，內容包括品名（最好有型號）、數量、重量、長寬高、所需要的電壓、電流、瓦特值、不斷電設備需求、緊急電源需求、資訊網路需求、供水管路（水質需求）、排水管路、產熱程度、真空需求、氣體需求、排氣需求與其他特殊需求等資料，以利後續設計參考。所有這些資訊皆可由儀器廠商獲得。此清單所列的儀器設備，應該有一份註明所需的儀器設備是否為新購置或現有，以利後續採購。

1. 檢體前處理系統：在一所檢體量大的實驗室，為了減少錯誤[7]、減少檢體支數、減少人力操作次數、降低生物性危害風險，會採用檢體前處理系統，如此將會影響整個實驗室的設計。由於不同廠牌其規格不盡相同，功能也因此而異，而運作時有其一定的方向性，會影響後續分析儀器的擺設，所以在選購與實驗室設計時宜加以考慮。

2. 替未來的檢體前處理系統作準備：在現有的分析儀器旁規劃擺放未來的檢體前處理系統，同時盡可能採用靈活性高的桌櫃，避免檢體前處理系統安裝時，移動或拆卸桌櫃時被破壞而無法再使用。

3. 新增的儀器設備：當有新增的儀器設備時，其規格應列在儀器設備清單中，以供實驗室設計時參考。此外應該要規劃未來可能會增加的儀器設備並預留空間。

4. 動線規劃：所有大型儀器設備的擺設應該要考慮人員與檢體的動線，不要有互相交叉干擾的狀況，同時不可阻礙逃生路線。

(三) 安全與衛生

依據臨床與實驗室標準協會（Clinical and Laboratory Standards Institute; CLSI）之規範[8]，有關臨床實驗室內工作走道至少要有 112 公分寬，但如走道上有擺放背靠背的座椅供人員坐著工作時，則其寬度至少要 152 公分。臨床實驗室一般走廊至少要有 152 公分寬，但如果會有病床使用時則其寬度至少要 244 公分。而供作緊急逃生出口的走廊則至少需有 183 公分，但如果會有病床使用時則其寬度至少要 244 公分。而臨床實驗室因屬高風險的場所，依據美國火災防護協會（National Fire Protection Association）規定[9]，除非房間小於 18.6 平方公尺，或室內不會超過 3 人，或移動距離小於 7.62 公尺，皆要有兩個不同位置的門或逃生出口。

1. 建築

依據國內建築技術規則建築設計施工編[10]，第 92 條走廊之設置，建築物使用類組為 F-1 組（供醫療照護之場所）走廊二側有居室者至少要有 160 公分寬，否則至少要有 120 公分寬。在第 76 條提及防火門窗係指防火門及防火窗，防火門窗周邊 15 公分範圍內之牆壁應以不燃材料建造。防火門之門扇寬度應在 75 公分以上，高度應在 180 公分以上。對於常時關閉式

之防火門應免用鑰匙即可開啟，並應裝設經開啟後可自行關閉之裝置，單一門扇面積不得超過 3 平方公尺且不得裝設門止。門扇或門楣上應標示常時關閉式防火門等文字。而常時開放式之防火門應可隨時關閉，並應裝設利用煙感應器連動或其他方法控制之自動關閉裝置，使能於火災發生時自動關閉。關閉後免用鑰匙即可開啟，並應裝設經開啟後可自行關閉之裝置。採用防火捲門者，應附設門扇寬度在 75 公分以上，高度在 180 公分以上之防火門，防火門應朝避難方向開啟。此外第 86 條對供醫療照護之場所其各防火區劃內之分間牆應以不燃材料建造。但其分間牆上之門窗，不在此限。而第 88 條除非是按其樓地板面積每 100 平方公尺範圍內以具有一小時以上防火時效之牆壁、防火門窗等防火設備與該層防火構造之樓地板區劃分隔者，或其設於地面層且樓地板面積在 100 平方公尺以下，或是有裝設自動滅火設備及排煙設備，否則有關 F 類居室或該使用部分內部裝修材料需耐燃三級以上，通達地面之走廊及樓梯的內部裝修材料要耐燃二級以上。其中內部裝修係指固著於建築物構造體之天花板、內部牆面或高度超過一點二公尺固定於地板之隔屏或兼作櫥櫃使用之隔屏。第 99-1 條則規定除避難層外，各樓層應以具一小時以上防火時效之牆壁及防火設備分隔為二個以上之區劃，各區劃均應以走廊連接安全梯，或分別連接不同安全梯。區劃之樓地板面積不得小於同樓層另一區劃樓地板面積之三分之一，區劃及安全梯出入口裝設之防火設

備，應具有遮煙性能，自一區劃至同樓層另一區劃所需經過之出入口，寬度應為 120 公分以上，出入口設置之防火門，關閉後任一方向均應免用鑰匙即可開啟。

2. 消防

　　除了建築設計施工外，有關消防安全的設備也有規定。依各類場所消防安全設備設置標準[11]。第 14 條規定醫院、療養院場所應設置滅火器，第 15 條提及醫院、療養院場所屬於五層以下建築物，任何一層樓地板面積在 500 平方公尺以上者；或六層以上建築物，任何一層之樓地板面積在 150 平方公尺以上者，或總樓地板面積在 150 平方公尺以上之地下建築物應設置室內消防栓設備。第 17 條提及醫院、療養院場所屬於十層以下建築物之樓層，樓地板面積在 1500 平方公尺以上者，或建築物在十一層以上之樓層，樓地板面積在 100 平方公尺以上者，如位在地下層或無開口樓層，其樓地板面積在 1000 平方公尺以上者，應設置自動灑水設備。第 19 條也規定醫院、療養院場所屬於十層以下之建築物，任何一層之樓地板面積在 300 平方公尺以上者，或十一層以上建築物，應設置火警自動警報設備。而第 20 條規定三層以上建築物，任何一層樓地板面積在 200 平方公尺以上者，應設置手動報警設備。另外第 21 條也規定地下層樓地板面積合計 1000 平方公尺以上者有使用瓦斯之場所，應設置瓦斯漏氣火警自動警報設備。而第 23 條規定應設置出口標示燈及避難方向指示燈。第 24 條應設置緊急照明設備。第 28 條醫院、療養院樓地板

面積合計在 500 平方公尺以上應設置排煙設備。第 31 條規定醫院、療養院各層樓地板面積每 100 平方公尺（含未滿）有一滅火效能值。而設有滅火器之樓層，自樓面居室任一點至滅火器之步行距離在 20 公尺以下，固定放置於取用方便之明顯處所，並設有長邊 24 公分以上，短邊 8 公分以上，以紅底白字標明滅火器字樣之標識。

3. 洗眼沖淋設備

國內勞動部職業安全衛生設施規則第 318 條雇主對於勞工從事其身體或衣著有被汙染之虞之特殊作業時，應置備該勞工洗眼、洗澡、漱口、更衣、洗滌等設備。前項設備，應依下列規定設置：一、刺激物、腐蝕性物質或毒性物質汙染之工作場所，每十五人應設置一個冷熱水沖淋設備 [12]。因此緊急淋浴設備與洗眼器在臨床實驗室也是必備的要項之一，而設置的地點依美國國家標準研究院（American National Standards Institute）之指南以正常步行 10 秒鐘可到為準 [13]。

4. 生物性危害

臨床實驗室所接收的檢體大多來自於病人，因此可能會有潛在的感染物，其操作應依感染性物質的規範來執行。依衛生福利部疾病管制署公布生物安全第一等級至第三等級實驗室安全規範 [14]，操作這些病人檢體應在生物安全第二等級實驗室，而實驗室無需與大樓建物內部的一般動線相區隔。可以門與公共區域做清楚的區隔，門的大小須足以讓設備能夠進出。實驗室需有人員管制措施。實驗室應採取便於清理的設計，不宜鋪設地毯。工作台表面需為防水、抗熱、抗有機溶劑、抗酸鹼及其他化學物質。工作用椅應使用無孔防滲且易於消毒及除汙的材質。應設有生物安全操作櫃，生物安全操作櫃之安裝位置應遠離門口，且位於不受進、排氣、和人員走動頻繁影響的實驗區域。生物安全操作櫃必須通過其原廠所依循之國家檢測標準、產品認證及現場安裝檢測。於實驗室鄰近處提供高溫高壓蒸氣滅菌器或感染性廢棄物消毒滅菌及清運之標準作業流程。所有可能產生氣膠的感染性物質操作程序，應在生物安全操作櫃或其他物理性防護裝置內進行。需設置洗手槽並靠近出口處，洗手槽可採用肘動、腳踏或自動感應操作方式。而處理第三級危險群微生物及大量或高濃度、具有高度氣膠擴散危險之第二級危險群微生物之工作要在生物安全第三等級實驗室內進行。

四、實驗室設計之過程

實驗室設計的開始需有一組設計人員，由實驗室人員、管理者、電機工程人員、實驗室設計顧問與建築師等組成。當中的工程人員與建築師應該有設計臨床實驗室的經驗，如此將使實驗室的設計更容易。而實驗室的人員，除了主管主持會議以外，尚需包括不同科室的工作人員，以利規劃出適合他們工作的場所。工程人員則涵蓋有水、電、空調與土木結構專業等人員。

實驗室設計的步驟，依美國建築研究所手冊所提出的包括：初步設計（predesign）、場所分析（site analysis）、建築設計（building design）、建造文件（construction documentation）、招標與協商（bidding and negotiation）、施工管理（construction administration）、完工後服務（postconstruction services）以及追加服務（supplemental services）[15]。而美國國家科學院（National Academy of Sciences）則分為初步設計期（predesign phase）、概要設計期（schematic design phase）、細部設計期（design development phase）、建造文件期（construction documents phase）、招標與協商期（bidding and negotiation phase）、建築期（construction phase）與工程後期（postconstruction phase）[16]，其內容主要是針對研究實驗室的設計。但如依據臨床與實驗室標準協會之規範，則分為計畫與方案（planning and programming）、概要設計（schematic design）、細部設計（design development）、建造文件（construction documents）、招標與協商（bidding and negotiation）、建築（construction）與搬入（move-in）等[8]。設計的步驟雖然由不同組織提出，但其內容大同小異，可以歸納如下：

(一) 計畫與方案

依據現有實驗室狀況或實驗室未來的趨勢，訂出新實驗室的目標，但此目標的訂立不要受限於現有的設備、動線與人員，而是著眼於未來數十年之後的展望。為了能保障投入的資本，實驗室場所的選擇要考慮其靈活性，以對未來檢驗業務變化時而可以作適當的調整，容易擴建或更新的場地與其內部設計是一理想的選擇。此階段要先蒐集現有的資料，包括儀器設備、人員以及未來會新增的儀器設備數量等。如果是已有的實驗室，則設計人員要實地去現場查訪，找出目前問題所在，並了解未來的需求，以供後續設計時參考。另外也可以訪問非屬實驗室的其他相關人員，詢問對該新實驗室的期望，病人檢體的傳送是採用手工的方式，或者是軌道，抑或是機器人，也可考慮利用氣送管或小型升降機的設置等。新的建築可以將軌道與氣送管設計在內，但對於舊建築物則機器人是一種選擇，不過機器人行走路徑的設計，需注意不要阻礙實驗室工作人員的逃生路線以及消防區塊。實驗室檢體的接收區域空間要足夠，但要避免讓工作人員每天花很長的時間在走動。對於常規檢體與緊急檢體的處理方式要有區別，常規與緊急檢體平行進行檢驗，可以縮短急件的報告時間，提高實驗室的效率。是否要有檢體前處理系統，此系統是否要與自動化分析儀器串聯，或者要採用實驗室全自動化，不同的系統其設計皆不一樣，這些都需要在此時決定。方案則包括實驗空間與大小、辦公室數量與大小、實驗室支援空間與基礎建築支援空間等。此時可以用圖呈現各實驗室之相關性，並出示給各實驗室人員審閱其完整性，以避免疏漏。之後可以用區塊方式來呈現其實際的相關位

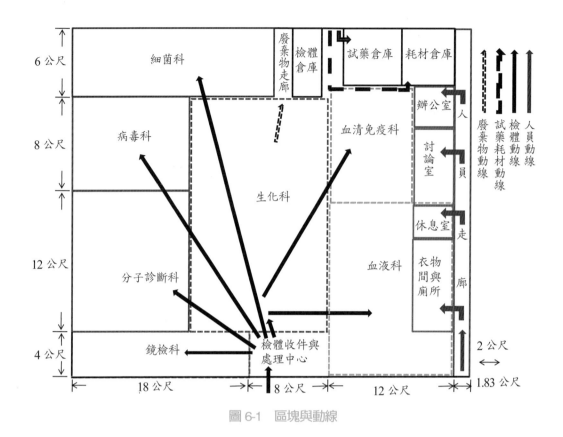

圖 6-1　區塊與動線

置，並加註病人、檢體、工作人員與廢棄物的動線指示如圖 6-1。

(二) 概要設計

原來的區塊設計圖增加內容，隔間牆、門、窗、樓梯、電梯、實驗桌櫃、水槽與主要儀器設備等皆呈現在設計圖上如圖 6-2。實驗室工作人員需要對此概要設計圖詳加審閱，看未來的實驗室空間是否足以容納應有的儀器設備，以及是否有充裕的空間來工作，動線是否理想等，如果有不符合原先的規劃，則經過討論後要求改正。設計小組接受修正過的概要設計圖之後，則要簽名以示接受該設計，來讓建築與工程人員進行細部的設計。

(三) 細部設計

在此階段應該會有儀器詳細規格清單，而電機工程人員依清單內容設計所需的水、電與空調等管線與出口，緊急淋浴設備，洗眼器位置。實驗桌、櫥櫃立面辦公室桌椅規格大小與其表面顏色塗料等也將於此階段定案。細部設計圖完成後需再經小組與實驗室相關人員審閱，如有不滿意的部份仍可作微小的修改。

(四) 建造文件

將細部設計圖文件化，內容包括圖與詳細的建築規格，由於要繪製的圖件眾多，所以此階段是整個實驗室設計過程中最耗時的部份，在這時期已不能做任何重

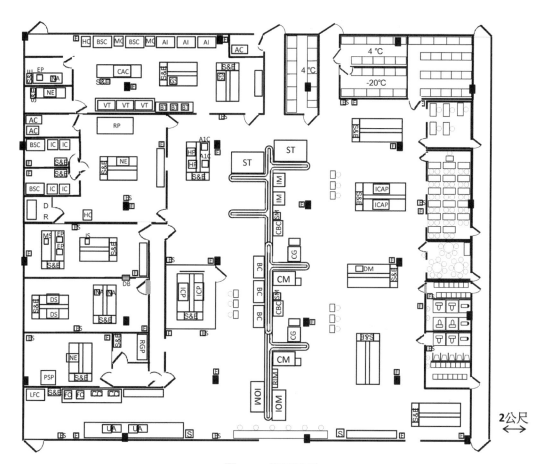

圖 6-2　概要設計

大的變更設計，因此也沒有與實驗室人員開會討論的必要。

(五) 招標與協商

建造文件完成後便可公告招標，經一段時間的審閱期，就進行投標，由於投標廠商可能良莠不齊，所以可以限制特定資格的方式來規範，但宜避免造成圖利特定廠商之嫌。

(六) 建築

在建築開始前，合約廠商需繳交其建築時程表，以利後續監督，而在建築過程中，建築師或監造者需時時監督工程的進行，是否依設計內容來施工，每週要舉行施工會議，參加成員包括合約廠商、建築師、監造者與實驗室代表等。

(七) 搬入

在實驗室開始進行設計之初，同時也要訂定搬遷計畫，其費用加入到新實驗室設計費當中。如果是已有舊的實驗室，則此計畫內容將增加替代空間的選擇與搬遷。而原地重建則需要詳細規劃，避免中斷檢驗業務的進行，一般而言，選擇替代空間的建築比原地重建來得容易也省

成本。儀器設備的搬遷要委託原廠商來進行，費用需協商。

(八) 完工後服務

建築完成後便是完工服務的開始，在搬入之前與後需要進行一系列的測試，讓實驗室人員熟悉新系統的運作，發現問題並解決之。合約廠商需整理文件紀錄，實驗室將這些建築資料整合入設施管理資料庫中，以利後續實驗室進行維護與修改時參考。

五、實驗室空間管理

臨床實驗室不管規模大小，現在面臨降低成本、增進效率、提高產能與品質的壓力與日俱增，其中空間的管理扮演重要的角色。面對空間應該要先問幾個問題，要做什麼，如何做，何時做，在哪裡做，而一般直覺上就是只討論在那裡做而已。其實應該要討論利用該空間可以帶來何種效益，否則會產生為了要空間而產生空間的問題，當然也不是只有唯利是圖考量而已。空間的管理可以依下列步驟來進行：

(一) 成立空間管理委員會

委員會要訂定一個清楚的有效與有用的空間使用的目標，而且要讓所有人了解空間使用的政策與將如何來管理，使用率高低的界定等。

(二) 找出使用率低的空間

實驗室的空間應該都是有用的空間，

但可能有些因為某些原因，而造成空間的閒置或浪費，在寸土寸金的觀點，無形中增加經營成本。因此要找出使用率低的場所或空間，來再加以設計與利用以增加產值。

(三) 找出與原來用途不一致的空間

實驗室的每一空間原先都有規劃其用途，但時間一久則可能會有不一致的現象發生，而造成此差異之原因可能有兩種，第一是最初的規劃不妥當，第二可能是被濫用，不過其結果皆是造成實驗室空間的浪費，有必要再重新檢討其用途。

(四) 定期比較現況與原先所規劃的用途之差異

由於時代的進步或業務的增減，現況與原來的規劃用途產生落差，此時需要檢討而作適當的改變，密切的監測將能提供適當的介入時間點。

(五) 使用者付費原則

在空間管理上有一方式，即是使用者付費的精神，每一科室依所使用的面積來計算其成本的分攤，如此可以避免對空間無理的需求，也會妥善去規劃空間的使用。

(六) 提高效率

如果一實驗室在不同部門皆有相同的儀器設備，為了節省空間，降低成本，似可考慮將檢驗項目整合在同一台或少數幾台，或者是將此兩部門設計在一起，如此

可以提高效率，節省空間與成本。

(七) 預測未來空間的需求

　　由於醫學檢驗日新月異，檢驗項目不斷在推陳出新，儀器設備也時時在更新，病人檢體量也常隨著時間而增加，因此要能預測未來實驗室空間的需求來做好空間的管理工作。

六、範例

　　以下是設計一處具有約 1200 平方公尺的臨床實驗室的例子。設計此實驗室使成為臺灣第一的參考實驗室，每天可以執行 5000 件檢體，而且在收到檢體之後一般件 1 小時之內可以得到報告，細菌培養則在 48 小時可以有報告。實驗室的單位共有檢體收件與處理中心、生化科、血清免疫科、血液科、鏡檢科、細菌科、病毒科、分子診斷科、辦公室，其實際的相關位置、檢體、人員與廢棄物的動線如圖 6-1 所示，檢體的動線依檢驗前、檢驗中與檢驗後順序來設計。每一科室的面積大小如表 6-2 所示。其中檢體收件與處理

表6-2　各科室的面積（平方公尺）

檢體收件與處理中心	33
生化科	291
血清、免疫科	84
血液科	144
鏡檢科	72
細菌科	117
病毒科	97
分子診斷科	147
辦公室	17
討論室	27
休息室	13
衣物間與廁所	33
人員走廊	55
檢體倉庫	24
試藥耗材倉庫	33
廢棄物走廊	13

中心、生化科、血清免疫科、血液科與鏡檢科以虛線劃之表示無實體隔間。逃生走廊 1.83 公尺且門向外開啟。圖 6-2 為概要設計圖，圖內之英文字分別代表：A1C：糖化血色素測量儀；AC：高壓滅菌鍋；AI：細菌檢體自動接種機；BC：生化分析儀；BSC：生物安全操作櫃 L2；BT：自動血液培養儀；CBC：血球計數儀；CC：血球計數儀；CG：血液凝固因子分析儀；CM：離心機模組；DB：傳遞箱；DM：自動血球分類儀；DR：暗房；E：滅火器；DS：核酸定序儀；ES：緊急沖淋與洗眼器；EP：電泳裝置；FO：自動潛血分析儀；GS：自動革蘭氏染色機；HC：高速離心機；HP：高效液相層析儀；IC：二氧化碳培養箱；ICAP：過敏原測量儀；ICP：感應耦合電漿質譜儀；IM：免疫測量儀；IOM：檢體進出模組；IS：電泳膠片掃瞄器；LFC：過濾型排煙櫃；MC：細菌培養箱；MS：生物晶片掃瞄器；NA：核酸擴大與偵測儀；NE：核酸萃取儀；PSP：檢體自動萃取機；RGP：試藥準備；RIM：檢體架進入模組；RP：定性與定量即時聚合酶鏈鎖反應；S：水槽；S&E：有緊急洗眼器的水槽；SM：血液抹片製造機；ST：檢體儲存機；UA：自動尿液檢測儀；VT：細菌自動鑑定與藥物敏感性試驗分析儀；■：樑柱；☯：洗手盆。

檢體在收件與處理中心收件編碼且在試管貼上條碼之後，先作粗分類，接著將相關檢體分送鏡檢科、細菌科、病毒科、分子診斷科，其餘的檢體包括細菌與病毒抗體定量的檢體就上處理系統。所設置的

自動檢體處理系統，每一檢體進出模組每小時可處理 300 件檢體，如再啟動第二座檢體進出模組，則可同時處理 600 件，離心機模組離心檢體的速度與 IOM 相同。檢體在自動處理系統行進的方向，是檢體由進出模組進入之後沿著圖 6-2 的軌道以反時鐘方向移動，再繞回來，但如果是生化檢驗，則在中間軌道可以直接反時鐘方向回轉。所以如果每天有 5000 件檢體，則可以在約 8.3 小時處理完畢，而且營運時間是 24 小時，因此處理起來綽綽有餘。生化分析儀每一部每小時可分析 2400 檢驗，共有三部，血球計數儀每一部每小時可分析 100 件檢體，共有兩部。血球分類在血球計數儀判定有疑問的檢體，則經由自動推片染色，配合一部自動血球分類儀，每小時可分類 20 片抹片。兩部血液凝固因子分析儀每一部每小時可分析 282 檢驗，兩部免疫測量儀每一部每小時可測量 240 檢驗。細菌檢體的接種是利用檢體自動接種機，共三部，每小時可處理 180 件檢體，並可作尿液菌落半定量的計數。血液或體液檢體則直接將培養瓶放入三台當中的一台自動血液培養儀去培養，有兩台自動革蘭氏染色機，每一台每小時可染 100 片細菌抹片。有一台厭氧操作室，用來操作厭氧菌培養。培養出的細菌再利用細菌自動鑑定與藥物敏感性試驗分析儀，每台儀器一次可進行 120 個菌落的鑑定與藥物敏感性試驗，共有三台。另有一間內有細菌核酸萃取儀，用來萃取細菌核酸之後到隔間做擴大反應來做必要的鑑定，高壓滅菌鍋則置於另一房間。病毒檢驗科內

有核酸萃取儀及定性與定量即時聚合酶鏈鎖反應，可測量病毒量等檢驗，而另有兩個壓力不同的房間，內部皆有培養箱與生物安全操作櫃的設置，正壓房間供做細胞培養，而負壓房間則是做病毒培養使用，另有一間暗房內置放螢光顯微鏡，科內還有一間高壓滅菌鍋，其中一台為處理汙染物另一台則作為消毒用。分子診斷科則分為三個區塊，第一區塊是具正壓的房間，有試劑準備室與檢體處理室，萃取核酸後到具負壓的第二區塊進行擴大反應，以核酸定序儀進行核酸定序，或將反應產物經由傳遞箱送至第三區塊進行分析，此區域則有電泳裝置，電泳膠片掃瞄器及晶片掃瞄器。生化科另有一房間內設有兩部感應耦合電漿質譜儀，用來測量重金屬，兩部高效液相層析儀則放置在生化科的另一桌面，用來分析腎上腺激素等項目，另一桌面則置放兩部糖化血色素測量儀。血清免疫科另外置放兩部過敏原測量儀，每一部每小時分析的檢體是 60 件。鏡檢科的尿液檢體利用自動尿液檢測儀，每小時可測量尿液生化 225 件及尿液內顆粒 100 件，共有兩部。自動潛血分析儀則以免疫方法來測量糞便潛血，每小時每台可檢測 280 件，共有兩部。體液血球是用血球計數器來計算，也有兩部。至於糞便寄生蟲檢驗，檢體在過濾型排煙櫃內製作塗片，再以顯微鏡檢查。大部分重要的儀器設備皆有兩部互為備機，以避免檢驗中斷的情形。其他小型儀器設備例如冰箱等未呈現於圖上，但仍是必要的。自動檢體處理系統檢驗完畢之檢體則暫存放於系統上的檢體儲存機，以備後續再檢時使用，之後則移至檢體儲存倉庫。

　　進入細部設計時，須要把實驗桌、櫥櫃立面、辦公室桌椅規格大小與其表面顏色塗料等要設計出來，以供使用者審查，或做必要的修改。之後便將細部設計圖文件化而進入建造文件階段，一直到招標、建築、搬入與最後的完工後服務。

七、參考文獻

1. Goswami B, Singh B, Chawla R, Gupta VK, Mallika V. Turn Around Time (TAT) as a benchmark of laboratory performance. *Indian J Clin Biochem* 2010; 25: 376-9.

2. World Health Organization. *Laboratory quality management system*: handbook Version 1.1 2011. Copyright remains with WHO.

3. https://www.wbdg.org/ccb/VA/VASPACE/SPchapter240.pdf. Accessed February 1, 2015.

4. MM19-A [ISBN 1-56238-773-1] Establishing Molecular Testing in Clinical Laboratory Environments; Approved Guideline-First Edition; 2011. 940 West Valley Road, Suite 1400. Wayne, Pennsylvania 19087 USA. Clinical and Laboratory Standards Institute.

5. 陳怡伶，周楠華，呂政展，黃溫雅，何中良。分子診斷實驗室之規劃。*J Biomed Lab Sci* 2013;25:45-55.

6. Roberson J, Wrenn A, Poole J, Jaeger A,

Eltoum IA. Constructing a modern cytology laboratory: A toolkit for planning and design. *Cytojournal* 2013; 10: 3.

7. Holman JW, Mifflin TE, Felder RA, Demers LM. Evaluation of an automated preanalytical robotic workstation at two academic health centers. *Clin Chem* 2002; 48: 540-8.

8. QMS04A2 (GP18-A2) [ISBN 1-56238-631-X]. Laboratory Design; Approved Guideline-Second Edition; 2007. 940 West Valley Road, Suite 1400. Wayne, Pennsylvania 19087 USA. Clinical and Laboratory Standards Institute.

9. http://www.nfpa.org/codes-and-standards/document-information-pages?mode=code&code=101. National Fire Protection Association 2015. NFPA 101 Life safety code. 7.11.4 Accessed March 31, 2015.

10. http://law.moj.gov.tw/LawClass/LawContentIf.aspx?PCODE=D0070115.

11. http://law.moj.gov.tw/LawClass/LawAll.aspx?PCode=D0120029.

12. http://law.moj.gov.tw/LawClass/LawAll.aspx?PCode=N0060009.

13. http://www.gesafety.com/downloads/ANSIGuide.pdf?checkbox=ansi ANSI Z358.1-2014. The American National Standards Institute (ANSI) emergency eyewash and shower equipment.

14. http://www.cdc.gov.tw/downloadfile.aspx?fid=F3317C2068336173.

15. Wing AK. Laboratory automation and optimization: The Role of Architecture. *Clin Chem* 2000; 46: 784-91.

16. http://www.nap.edu/catalog/9799.html

八、學習評估

1. 臨床實驗室的設計可以不需要考量下列何者：
   (A)靈活性   (B)安全性
   (C)高度   (D)成本的概念

2. 下列何者不包括在一個好的實驗室的設計：
   (A)符合法規
   (B)規模大
   (C)節省能源
   (D)縮短收件到發報告的時間

3. 下列何者比較不會影響臨床實驗室設計：
   (A)地點   (B)空間
   (C)儀器種類   (D)安全與衛生

4. 臨床實驗室設計空間的考量與何者較無關：
   (A)醫檢師   (B)同一時間的人數
   (C)性別   (D)總人數

5. 下列何者在臨床實驗室設計中是不正確：
   (A)服務內容種類多，空間需求也可能會增加
   (B)服務內容比較複雜，空間需求也可能會降低
   (C)儀器設備數量多，空間需求也可能會增加

(D)自動化程度高的儀器所需的空間會大於簡單型的儀器

6. 每一臨床實驗室所需的空間大小該如何規劃：
(A)規模與功能皆不同，因此無法規定每一實驗室大小
(B)依據美國退伍軍人健康管理局規定
(C)依據美國建築科學研究所規定
(D)依據臨床與實驗室標準協會規定

7. 一般實驗室粗空間約是實驗室淨空間的多少倍？
(A)1.0～1.2　　(B)1.3～1.5
(C)1.6～2.0　　(D)3.0～5.0

8. 分子診斷實驗室的設計宜考慮至少幾個房間？
(A)1　　　　　(B)2
(C)3　　　　　(D)4

9. 分子診斷實驗室的設計其房間內部壓力，下列何者正確？
(A)試劑準備區＜進行聚合酶鏈鎖反應區
(B)檢體準備區＜進行聚合酶鏈鎖反應區
(C)分析區＞檢體準備區
(D)試劑準備區＞分析區

10.有關儲存的敘述，下列何者錯誤？
(A)儲存空間大則採購次數可以減少
(B)儲存空間小則可以節省空間
(C)實驗桌下的抽屜或櫥櫃可以當作唯一的儲存空間
(D)可燃性的化學藥品需用防爆櫃來儲存

11.有關工作人員衣物間的敘述，下列何者錯誤？
(A)給工作人員私人的衣物存放
(B)可以緊鄰洗手間
(C)依不同性別人員分開使用
(D)其數量與工作人員的人數成反比

12.有關工作人員休息室的敘述，下列何者錯誤？
(A)緊鄰實驗室
(B)房間內壓力要低於實驗室
(C)應有兩個出入口
(D)可作短暫休息或飲食

13.下列有關抽血區空間的敘述何者錯誤？
(A)等候區的大小只以病人數考量
(B)對於兒童的採血，可考慮以躺臥式的設計
(C)要另外設計一處可讓坐輪椅病人進出的抽血空間
(D)空間大小宜朝病人在尖峰時刻的人數來設計

14.一般實驗桌的深度建議需要有多少公分？
(A)56　　　　　(B)66
(C)76　　　　　(D)96

15.當設計為染色用途的實驗桌，則何種顏色的桌面會比較理想？
(A)白色　　　　(B)黃色
(C)綠色　　　　(D)暗色

16.下列何者可以不包括在儀器設備清單內？
(A)品名　　　　(B)數量
(C)價格　　　　(D)長寬高

17.下列何者不是採用檢體前處理系統的目的？

(A) 減少錯誤

(B) 價格

(C) 減少人力操作次數

(D) 降低生物性危害風險

18. 依據臨床與實驗室標準協會之規範，臨床實驗室內工作走道寬度至少要幾公分？

(A) 112 　　　　　(B) 152

(C) 183 　　　　　(D) 244

19. 依據美國火災防護協會規定，房間大於多少平方公尺，要有兩個不同位置的門或逃生出口？

(A) 18.6 　　　　　(B) 16.8

(C) 8.6 　　　　　(D) 6.8

20. 依據國內建築技術規則建築設計施工編，供醫療照護之場所其走廊二側有居室者至少要有多少公分寬？

(A) 190 　　　　　(B) 180

(C) 170 　　　　　(D) 160

21. 依據國內建築技術規則建築設計施工編，供醫療照護之場所防火門之門扇寬度應至少幾公分？

(A) 160 　　　　　(B) 120

(C) 75 　　　　　(D) 45

22. 依據國內建築技術規則建築設計施工編，對於常時關閉式之防火門的敘述下列何者錯誤？

(A) 單一門扇面積不得超過3平方公尺

(B) 不得裝設門止

(C) 開啟後可自行關閉

(D) 需用鑰匙才可開啟

23. 依據國內建築技術規則建築設計施工編，下列對於防火門的敘述何者錯誤？

(A) 應朝避難相反方向開啟

(B) 有常時關閉式之防火門

(C) 防火門之門扇高度應在180公分以上

(D) 可採用防火捲門

24. 依據國內各類場所消防安全設備設置標準有關滅火器之樓層的敘述何者錯誤？

(A) 自樓面居室任一點至滅火器之步行距離在20公尺以下

(B) 滅火器固定放置於隱蔽的處所

(C) 紅底白字標明滅火器字樣之標識

(D) 標識長邊24公分以上，短邊8公分以上

25. 依據國內勞動部職業安全衛生設施規則，刺激物、腐蝕性物質或毒性物質汙染之工作場所，多少人應設置一個冷熱水沖淋設備？

(A) 35 　　　　　(B) 25

(C) 15 　　　　　(D) 5

26. 依據美國國家標準研究院之規定，臨床實驗室設置緊急淋浴設備與洗眼器的地點是在正常步行多少時間可到為準？

(A) 1分鐘 　　　　　(B) 30秒鐘

(C) 20秒鐘 　　　　　(D) 10秒鐘

27. 依衛生福利部疾病管制署公布生物安全第一等級至第三等級實驗室安全規範，臨床實驗室操作病人檢體一般可在第幾等級生物安全實驗室內執行？

(A) 一 　　　　　(B) 二

(C) 三 　　　　　(D) 四

28. 有關生物安全操作櫃之敘述下列何者是錯誤？

(A) 安裝位置應靠近門口

(B) 不受進、排氣影響的實驗區域

(C) 遠離人員走動頻繁的實驗區域

(D) 必須通過其原廠所依循之國家檢測
標準認證

29.實驗室設計的設計人員其組成不包括下
列何者？

(A) 實驗室人員　　(B) 管理者

(C) 電機工程人員　(D) 病人

30.實驗室設計人員應該要在那個階段實地
去現場查訪？

(A) 計畫與方案　　(B) 概要設計

(C) 細部設計　　　(D) 建造文件

31.實驗室設計的檢體與人員動線應該要在
那個階段呈現？

(A) 計畫與方案　　(B) 概要設計

(C) 細部設計　　　(D) 建造文件

32.實驗室設計在那個階段不能做任何重大
的變更設計？

(A) 計畫與方案　　(B) 概要設計

(C) 細部設計　　　(D) 建造文件

33.實驗室設計在那個階段不需要實驗室人
員參與開會討論？

(A) 計畫與方案　　(B) 概要設計

(C) 細部設計　　　(D) 建造文件

34.實驗室設計其搬遷計畫應該要在那個階
段進行？

(A) 計畫與方案　　(B) 概要設計

(C) 細部設計　　　(D) 建造文件

35.實驗室空間管理最好由下列何者來執
行？

(A) 主管　　　　　(B) 委員會

(C) 建築師　　　　(D) 醫檢師

36.下列何者與實驗室空間管理無關？

(A) 免費使用　　　(B) 委員會

(C) 訂定使用政策　(D) 提高效率

37.實驗室在不同部門皆有相同的儀器設
備，以管理觀點看，下列敘述何者較適
當？

(A) 各自使用比較方便

(B) 整合在同一台或少數幾台

(C) 分散好管理

(D) 維持現況各自的財產

38.下列何者不是實驗室空間管理委員會的
職責？

(A) 預測未來空間的需求

(B) 提高空間使用效率

(C) 實驗室設計

(D) 找出與原來用途不一致的空間

39.下列何者不是實驗室空間管理的好方
法？

(A) 定期比較現況與原先所規劃的用途
之差異

(B) 找出與原來用途不一致的空間

(C) 採用使用者付費原則

(D) 利用電腦模擬

40.關於實驗室空間管理的敘述，下列何者
是錯誤？

(A) 規模小的實驗室不需要

(B) 可降低成本

(C) 可增進效率

(D) 能提高產能

九、解答

1. (C)　　2. (B)　　3. (A)　　4. (D)　　5. (B)

6. (A)　　7. (B)　　8. (C)　　9. (D)　　10. (C)

11. (D)　12. (B)　13. (A)　14. (C)　15. (D)

16. (C)　17. (B)　18. (A)　19. (A)　20. (D)
21. (C)　22. (D)　23. (A)　24. (B)　25. (C)
26. (D)　27. (B)　28. (A)　29. (D)　30. (A)
31. (A)　32. (D)　33. (D)　34. (A)　35. (B)
36. (A)　37. (B)　38. (C)　39. (D)　40. (A)

第七章　實驗室流程管理

高智雄

內容大綱

1. 簡介
2. 何謂流程管理
3. 品質改善的基本概念
4. 何謂精實實驗室
5. 實作案例
6. 管理上的意涵

學習目標

1. 了解流程管理的概念與方法
2. 了解流程管理與品質改善的關係
3. 了解精實實驗室的實作概念與方法
4. 了解如何運用流程管理來提升檢驗作業效能與品質
5. 藉某醫院實驗室精實管理改善檢驗報告時效案例，或可適用於某些同級規模實驗室，或引發實驗室有效精簡檢驗流程，改善服務品質。

一、簡介

本章節聚焦於「精實實驗室（Lean Laboratory）」目的在於系統性審查實驗室工作細節，剔除每個「流程」步驟中的浪費（Muda），持續改進實驗室流程運作，以最少的動作步驟與時間來處理進入實驗室的檢體，提高實驗室整體檢驗作業流程之效能與檢驗報告時效，創造實驗室工作人員、病人以及醫療機構的三贏局面。然而，顧客的需求與要求，永遠是管理問題的原點，因為臨床實驗室的顧客（病人與醫師）需要我們提供更快速的檢驗報告，故我們常用檢驗報告時間（Turnaround Time,TAT）來監控實驗室滿足顧客此需求的能力，特別是在臨床需要緊急檢驗時[1]。實驗室欲達成臨床檢驗時效要求，就要從「流程管理」著手，而目前流程管理的發展趨勢為實驗室整體流程的整合與精實管理，試圖將精實原則（Lean Principles）應用在實驗室檢驗作業流程上，以提供更快速的檢驗報告，達成品質目標中的 TAT 要求，以符合顧客需求。

二、何謂流程管理

「流程管理 Process Management」自 1990 年代被提出以來，就成為學術界和實務界的關注焦點。流程管理的過程是顧客導向的；就臨床實務而言，即所謂的主動不斷地改進能提供顧客價值的作業流程，提供「以病人為中心」或「病人導向」的最佳實務（Best Practice）檢驗流程，並達成實驗室的品質目標。

然而，所謂的「流程（Process）」為何？ISO15189：2012 3.17 對流程（Process）的定義為：轉換輸入為輸出之內部相互關連或交互作用活動的組合。Steven Alter（1996）認為「流程（Process）」，係指運用企業中的人員、資訊和其他資源，為內部或外部顧客創造價值的一群相關工作步驟或活動。且這些相關工作步驟或活動與時間和地點有關、具有程序的起訖點以及投入與產出[2]。就臨床檢驗而言，醫師為內部顧客；受檢民眾（病人）則為外部顧客，從醫師開立檢驗處方 Test Order 開始（起點），到檢驗部門發出該檢驗報告（迄點）給內外部顧客（醫師與受檢者），以協助診斷疾病與醫療處置決策參考（檢驗價值）；醫檢人員利用（LIS 取得）檢驗所需相關資訊如：受檢者資料、醫囑檢驗項目……等，以及檢驗部門的相關資源（儀器設備、試劑耗材……等）這些投入，於規定的時間內產生出可信的檢驗報告，在檢驗部門執行從醫囑檢驗、採檢……到報告完成等，這群一連串的檢驗工作步驟或活動，即為「檢驗流程」；每天例行、不斷地重複之制式化、高度標準化工作程序，這即是檢驗部門最重要的核心流程。

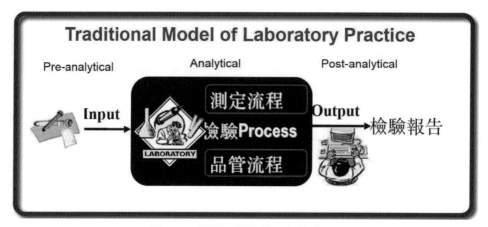

圖 7-1　檢驗流程的輸入與輸出圖

　　此外，組織（實驗室）是一個複雜的系統，是由人員、流程、資訊科技、設施與設備實體等互動元素所組成，經由這些元素之互動，以達成組織目標。而所謂「系統」係指一群互有關聯元素的組合，經由彼此間的相互作用，以達成特定的功能或目標，而這群有著相同目標而共同工作的元素，先接受輸入（Input）再轉換處理（Process）產生輸出（Output）。而實驗室即是一個組織化的系統，包含許多工作流程如：採檢作業流程、檢驗作業流程、檢驗品質管理流程、檢驗報告流程、危險值通報作業流程、儀器設備管理

流程……等一群互有關聯元素的組合，且經由它們的交互運作，來產出產品或服務（如檢驗報告或採檢服務）。

　　因此，為使實驗室能有效運作，必須鑑別與管理這些相連結之作業流程，透過「流程管理」以得到所欲之產出，又可稱之為「流程導向（Process Approach）」。而通常實驗室所欲促成之產出結果，應以「顧客滿意」為依歸，例如：藉由產出正確快速的檢驗報告，以達成顧客滿意。流程管理強調跨部門與顧客導向，引導實驗室去了解，如何滿足顧客需求（有些流程的顧客是內部同仁，如醫護人員），創造

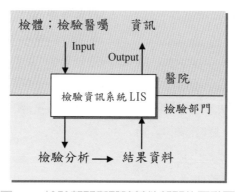

圖 7-2　檢驗部門與醫院其他部門的互動圖

價值。必要時，根本地重新思考改造與設計流程，以便在關鍵的績效衡量構面，例如：品質、時效及成本，達到顯著的突破性改善。一般而言，實驗室可經由流程的合理化、標準化、文件化、電腦化、自動化與預警化的發展步驟，來持續優化與改造流程。另一方面，在 ISO9001:2015 亦特別要求組織應注重流程管理與其規劃設計，在 4.4 品質管理系統與其流程，要求如下：組織應遵照本國際標準的要求建立、實施、維持並持續改進品質管理系統，包括所需要的流程與流程間的交互作用。組織應決定：

1. 品質管理系統各流程所需的輸入和期望的輸出；
2. 這些流程的順序和交互作用；
3. 確保流程的有效運行和控制所需之準則、方法；包括量測及相關的績效指標；
4. 指派這些流程之職責和職權；
5. 風險與機會以及針對風險與機會之計畫與所採取之適當行動；
6. 評估與實施需要的變革；
7. 持續改進。

三、品質改善的基本概念

　　品質改善的基本想法可用 y = f(x) 數學方程式來簡單表示。首重聆聽顧客聲音（Voice of Customer, VOC），鑑別與了解顧客真正的需求，針對顧客的真正重要需求，轉換為關鍵品質特性（Critical-to-Quality characteristics, CTQ），先從外部顧客角度來決定 CTQ（通常呈現於品質手冊 QM），接著從內部角度系統性審查哪些程序（程序書 QP 或標準作業書 SOP）會影響 CTQ。再運用各種流程管理手法，從 4M1E（Manpower 人, Material 材料, Method 方法, Machine 機械, Environment 環境）現場管理五大要素[3]，找出會影響 y 的 QP 或 SOP 因素（x），最後藉由（x）的調整與改善，對（y）造成改變，從而改善 CTQ，滿足顧客的需求或要求[4]。例如：顧客需求 CTQ 為「希望能盡快取得急件檢驗報告」，我們可進一步與顧客達成服務協議，具體量化此 CTQ 為（y）=「急件檢驗報告時間 TAT 於 30 分鐘內完成，且達成率控管在 95% 以上」為實驗室品質目標之一，將質性服務品質 CTQ 無形轉化為量化有形的（y），並主動提供此資訊與聲明給顧客（醫師），以作為品質保證的承諾。假若能將急診採血容器從血清 SST 管改為 Heparin 管，改使用高速離心機縮短離心時間……等（x）進行流程改善，自然能改善該實驗室的急診檢驗報告時間（y），達成品質目標甚至超越原先

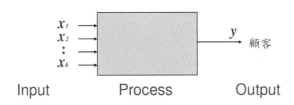

Input　　　　Process　　　　Output

目標，改進現有品質水準。

「品質」可定義為：「符合使用者的需求與要求」或「顧客滿意」。品質改善只是一種手段或工具，並非目的。我們最終目的是提升顧客滿意度，如果不是顧客需要的品質改善，品質再好也徒勞無功，反而可能是種浪費。故應「以終為始」以滿足顧客需求為起始點，透過對顧客需求的了解、事實與資料分析，以及流程管理的改善與創新，進而達成組織的品質策略和品質目標，才是真正有效的品質改善。

此外，品質管理的發展趨勢，已漸漸地從以前間歇式改善（Incremental Improvement）與現今常被提及的持續改善（Continuous Improvement），過渡到未來更受重視的突破性改善（Breakthrough Improvement）。因為傳統的小幅度品質改善，可能仍舊無法滿足顧客的需求，要有突破性改善，才能真正滿足顧客的需求，達到顧客滿意的品質目標。而所謂「突破」就是要跳脫過時的思考模式、舊思維，是一種典範轉移（Paradigm shift）。譬如就臨床事實而言，若實驗室對外聲明急診檢驗報告可於 30 分鐘內完成，但為保險起見（因為事實上不是大部分檢驗報告都能於 30 分鐘內完成，一般實驗室達成率約 85%~95%），急診醫師通常告知病人或其家屬需等候 40 分甚至更久。此時，實驗室若能有突破性改善，如急件報告時間顯著縮短 10 分鐘，則急診醫師將會告知顧客 30 分看報告，這種對臨床醫師與病人有助益影響，才是真正對醫療照護有價值與貢獻的改善。

再者，在已有瑕疵的流程中進行「異常管理」務求除錯，雖也可提升品質，但在逼近五標準差時（現今一般臨床實驗室的檢驗報告錯誤率約小於萬分之三；約等同於 5 個標準差的水準），就會遭遇『投入的成本超出所節省的費用』的障礙，這也是進行傳統的異常管理或流程管理（BPM, Business Process Management）的極限。此時，應重塑流程，跨越五標準差高牆，進行流程再造（BPR, Business Process Reengineer）之急進變革，設計全新、更好的流程，以達到「零瑕疵」的目標，才能有突破性改善，而其需要應用的管理方法就是以精實思維進行精實改善（Lean Process Improvement）。並且轉向注意檢驗品質的另一構面：檢驗報告時效（TAT）。因為目前一般實驗室所設品質指標中的 TAT 達成率大都只有 90% 左右，尚未達三個標準差水準，意即 100 個病人中有 90 個可於實驗室所聲稱的 TAT 時限內完成交付檢驗報告，有 10 個病人會延遲報告。而這 10% 的延遲報告，即是問題癥結點所在，常造成顧客抱怨或糾紛，是目前實驗室應加以關注的議題。

四、何謂精實實驗室

精實思維（Lean Thinking）是種系統化持續改善的典範轉移。而精實實驗室（Lean Laboratory）的目的在於不斷地系統性審查工作細節，剔除每個流程步驟中的浪費，持續改善實驗室運作，以最少的動作步驟與時間來處理進入實驗室的

檢體，提高整體作業流程效能與速度。精實（Lean）表示沒有贅肉結實的樣子，在實務上意義是「根除浪費」；可具體定義為：「一種作業改善方式，也是一種系統化的策略，目的在找出品質不良的原因，減少流程中的浪費，縮小顧客需求期望與實際績效之間的差距，達到成本、品質、服務的最佳化」。在作業流程中發現「浪費」即表發生了不必要成本，而「浪費」係指「任何會增加成本卻無法增加價值之事物」。如等候時間過長、不必要的移動搬運與處理動作、過度加工檢核、第一次做錯而重做改正修復、員工的潛能未發揮、管理上的浪費（更大看不見的浪費）…等。精實的思考方式是從顧客端開始往回推，從了解確認顧客需求開始，把所有不能為顧客增加價值的事物定義為浪費，以不斷消除浪費與變異為目標，企圖以最短時間，把價值交給顧客[5,6]。這與 ISO9001:2008 章節 7.2 顧客相關流程，主動確認顧客需求與期望，按標準作業規範一一查核顧客的需求與要求是什麼？要與顧客溝通並了解他們的期望，進而在作業流程上持續改善以滿足顧客需求，並追求顧客滿意等要求作法是相同的。ISO9001:2008 章節 7.2.1 與產品有關需求的鑑別，更明確說明組織應確定顧客的需求，包括顧客明訂的產品 / 服務要求，如可用性、交貨期及支援服務等。此外，ISO9001:2008 章節 8.5.1 持續改善中提到，組織應利用品質政策、品質目標、績效管理、內部稽核結果、滿意度調查、顧客抱怨、資料分析結果、矯正與預防措施、管理審查等管理的手段，促進品質管理系統持續改善。

「流程」可簡單的解釋為「創造可以交付顧客結果的過程」，以專業術語來說，流程是「從事相關活動的一個有組織的團體，齊心協力創造一個對顧客有價值的結果」。在流程中，所有作業活動為了一個清楚的共同目標，以系統方式有組織的整合在一起，此目標凌駕並塑造所有的活動，只為了創造顧客關心的「結果」，意即「交付顧客要求的產品或服務」。而所謂「流程設計」係指經預先規劃，將所有個別運作整合以達整體目標，也表明清楚什麼工作要被完成、依何順序、在哪裡、由誰負責的標準作業流程，它是重複操作的必要條件；沒有它，每次執行過程可能都不一樣。然而，許多流程中的工作者並沒有齊心協力地做，每個人只把目光鎖在自己的工作；彼此之間互不相連，且流程是未經設計、不是很有組織的「間斷式作業流程」[7]。此外，流程被切割成不連續的片段，每個片段隱藏在各自分離的部門單位或個人，且因無人有權掌管整個流程或洞識流程的重要性。故沒人站在制高點鳥瞰週而復始的「團隊運作」作業流程，整個工作因而無法順暢。在流程不順暢的環境裡，錯誤會不斷出現，這些錯誤（即內部失敗成本）導致必須重新來過的「浪費」，也造成作業完成時間延期，或而造成顧客抱怨[8]。

實驗室要邁向精實之旅是一種系統工程，以如何讓檢體更快速被處理為目標，所有不同科室部門人員隨時都有可能因配

合檢體處理而彈性調整工作內容，打破科室編制對工作內容的限制，持續審視並改善現行檢驗工作系統，減少加值步驟之間不必要的空等時間，不同於傳統著重於提升局部效率改善，精實改善聚焦於整體流程最佳化（Holistic Approach）[9]。藉由改變工作系統輸入端的 4M1E（Manpower 人，Material 材料，Method 方法，Machine 機械，Environment 環境）現場管理五大要素[3]，來影響檢驗結果的輸出品質，並管控檢驗報告品質在允收規格內（如檢驗報告時限），以符合顧客的需求與要求。

五、實作案例

個案實驗室設施建築為開放式（Open Laboratory Design），每日生化、血液、尿液鏡檢檢體量各為 300~400、300~350 及 120~200 件，三部門佔 73% 實驗室檢體量，2008 年底管理審查決議計劃 2009 年將流程垂直整合（Integration）、硬體設備橫向整合（Consolidation），並從實驗室現場檢體的檢核（Inspect）、遲延（Delay）、傳送（Transport）、操作（Operation）、儲存（Store）等五種狀態改善。透過宏觀角度實地行進急件檢驗流程的程序分析，再從微觀角度應用時間與動作研究（Time and Motion Study），看見平時看不見的浪費，如前置等候時間、不必要的移動搬運與處理 ... 等非創造價值動作，以 ECRS 為改善四大思考方向，E：Eliminate 取消不必要的作業或動作、C：Combine 合併必要的作業或動作、R：

Rearrange 將現行作業或動作重排、S：Simplify 簡化作業與動作，透過 ECRS 原則針對每一個工作流程步驟進行分析和改善，簡化工作流程，找出更佳的作業方法和流程[10, 11]，在下列 4M1E 方面，實施系統性精實方案：(a) Environment 工作環境：以醫檢師操作動作經濟原則，調整設備佈置 Layout、(b) Material 耗材：統一全院生化採血管、(c) Machine 設備：引進高速離心機 KUBOTA3700、整合型生化免疫複合機 Beckman Coulter UniCel DxC880i Integrated System、血液分析儀 Sysmex HST-302N 和尿液檢驗分析儀 Iris iQ200 ELITE & ARKRAY AUTION MAX AX-4280、(d) Manpower 人員：打破編制、工作重組，改由檢體收發人員同時協助生化、血液、鏡檢三個急作檢驗部門檢體上機，使三個部門後線醫檢師更專注於檢驗結果審查，快速發出報告、(e) Method 操作方法：導入單件作業流程 One Piece Flow，在生化、血液、鏡檢三個急件檢驗部門檢體不分 Routine 一般件與 STAT 急件，收件立即處理，建立無間斷的檢體處理程序。

實驗室引進兩台 KUBOTA3700 高速冷凍離心機，經過實證測試實際檢體評估在不影響各項檢驗結果的前提下，縮短生化與血液凝固檢體離心時間為 1 分鐘[12]，並 e 化以電腦自動儲存原始檢驗結果（raw data）紀錄，減少各部門人員核對裝訂書面原始檢驗結果之動作時間，生化與血液學檢驗因而加速報告釋出速度；尿液常規鏡檢檢驗則引進 Iris IQ200 尿沉

渣分析儀連結 ARKRAY AX-4280 尿液化學分析儀之自動化模組 Work cells，直接剔除傳統方法執行尿液檢體離心與人工鏡檢時間，而大幅加快尿液檢驗報告速度；而在生化部門則引進 Beckman Coulter DxC880i 整合型生化免疫複合機，透過 UCTA（UniCel Closed Tube Aliquotter） 將兩台不同檢驗項目儀器連結整合為一台（Consolidation），以能同時操作一般生化檢驗項目與 Cardiac Marker 檢驗—減少分裝 Troponin I 與 CK-MB 檢體上兩台儀器的時間，並使用免拔蓋穿刺取樣系統（CTS, Closed-Tube Sampling） 減少拔蓋時間；改善前生化儀器有『Beckman Coulter Access II 執 行 Cardiac Marker 檢驗』與『兩台 Lx20 儀器（主備機相互備援）執行一般生化檢驗項目』共三台；改善後將兩台不同檢驗項目儀器（Beckman Coulter Access II 與 Lx20）連結整合為一台（Beckman Coulter DxC880i），保留並更新一台一般生化項目備機 Beckman Coulter DxC800。其中，血液部門 PT & aPTT 檢驗儀器 Sysmex CA1500 原本早已使用免拔蓋自動穿刺取樣系統。

工作流程改善結果：實驗室三個部門精實前後人力配置六員不變，精實前後工作環境檢驗儀器設備佈置見圖 7-3~7-5。急診生化檢驗流程精實前後「間與動作研究」結果見表 7-1~7-3，生化檢驗不含心臟標誌 Troponin I 與 CK-MB，共節省人員 7 個操作步驟、9.2~15.6 公尺搬運、5.7~12.1 分鐘作業。生化檢驗含 Troponin I 與 CK-MB，共節省 9 個操作步驟、9.2~15.6 公尺搬運、15.5~22.1 分鐘。精實改善後，大幅減少病人的等待時間和工作人員完成任務所需的走動距離與時間。改善後 2010 年急診生化檢體數為 19602 件，一年約減少醫檢師工作走動距離 180~306 公里，同時節省作業時間約 1862~7220 小時。急診血液檢驗流程精實前後「時間與動作研究」結果見表 7-4~7-5，血液檢驗（含 PT & aPTT），共節省人員 5 個操作步驟，5.3 公尺搬運，5.0~12.0 分鐘作業。改善後 2010 年急診血液檢體數為 22681 件，一年約減少醫檢師工作走動距離 120 公里，同時節省作業時間約 1890~4536 小時。急診尿液檢驗流程精實前後「時間與動作研究」結果見表 6~7，尿液檢驗，共節省人員 13 個操作步驟，4.8 公尺搬運，9.1~12.4 分鐘作業。改善後 2010 年急診尿液檢體數為 7132 件，一年約減少醫檢師工作走動距離 8 公里，同時節省作業時間約 1082~1474 小時。門診急件生化、血液與尿液檢驗流程之「時間與動作研究」結果與急診檢驗流程比較，只有檢體取得到離心處理等檢驗前幾個步驟（step 1-4）不同，其餘後續檢驗中與檢驗後階段之步驟皆相同。

比較 2009 與 2010 年 1~5 月同期改善前後三個部門急件檢驗報告時間，門診急件由 16035 件增加至 19211 件，雖業務量成長 20%，生化報告時間中位數由 27 分縮為 21 分（見圖 7-6）；血液由 14 分縮為 11 分（見圖 7-7）；尿液鏡檢由 17 分鐘縮為 12 分（見圖 7-8）。急診檢驗由 18065 件增加至 20753 件成長 15%，生化報告時

間中位數由 18 分縮為 12 分（見圖 7-9）；血液由 6 分縮為 5 分（見圖 7-10）；尿液鏡檢由 9 分縮為 6 分（見圖 7-11）。2009 年底管理審查後即於 2010 年 1 月將血液與尿液急診檢驗報告時間（時限）縮短為 20 分鐘；生化檢驗後續於 2010 年管理審查，縮短為 20 分鐘內完成（不含 Troponin I 和 CK-MB），生化檢驗（含 Troponin I 和 CK-MB）於 25 分鐘內完成，急診檢驗結案時程大減 33%（30 分鐘減為 20 分鐘內完成）。

另外，持續監控實驗室門急診急件檢驗報告時效，2010 年度 1~5 月急診血液報告時限 20 分鐘達成率從 2009 年 88.8% 升至 98.2%；門診急件報告時限 30 分從 86.9% 升至 96.0%。2010 年急診尿液報告時限 20 分完成率為 98.1~99.8%；門診生化速件 40 分達成率平均值，由 87.9% 改善為 95.9%，急診生化時限 30 分達成率平均值，由 92.3% 改善為 98.7%。三個部門改善後 TAT 急件檢驗報告時間達成率均能達成實驗室品質目標（大於 90%）。

此外，實驗室於 2010 年 8 月 5~16 日分別針對生化、血液、尿液鏡檢急件檢驗報告完成時間與檢驗報告延遲時主動通知服務等四項進行滿意度調查，急診醫師共發出 8 份（回收率 100%）、門診醫師共發出 60 份（回收率 87%）。醫師滿意度調查結果平均滿意度見表 8，急診醫師平均滿意度皆高於 80 以上，等候尿液鏡檢時間平均 87.5 最為滿意，表示有多位醫師很滿意。但對於實驗室於檢驗延遲時，主動通知服務之平均滿意度為 76，表門診醫師對實驗室未確實執行通知仍有期許，而大部份接獲檢驗延遲通知者，雖實驗室延遲報告，醫師仍舊是滿意或可接受的。持續 5 年長期監控 2009 年精實改善後的生化急診檢驗報告時間中位數由 18 分鐘降低為 12 分維持至 2013 年不變，四分位差則由 7 分鐘每年減少 1 分鐘，至 2012 與 2013 年皆為 3 分鐘，表示系統愈來愈穩定，變異縮小，見圖 7-12。2010 年 ~2013 年三個部門改善後 TAT 急件檢驗報告時間達成率皆大於 90% 符合實驗室品質目標。

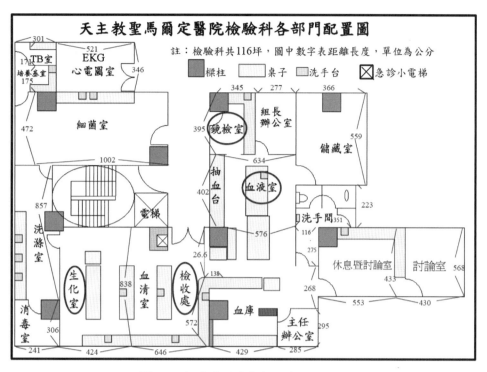

圖 7-3　個案實驗室各部門空間配置圖

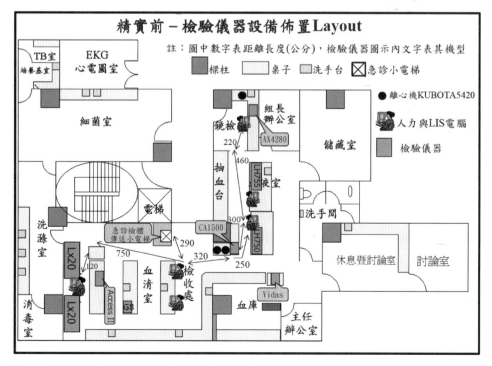

圖 7-4　精實前－檢體收發處、生化、血液、尿液鏡檢等自動化部門空間與設備配置圖

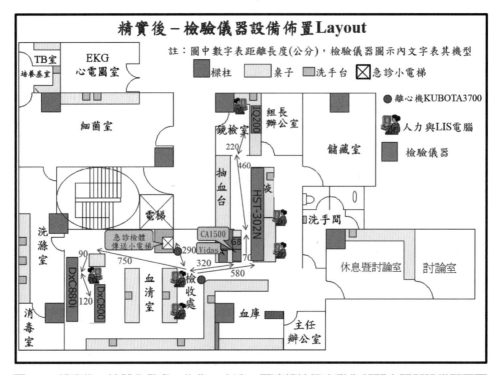

圖 7-5　精實後—檢體收發處、生化、血液、尿液鏡檢等自動化部門空間與設備配置圖

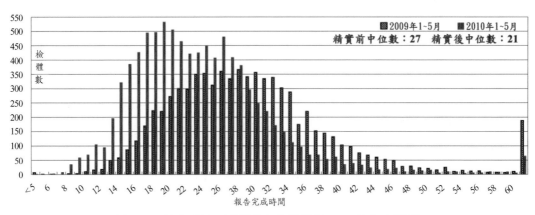

圖 7-6　精實前後—門診生化急件檢驗 TAT 分布比較圖

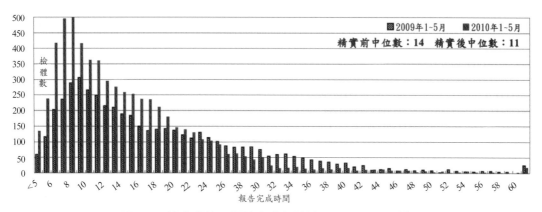

圖 7-7　精實前後―門診血液急件檢驗 TAT 分布比較圖

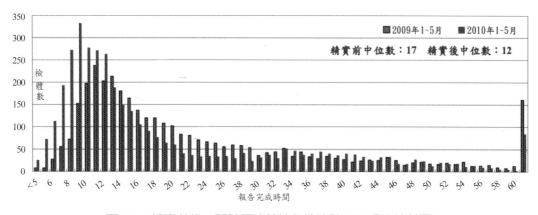

圖 7-8　精實前後―門診尿液鏡檢急件檢驗 TAT 分布比較圖

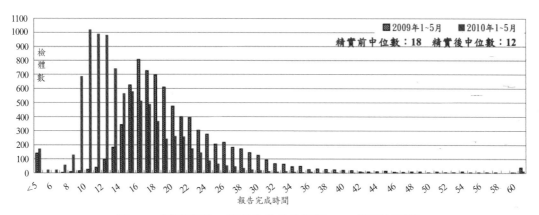

圖 7-9　精實前後―急診生化急件檢驗 TAT 分布比較圖

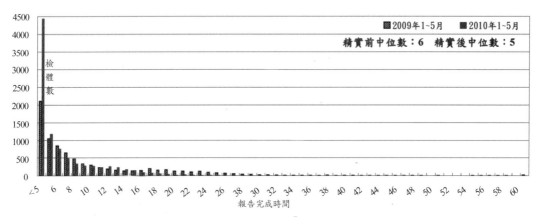

圖 7-10　精實前後─急診血液急件檢驗 TAT 分布比較圖

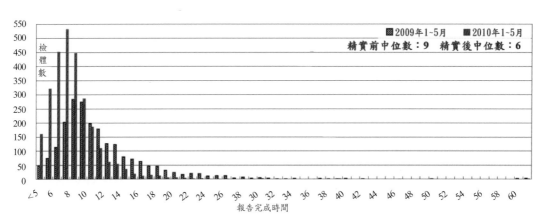

圖 7-11　精實前後─急診尿液鏡檢急件檢驗 TAT 分布比較圖

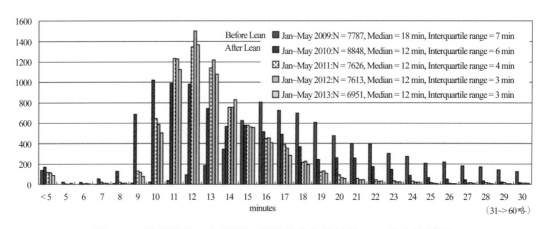

圖 7-12　精實前後 5 年同期─急診生化急件檢驗 TAT 分布比較圖

表7-1 生化檢驗（不含Cardiac Marker檢驗）－精實改善前流程程序表

工作部門：檢體收發處&生化組 文件編號：STM.Lab.D15101 　　　　& STM.Lab.C15119	Motion 動作	現行方法		建議方法		節省	
		Steps	Time(秒)	Steps	Time(秒)	Steps	Time(秒)
工作名稱：急診生化檢驗 　　　　（不含 Cardiac marker）	操作 ○	5	78	3	38	2	40
允收標準：TAT 時限 30 分鐘	搬運 ⇨	8	45~57	5	31	3	14~26
開始（工作部門）：檢體收發處	檢核 □	2	85	2	85	0	0
終止（工作部門）：生化組	遲延 D	4	530~1808	2	250~1150	2	280~658
研究者：許琳偵/嚴雯馨組長	儲存 ▽	1	5	1	5	0	0
審核者：高智雄主任	輸送距離	25.3~31.7 公尺		16.1 公尺		9.2~15.6 公尺	

Step No.	輸送 距離 (m)	使用 時間 (秒)	操作	搬運	檢核	遲延	儲存	工作程序步驟說明	E 剔除	C 合併	R 重排	S 簡化
1	2.9	5	○	⇨	□	D	▽	檢收處人員走至急診傳送小電梯(擬取檢體)				
2	-	8	○	⇨	□	D	▽	開小電梯取出檢體和檢驗單再關門按回 1F				
3	2.9	5	○	⇨	□	D	▽	檢收處人員走回檢收處工作檯(擬簽收檢體)				
4	-	60	○	⇨	□	D	▽	核對檢體和檢驗單允收後於 HIS 電腦系統簽收醫囑同時產出條碼並核對貼上各檢體條碼				
5	3.2	6	○	⇨	□	D	▽	將該檢體和檢驗單搬運到離心機處(擬離心)				●
6	-	0-300	○	⇨	□	D	▽	等待離心機有空閒可執行該檢體離心，檢體先置於離心機旁(非運轉中則直接跳至 Step 8)	●			
7	0-6.4	0-12	○	⇨	□	D	▽	聽到離心機鈴聲再走回離心機(擬離心檢體)				●
8	-	10	○	⇨	□	D	▽	將已離好檢體取出再放入該檢體按 start 離心				●
9	-	350	○	⇨	□	D	▽	等待檢體離心時間(離心條件 5 分鐘 3500rpm)				●
10	3.2	6	○	⇨	□	D	▽	檢收處人員聽到離心機完成鈴聲走回離心機				●
11	-	25	○	⇨	□	D	▽	打開離心機檢核檢體，必要時備註檢體外觀	●			
12	10.7	15	○	⇨	□	D	▽	已離心檢體搬運到生化工作檯(擬上機檢驗)	●			
13	-	0-120	○	⇨	□	D	▽	等待生化醫檢師有空執行該檢體上機的時間	●			
14	1.2	4	○	⇨	□	D	▽	醫檢師有空起身走至工作檯(擬將檢體上機)				
15	-	10	○	⇨	□	D	▽	醫檢師核對檢體並拔蓋置入生化儀器檢體架				
16	1.2	4	○	⇨	□	D	▽	醫檢師將檢體架檢體搬運至生化儀器處上機				
17	-	180~1038	○	⇨	□	D	▽	等待檢驗分析時間(不同病人檢體依醫師醫囑各有其不同檢驗項目，最少一項最多十幾項)	●			
18	-	20	○	⇨	□	D	▽	取下儀器印出之檢驗結果並找檢驗單釘一起				
19	-	30	○	⇨	□	D	▽	由 LIS 發出報告後再到 HIS 的確認報告已發出				●
20	-	5	○	⇨	□	D	▽	儲存原始檢驗結果與已檢驗的剩餘檢體				

Total　最短 12.4 分最長 33.9 分 共節省 7 個操作步驟、9.2~15.6 公尺搬運、5.7~12.1 分鐘

表7-2　生化檢驗（含Cardiac Marker檢驗）—精實改善前流程程序表

工作資訊	Motion 動作	現行方法 Steps	現行方法 Time(秒)	建議方法 Steps	建議方法 Time(秒)	節省 Steps	節省 Time(秒)
工作部門：檢體收發處&生化組　文件編號：STM.Lab.D15101 &STM.Lab.C15119	操作 ○	6	150	3	38	3	112
工作名稱：急診生化檢驗（含 Cardiac marker）	搬運 ⇨	8	45~57	5	31	3	14~26
允收標準：TAT 時限 30 分鐘	檢核 □	2	85	2	85	0	0
開始（工作部門）：檢體收發處　終止（工作部門）：生化組	遲延 D	5	1450~1940	2	250~1150	3	1200~790
研究者：許琳偵/嚴雯馨組長	儲存 ▽	1	5	1	5	0	0
審核者：高智雄主任	輸送距離	25.3~31.7 公尺		16.1 公尺		9.2~15.6 公尺	

Step No.	輸送距離(m)	使用時間(秒)	操作	搬運	檢核	遲延	儲存	工作程序步驟說明	E剔除	C合併	R重排	S簡化
1	2.9	5	○	⇨	□	D	▽	檢收處人員走至急診傳送小電梯(擬取檢體)				
2	-	8	●	⇨	□	D	▽	開小電梯取出檢體和檢驗單再關門按回 1F				
3	2.9	5	○	⇨	□	D	▽	檢收處人員走回檢收處工作檯(擬簽收檢體)				
4	-	60	○	⇨	■	D	▽	核對檢體和檢驗單允收後於 HIS 電腦系統簽收醫囑同時產出條碼並核對貼上各檢體條碼				
5	3.2	6	○	⇨	□	D	▽	將該檢體和檢驗單搬運到離心機處(擬離心)		●		
6	-	0-300	○	⇨	□	D	▽	等待離心機有空閒可執行該檢體離心，檢體先置於離心機旁(非運轉中則直接跳至 Step 8)	●			
7	0-6.4	0-12	○	⇨	□	D	▽	聽到離心機鈴聲再走回離心機(擬離心檢體)				●
8	-	10	●	⇨	□	D	▽	將已離好檢體取出再放入該檢體按 start 離心				●
9	-	350	○	⇨	□	D	▽	等待檢體離心時間(離心條件 5 分鐘 3500rpm)				●
10	3.2	6	○	⇨	□	D	▽	檢收處人員聽到離心機完成鈴聲走回離心機			●	
11	-	25	○	⇨	■	D	▽	打開離心機檢核檢體，必要時備註檢體外觀		●		
12	10.7	15	○	⇨	□	D	▽	已離心檢體搬運到生化工作檯(擬上機檢驗)				
13	-	0-120	○	⇨	□	D	▽	等待生化醫檢師有空執行該檢體上機的時間	●			
14	1.2	4	○	⇨	□	D	▽	醫檢師有空起身走至工作檯(擬將檢體上機)	●			
15	-	30	●	⇨	□	D	▽	醫檢師核對檢體並拔蓋後，標示 0.5mL 的檢體杯病人識別、取吸管分裝檢體置入杯內				
16	-	52	●	⇨	□	D	▽	人工輸入 Access 2 儀器檢體資訊後上機檢驗				
17	-	1080	○	⇨	□	D	▽	等待 Access2 儀器 Cardiac Marker 檢驗時間		●		
18	-	20-90	○	⇨	□	D	▽	等待生化醫檢師有空謄寫該檢驗結果的時間(含取另一儀器印出之結果與檢驗單釘一起)	●			
19	1.2	4	○	⇨	□	D	▽	醫檢師有空走回 Access2 儀器(擬謄寫結果)	●			
20	-	20	●	⇨	□	D	▽	人工查詢並謄寫 Access2 檢驗結果於檢驗單	●			
21	-	30	●	⇨	□	D	▽	由 LIS 發出報告後再到 HIS 的確認報告已發出				●
22	-	5	○	⇨	□	D	▼	儲存原始檢驗結果與處理已檢驗的剩餘檢體				●
Total		最短 28.9 分最長 37.3 分						共節省 9 個操作步驟、9.2~15.6 公尺搬運、15.5~22.1 分鐘				

表7-3　生化檢驗（生化合併含Cardiac Marker檢驗）—精實改善後流程程序表

工作部門：檢體收發處&生化組
文件編號：STM.Lab.D15101　&STM.Lab.C15119
工作名稱：急診生化檢驗（含 Cardiac marker）
允收標準：TAT 時限 30 分鐘
開始（工作部門）：檢體收發處
終止（工作部門）：生化組
研究者：許琳偵/嚴雯馨組長
審核者：高智雄主任

Motion 動作	現行方法 Steps	Time(秒)	建議方法 Steps	Time(秒)	節省 Steps	Time(秒)
操作 ○	3	38				
搬運 ⇨	5	31				
檢核 □	2	85				
遲延 D	2	250~1150				
儲存 ▽	1	5				
輸送距離		16.1 公尺				

Step No.	輸送距離(m)	使用時間(秒)	操作	搬運	檢核	遲延	儲存	工作程序步驟說明	E 剔除	C 合併	R 重排	S 簡化
1	2.9	5	○	**⇨**	□	D	▽	檢收處人員走至急診傳送小電梯處(擬取檢體)				
2	-	8	**◎**	⇒	□	D	▽	開小電梯取出檢體和檢驗單再關門按回1F急診				
3	2.9	5	○	**⇨**	□	D	▽	檢收處人員走回檢收處工作檯(擬簽收該檢體)				
4	-	60	○	⇒	**■**	D	▽	核對檢體和檢驗單允收後於 HIS 電腦系統簽收核對醫囑同時產出條碼並核對貼上各檢體條碼				
5	1.2	4	○	⇒	□	D	▽	將檢體和檢驗單搬運到離心機處(擬執行離心)				
6	-	10	**◎**	⇒	□	D	▽	將已離好檢體取出再放入該檢體按 start 離心				
7	-	70	○	⇒	□	**D**	▽	等待檢體離心時間(離心條件 1 分鐘 10000g)				
8	1.2	4	○	**⇨**	□	D	▽	檢收處人員聽到離心機完成鈴聲走回離心機處(擬取出離心檢體)				
9	-	25	○	⇒	**■**	D	▽	打開離心機檢核檢體允收後直接置入儀器檢體架(條碼朝外)，必要時於檢驗單上備註外觀				
10	7.9	13	○	**⇨**	□	D	▽	檢收處人員將生化儀器檢體架的檢體與檢驗單搬運到生化儀器直接上機按 start 執行分析				
11	-	180-1080	○	⇒	□	**D**	▽	等待檢驗分析時間(不同病人檢體依醫師醫囑各有其不同檢驗項目，最少一項最多十幾項)				
12	-	20	**◎**	⇒	□	D	▽	生化醫檢師由 LIS 審核釋出儀器連線檢驗結果				
13	-	5	○	⇒	□	D	**▽**	儲存檢驗單與已檢驗的剩餘檢體				

Total　最短 6.8 分最長 21.8 分(當檢驗項目包含 Cardiac marker 時分析時間最長需 1080 秒)

表7-4　血液檢驗（含PT & aPTT檢驗）—精實改善前流程程序表

工作部門：檢體收發處&血液組	Motion 動作	現行方法		建議方法		節省	
文件編號：STM.Lab.D15101 &STM.Lab.H15101		Steps	Time(秒)	Steps	Time(秒)	Steps	Time(秒)
工作名稱：急診血液檢驗	操作 ○	5	68	4	58	1	10
允收標準：TAT 時限 30 分鐘	搬運 ⇨	9	46	7	37	2	9
開始（工作部門）：檢體收發處	檢核 □	2	85	2	85	0	0
終止（工作部門）：血液組	遲延 D	5	1010~1490	3	730~790	2	280~700
研究者：許琳偵/嚴雯馨組長	儲存 ▽	1	5	1	5	0	0
審核者：高智雄主任	輸送距離	23.5 公尺		18.2 公尺		5.3 公尺	

Step No.	輸送距離 (m)	使用時間 (秒)	Motion 動作（操作／搬運／檢核／遲延／儲存）	工作程序步驟說明	E 剔除	C 合併	R 重排	S 簡化
1	2.9	5	搬運 ⇨	檢收處人員走至急診傳送小電梯(擬取檢體)				
2	-	8	操作 ○	開小電梯取出檢體和檢驗單再關門按回 1F				
3	2.9	5	搬運 ⇨	檢收處人員走回檢收處工作檯(擬簽收檢體)				
4	-	60	檢核 □	核對檢體和檢驗單允收後於 HIS 電腦系統簽收醫囑同時產出條碼並核對貼上各檢體條碼				
5	3.2	6	搬運 ⇨	將 PT&aPTT 檢體搬運到離心機處(擬離心)			●	
6	2.5	5	搬運 ⇨	另將 CBC 檢體搬運到血液工作檯(擬上機)		●		
7	-	0-300	遲延 D	等待離心機有空可執行該檢體離心，檢體先置離心機旁(非運轉中直接離心跳至 Step11)	●			
8	3.2	6	搬運 ⇨	聽到鈴聲再走回離心機(擬離 PT&aPTT 檢體)				●
9	-	10	操作 ○	將已離好檢體取出再放入該檢體按 start 離心				●
10	-	350	遲延 D	等待 PT&aPTT 檢體離心 5 分鐘 3500rpm 時間				●
11	3.2	6	搬運 ⇨	檢收處人員聽到離心機完成鈴聲走回離心機處(擬取出已離心 PT&aPTT 檢體)				●
12	-	25	檢核 □	打開離心機檢核檢體，必要時備註檢體外觀		●		
13	1.4	4	搬運 ⇨	將檢體搬運置入 CA1500 儀器旁鐵架(擬上機)		●		
14	-	0-120	遲延 D	等待血液醫檢師有空執行該檢體上機的時間		●		
15	3.0	5	搬運 ⇨	血液醫檢師有空走至 CA1500 儀器(擬上機)				
16	-	10	操作 ○	人工輸入 CA1500 儀器檢體資訊後上機檢驗				
17	-	600	遲延 D	等待 CA1500 儀器 PT&aPTT 檢驗的時間		●		
18	-	60-120	遲延 D	等待血液醫檢師有空騰寫該檢驗結果的時間				
19	1.2	4	搬運 ⇨	醫檢師有空走至 CA1500 儀器(擬騰寫結果)				
20	-	20	操作 ○	人工查詢並騰寫 CA1500 檢驗結果於檢驗單				
21	-	20	操作 ○	由 LIS 發出報告後再到 HIS 的確認報告已發出				●
22	-	5	儲存 ▽	儲存原始檢驗結果與處理已檢驗的剩餘檢體				●
Total	最短 20.2 分最長 28.2 分			共節省 5 個操作步驟、5.3 公尺搬運、5~12 分鐘				

表7-5　血液檢驗（含PT & aPTT檢驗）－精實改善後流程程序表

工作部門：檢體收發處&血液組	Motion 動作	現行方法		建議方法		**節省**	
		Steps	Time(秒)	Steps	Time(秒)	Steps	Time(秒)
文件編號：STM.Lab.D15101 &STM.Lab.H15101							
工作名稱：急診血液檢驗	操作 ○	4	58				
允收標準：TAT 時限 30 分鐘	搬運 ⇨	7	37				
開始（工作部門）：檢體收發處	檢核 □	2	85				
終止（工作部門）：血液組	遲延 D	3	730~790				
研究者：許琳偵/嚴雯馨組長	儲存 ▽	1	5				
審核者：高智雄主任	輸送距離	18.2 公尺					

Step No.	輸送距離 (m)	使用時間 (秒)	Motion 動作 操作 搬運 檢核 遲延 儲存	工作程序步驟說明	改善方法 剔除 E 合併 C 重排 R 簡化 S
1	2.9	5	○ ⇨ □ D ▽	檢收處人員走至急診傳送小電梯(擬取檢體)	
2	-	8	○ ⇨ □ D ▽	開小電梯取出檢體和檢驗單再關門按回 1F	
3	2.9	5	○ ⇨ □ D ▽	檢收處人員走回檢收處工作檯(擬簽收該檢體)	
4	-	60	○ ⇨ □ D ▽	核對檢體和檢驗單允收後於 HIS 電腦系統簽收醫囑同時產出條碼並核對貼上各檢體條碼	
5	1.2	4	○ ⇨ □ D ▽	將 PT&aPTT 檢體搬運到離心機處(擬離心)	
6	-	10	○ ⇨ □ D ▽	將已離好檢體取出再放入該檢體按 start 離心	
7	-	70	○ ⇨ □ D ▽	等待 PT&aPTT 檢體離心時間(1 分鐘 10000g)	
8	5.8	10	○ ⇨ □ D ▽	檢收處人員將 CBC 檢體與檢驗單搬運到血液儀器直接上機，並將檢驗單遞交於血液工作檯	
9	1.2	4	○ ⇨ □ D ▽	檢收處人員聽到離心機完成鈴聲走回離心機處(擬取出已離心 PT&aPTT 檢體)	
10	-	25	○ ⇨ □ D ▽	檢收處人員打開離心機檢核檢體允收後直接置入 PT&aPTT 儀器檢體架(垂直、條碼朝外)	
11	3.0	5	○ ⇨ □ D ▽	將 PT&aPTT 檢體搬運到 CA1500 儀器上機	
12	-	600	○ ⇨ □ D ▽	等待血液檢驗分析時間(PT&aPTT 檢驗時間約 10 分鐘較 CBC 檢驗項目時間長)	
13	-	60-120	○ ⇨ □ D ▽	等待血液醫檢師有空騰寫該檢驗結果的時間	
14	1.2	4	○ ⇨ □ D ▽	醫檢師有空走至 CA1500 儀器(擬謄寫結果)	
15	-	20	○ ⇨ □ D ▽	人工查詢並謄寫 CA1500 檢驗結果於檢驗單	
16	-	20	○ ⇨ □ D ▽	血液醫檢師由 LIS 審核釋出儀器連線檢驗結果	
17	-	5	○ ⇨ □ D ▽	儲存檢驗單與已檢驗的剩餘檢體	
Total	最短 15.3 分最長 16.3 分(當檢驗項目包含 PT&aPTT 時分析時間最長需 600 秒)				

表7-6　尿液檢驗（Urine Routine檢驗）—精實改善前流程程序表

工作部門：檢體收發處&鏡檢組	Motion 動作	現行方法		建議方法		**節省**	
		Steps	Time(秒)	Steps	Time(秒)	Steps	Time(秒)
文件編號：STM.Lab.D15101 &STM.Lab.O15130 工作名稱：急診尿液常規檢驗	操作 ○	7	94~104	4	43~133	3	51~29
允收標準：TAT 時限 30 分鐘	搬運 ⇨	7	40	3	26	4	14
開始（工作部門）：檢體收發處	檢核 □	3	70	1	60	2	10
終止（工作部門）：鏡檢組	遲延 D	5	610~910	1	120~240	4	490~670
研究者：許琳偵/嚴雯馨組長	儲存 ▽	1	5	1	5	0	0
審核者：高智雄主任	輸送距離	22.4 公尺		17.6 公尺		4.8 公尺	

Step No.	輸送距離(m)	使用時間(秒)	操作	搬運	檢核	遲延	儲存	工作程序步驟說明	剔除 E	合併 C	重排 R	簡化 S
1	2.9	5	○	⇨	□	D	▽	檢收處人員走至急診傳送小電梯(擬取檢體)				
2	-	8	○	⇨	□	D	▽	開小電梯取出檢體和檢驗單再關門按回 1F				
3	2.9	5	○	⇨	□	D	▽	檢收處人員走回檢收處工作檯(擬簽收檢體)				
4	-	60	○	⇨	□	D	▽	核對尿液檢體杯和檢驗單允收後於 HIS 電腦系統簽收醫囑時產出尿液條碼釘於檢驗單上				●
5	11.8	16	○	⇨	□	D	▽	尿杯、條碼和檢驗單搬運遞交鏡檢室工作檯				●
6	-	0-120	○	⇨	□	D	▽	等待鏡檢醫檢師有空執行該尿液檢驗的時間	●			
7	1.2	4	○	⇨	□	D	▽	鏡檢醫檢師有空走至工作檯(擬處理尿檢體)	●			
8	-	30	○	⇨	□	D	▽	醫檢師核對尿杯、條碼與檢驗單，取出 SY 尿管、貼上條碼倒入 12mL 尿液後尿杯置水槽				●
9	1.2	4	○	⇨	□	D	▽	醫檢師搬運檢體至 AX4280 尿化學儀器上機		●		
10	-	200	○	⇨	□	D	▽	等待 AX4280 儀器尿液化學分析判讀的時間		●		
11	-	60-120	○	⇨	□	D	▽	等待鏡檢醫檢師有空可黏貼尿化學檢驗結果	●			
12	-	6	○	⇨	□	D	▽	醫檢師核對並黏貼尿化學檢驗結果於檢驗單	●			
13	-	5	○	⇨	□	D	▽	醫檢師取尿化學驗單檢體，置入離心機離心	●			
14	-	350	○	⇨	□	D	▽	等待尿沉渣檢體離心 5 分鐘 1500rpm 的時間				
15	1.0	2	○	⇨	□	D	▽	聽到離心機完成鈴聲走回離心機(擬取檢體)	●			
16	-	5	○	⇨	□	D	▽	打開離心機取出 SY 尿管，於水槽倒掉上清液	●			
17	1.4	4	○	⇨	□	D	▽	將檢體搬運置入顯微鏡旁鐵架(擬人工鏡檢)	●			
18	-	0-120	○	⇨	□	D	▽	等待鏡檢醫檢師有空執行尿沉渣鏡檢的時間	●			
19	-	4	○	⇨	□	D	▽	醫檢師取出待檢 SY 尿管核對尿管與檢驗單	●			
20	-	6	○	⇨	□	D	▽	取吸管將尿沉渣混合均勻後滴入鏡檢玻片上	●			
21	-	20-120	○	⇨	□	D	▽	鏡檢判讀並記錄結果(turbid 異常尿沉渣鏡檢時間約 2 分鐘較 clear 正常尿沉渣鏡檢時間長)	●			
22	-	20	○	⇨	□	D	▽	由 LIS 發出報告後再到 HIS 的確認報告已發出				●
23	-	5	○	⇨	□	D	▽	儲存原始檢驗結果與處理已檢驗的剩餘檢體				●
Total	最短 13.7 分最長 18.8 分							共節省 13 個操作步驟、4.8 公尺搬運、9.1~12.4 分鐘				

表7-7　尿液檢驗（Urine Routine檢驗）一精實改善後流程程序表

工作部門：檢體收發處&鏡檢組	Motion 動作	現行方法		建議方法		**節省**	
		Steps	Time(秒)	Steps	Time(秒)	Steps	Time(秒)
文件編號：STM.Lab.D15101 &STM.Lab.O15130							
工作名稱：急診尿液常規檢驗	操作 ○	4	43~133				
允收標準：TAT 時限 30 分鐘	搬運 ⇨	3	26				
開始（工作部門）：檢體收發處	檢核 □	1	60				
終止（工作部門）：鏡檢組	遲延 D	1	120~240				
研究者：許琳偵/嚴雯馨組長	儲存 ▽	1	5				
審核者：高智雄主任	輸送距離	17.6 公尺					

Step No.	輸送距離 (m)	使用時間 (秒)	操作	搬運	檢核	遲延	儲存	工作程序步驟說明	別除 E	合併 C	重排 R	簡化 S
1	2.9	5	○	⇨	□	D	▽	檢收處人員走至急診傳送小電梯(擬取檢體)				
2	-	8	○	⇨	□	D	▽	開小電梯取出檢體和檢驗單再關門按回 1F				
3	2.9	5	○	⇨	□	D	▽	檢收處人員走回檢收處工作檯(擬簽收該檢體)				
4	-	60	○	⇨	□	D	▽	核對尿液檢體杯和檢驗單允收後於 HIS 電腦系統簽收時產出尿液條碼貼先於 SY 尿管上				
5	11.8	16	○	⇨	□	D	▽	尿杯、條碼尿管和檢驗單搬運到鏡檢室工作檯				
6	-	15	○	⇨	□	D	▽	檢收處人員核對尿杯與條碼尿管，將尿杯檢體倒入尿管後置入 IQ200 Workcell 檢體架上機				
7	-	120~240	○	⇨	□	D	▽	等待尿液檢驗分析時間(clear 正常尿液之檢驗時間約 2 分鐘；turbid 尿液檢驗時間約 4 分)				
8	-	0~90	○	⇨	□	D	▽	鏡檢醫檢師於 IQ200 電腦審查確認或編輯尿沉渣圖像(clear 尿液不需時編輯；turbid 尿液需再審查確認或編輯儀器自動歸類之正確性)				
9	-	20	○	⇨	□	D	▽	鏡檢醫檢師由 LIS 審核釋出儀器連線檢驗結果				
10	-	5	○	⇨	□	D	▽	儲存檢驗單與已檢驗的剩餘檢體				
Total	最短 4.2 分最長 7.7 分(當混濁尿液檢體時檢驗時間最長，正常尿液耗時最短 4.2 分)											

表7-8　醫師滿意度調查平均滿意度（很滿意100、滿意80、可接受60、不滿意40、很不滿意20）

	1.等候生化報告完成時間	2.等候血液報告完成時間	3.等候尿液鏡檢報告完成時間	4.檢驗延遲時，主動通知服務
門診醫師（n=52）	80	80	83	76
急診醫師（n=8）	80	85	87.5	85

六、管理上的意涵

本案例實驗室檢驗報告時間 TAT 指標分為門診與急診急件 TAT，係因門診與急診檢驗之臨床作業流程不同，其對應績效評量指標 TAT 定義不同，急診檢驗係由急診執行採檢後傳送至實驗室，其 TAT 為實驗室收到檢體的時刻起到急診檢驗報告發出之時間；而門診急件檢驗 TAT 指標定義為門診病人至實驗室報到起到門診檢驗報告發出之時間，故門診比急診檢驗增加了實驗室採檢作業時間，兩者 TAT 因指標定義不同而結果不同。其中，門診尿液鏡檢更常因病人至洗手間留尿液檢體時，走動時間或暫無尿意未能立即採集而延遲將尿液檢體送至實驗室，導致實驗室的門診 TAT 延長且變異較大。一旦所有檢體進入實驗室後其作業流程不分門診或急診，其後續作業流程皆相同。

本案例實驗室係以目前實驗室整體所提供之急件檢驗服務，系統性思考聚焦於整體工作流程最佳化，剔除非價值創造步驟；不同於其他相關研究只著重於提升局部效率的流程改善，如：Pockets of Lean 小區塊的精實改善[9]。此外，以精實原則之抽象概念，結合工業工程（Industrial Engineering）管理之工作研究手法，如：時間研究、方法研究之程序分析與動作分析等[10,11]，形成一套具體可行的實驗室精實改善方法論。實驗室因精實流程及改進設備節省大量作業時間，然精實前後人力配置六員不變，醫檢師日常例行工作節省之動作與等待時間，減少工作負荷量與

時間壓力，立即增加了許多可支配時間，並降低了臨床工作職場壓力（workplace stress）[13]，可從容不迫地應用於其他服務品質提升活動與專業發展學習成長上，例如：加強與臨床醫護人員之溝通作業（包含與採檢人員溝通確認預防假性危險值和特殊情況檢驗報告延遲通知），將血清室 HbA1c 醣化血色素 G8 儀器轉移至血液室，見圖 2 與圖 3，新增門診 HbA1c 急件快速檢驗服務，提升糖尿病病人照護品質…等，同時提升病人安全與員工滿意。此外，縮短檢驗報告時間 TAT，有助於縮短急診病人暫留時間（Length of Stay）[14,15]，提升急診醫療服務品質，亦可加速病人門診就醫流程，避免醫院門診壅塞。

以病人角度來看，醫療機構存在目的，只是為病人創造醫療照護與健康促進之價值提供結果。既然我們處在以「病人為中心」的醫療環境裡，一切活動圍繞在病人最在意的事情上似乎很自然。但稍做思索卻常見一般民眾（病人）對當前醫療機構投入最多管理精力的活動，似乎根本沒有興趣。如：ISO 品質驗（認）證、QCC 品管圈（或稱醫品圈）、PM 專案管理、績效管理、RCA 根本原因分析、FMEA 失效模式與效應分析、TRM 團隊資源管理、Six Sigma 六標準差…等，因為所有管理活動只是達成目的的手段或工具，民眾只在乎『就醫結果』。雖說我們很難實際衡量檢驗服務對病人的影響結果，但至少要有流程的思維概念，工作時即應同時思考瞭解到所做之事對病人的影

響，與其他醫療同仁齊心協力，為了提供病人就醫安全的優質醫療，這個整體最終目標（如縮短病人等待時間）共同努力[8]。

實驗室主管負有「持續改善人員與設備等工作系統的績效，提供更正確快速的檢驗報告，並為員工帶來工作上的成就感」之當責（Accountability）。而檢驗工作系統是一種人機工作系統，要達成上述任務主要策略為電腦化與自動化（JIDOKA）。自動化係指：「舊有的自『動』化生產，再加上『人』的感應力跟判斷能力。簡單說，除了自動生產也要自動偵測問題後停機，避免產出更多的不良結果。」因許多研究顯示大部分的醫療問題來自系統流程的錯誤或制度設計的缺失，少部分來自醫療人員疏失或訓練不足。

然而，人是組織改革的中心，所有設備、工作規範或流程設計上的改變均與人有關。實驗室所要求的人員能力分「硬知識」和「軟知識」，同中國人最喜歡講的貌與魂或術與德。「硬知識」係指檢驗專業知識（SOP）、儀器分析、操作技巧……等作業層次的知識與技能，這些完成檢驗工作必備的工具性技能，是組織或個人的貌或術。「軟知識」指的是正確的工作態度與價值觀、組織文化、情緒管理、服務態度、改善精神……等抽象性修養的思維層次知識，是組織或個人的魂或德。因硬知識較具體，可以短期經由文件資料與人員訓練而習得；軟知識則較為抽象，但法力無邊，醫檢師普遍的缺點是能硬不能軟，故而工作時常不知其所以然，

只顧於時限內把手上之事依 SOP 做完，而無法向前及向後延伸至醫師開立醫囑時與收到報告後對病人的處置情形和結果，如同前述沒有整體流程之系統思考觀念，不知實驗室所為對病人真正的貢獻。

雖說我們很難實際衡量檢驗服務結果（Outcome），但至少要有流程的思維概念，工作時即應同時思考瞭解到所做之事對病人的影響，與其他醫療同仁齊心協力，為了提供病人就醫安全的優質醫療，這個整體最終目標（如縮短病人等待時間）共同努力。如果僅做貌的事情，沒有做到魂的事情，貌與魂無膠合，恐怕還是沒用，即醫檢同仁應積極做到軟硬合一、術德兼修的地步。而實驗室人員的訓練是複雜的、嚴謹的且長久持續的，所有的這些專業訓練其最終目的就是把規定的程序內化（Internalization）。

所有作業人員都需要流程思維，且流程思路必須透過更廣、更全面的教育訓練，花更多注意力在人的問題上，以便深植於工作人員心中，流程中的每位人員都應該能夠回答下列問題：你參與流程哪一部分工作？請簡短地描述你參與的那部分工作內容？那部分工作的目的為何？你所參與的流程如何為顧客（病人）創造價值？你為這個價值做了什麼努力？和你一起工作的同仁又做了哪些努力？緊接在你那部分工作之前及之後的其他人，他們為整個流程做了什麼？組織以何種標準評量你在流程的效能？這個工作評量現在是何種水準？你如何得知何時算表現良好？有哪些其他流程與你的流程連結在一起？這

些流程需要你的流程幫它們做什麼事，你的流程需要它們做什麼事？為了改善你的流程而正在進行的努力是什麼？能回答這些問題的同仁就已成功內化了流程思維，知其所以然的清楚工作狀況，達到「手做工作，腦思流程」的境界，常問「我要如何改善現狀？」[8]，而表 7-9 與表 7-10 可提供給實驗室人員作為工作流程分析檢討之工具。

醫療機構未來的發展趨勢，一定盡可能的運用資訊科技來縮短病人等待時間、提高醫療品質與病人就醫安全。問題可能隱藏在任何一個環節裡，我們要去找出它、解決它，從極小的、最底層、最貼近病人的細節出發，透過精實管理，把流程調校好，對我們醫療工作者本身與病人都是省時省力[3]。實驗室亦應依其組織架構、規模、技術與能力，多應用資訊科技適時導入電腦化與自動化作業，建置一個與工作人員精實適配的人機工作系統，以持續改善檢驗作業。個案實驗室應用精實原則（Lean Principles），經由分析瞭解檢驗作業流程、消除浪費、徹底變革，陸續在所有急件檢驗部門整體實施精實改善方案後，急診檢驗結案時程大減 33%（TAT 報告時限由 30 分鐘減為 20 分鐘內完成，達成率 > 95%），以快速方式提供高品質服務給顧客，臨床醫師滿意度顯著提升，

表7-9　工作盤點與流程分析檢討表

組別：＿＿＿職稱：＿＿＿＿　平均每日例行工作量：＿＿＿hrs。填表人／日期：＿＿＿／＿＿＿

工作項目		工作內容說明	顧客	頻率（次／日、週、月）	作業時間（時、分／次）	工作性質檢討				工作內容檢討				工作需求檢討								改善意見
						花費時間最多	最重要	最不重要	與本身業務無關	責任不清	可刪除E	可合併C	可重排R	可簡化S	可電腦化	需要依統一之規定辦理	需要改善現有規定	規定流程辦法名稱／負責人	需要表單	表單名稱／負責人	需要訓練	需要改善現有表單	需要改善現有訓練	訓練名稱／負責人	
例行工作	1																						
	2																						
	3																						
	4																						
	5																						

表7-10　表單設計檢討表

填表人／日期：＿＿＿＿＿＿＿＿

表單編號／名稱				
使用流程				

		檢　討　項　目		
用途	1.此表是否必須　☐Y ☐N	2.是否可用他表代替　☐Y ☐N		
	3.是否可與他表合併　☐Y ☐N	4.是否符合規範　☐Y ☐N		
內容	4.名稱與內容是否相符　☐Y ☐N	5.文字是否清楚易懂　☐Y ☐N		
	6.各項目是否必須　☐Y ☐N	7.應有項目是否齊全　☐Y ☐N		
	8.表單編號正確否　☐Y ☐N	9.表單項目是否需編號　☐Y ☐N		
	10.審核者有無多餘或不足　☐有多餘　☐不足　☐恰當			
規格	11.填寫空位足夠否　☐Y ☐N	12.排列次序恰當否　☐Y ☐N		
	13.是否充份應用勾填法　☐Y ☐N	14.紙質適當否　☐Y ☐N		
	15.是否合乎標準尺寸　☐Y ☐N	16.尺寸大小有無浪費　☐Y ☐N		
	17.格局是否明晰美觀　☐Y ☐N	18.是否可以電腦報表取代　☐Y ☐N		
檢討意見		審核		

諸多醫師皆很滿意實驗室的表現，真正落實以「顧客滿意」為依歸，邁向精實實驗室[16]。

七、參考文獻

1. Hawkins RC. Laboratory Turnaround Time. *Clin Biochem Rev*. 2007; 28: 179-94.

2. Alter S. Information Systems: A Management Perspective. 2nd ed., The Benjamin/Cummings Publishing Company, 1996: 3.

3. 吳嘉玲等。分析清楚，問題自然好解決：有效解決問題的2種途徑9種分析法。易博士文化。2009；180-90。

4. 蘇朝墩。六標準差，前程文化，台灣，2009；52。

5. 傑弗瑞・萊克（Jeffrey K. liker）著／李芳齡譯。豐田模式：精實標竿企業的14大管理原則。美商麥格羅・希爾台灣分公司，2004；1-72。

6. 馬克・葛萊班（Mark Granban）著/胡瑋

珊譯。精實醫療：以精實方法改善醫療品質、病人安全及員工滿意。財團法人中衛發展中心，2011；1-91。

7. 麥可・韓默（Michael Hammer）著/林偉仁譯。The Agenda議題制勝。天下，2002；57-91。

8. 高智雄：病人安全與工作人員應有的流程思維。*醫檢會報*，2004；第三期79-85。

9. Joseph TP. Design a lean laboratory layout. MLO Med Lab Obs. 2006; 38:24-6, 28-9, 31.

10. 張保隆等。工業工程與管理，第二版。培生Pearson。2009：29-54。

11. 楊鐵城等。全員IE改善手冊：工作現場改善的關鍵技巧。中國生產力中心。2013：1-58。

12. 高智雄，許琳偵，嚴雯馨：Evaluation of a high-speed centrifuge with rapid preparation of plasma for coagulation testing to improve turnaround time. *生檢雜誌*，2010；22：23-8。

13. 李金泉，陳俊瑜，陳俊良：健康的職場：壓力風險管理之應用。*工業安全科技*，2006；11-6。

14. Holland LL, Smith LL, Blick KE. Reducing laboratory turnaround time outliers can reduce emergency department patient length of stay: An 11-hospital study. *Am J Clin Pathol*. 2005; 124: 672-4.

15. Holland LL, Smith LL, Blick KE. Total laboratory automation can help eliminate the laboratory as a factor in emergency department length of stay. *Am J Clin Pathol*. 2006; 125: 765-70.

16. 高智雄，許琳偵，嚴雯馨：以精實原則與時間動作研究，改善急件檢驗報告時效。*生檢雜誌*，2015；27: 48-60。

八、學習評估

1. 實驗室流程管理的目的，下列何者正確？
   (A) 持續改善檢驗服務品質
   (B) 節省成本
   (C) 降低人員工作負擔
   (D) 滿足顧客的需求
   (E) 以上皆是

2. 以下敘述何者有誤？
   (A) 臨床檢驗流程是一個高度標準化的工作程序
   (B) 品質改善只要能完成，不管顧客是否需要，都是有效的改善
   (C) 精實思維是種系統性、整體性的持續改善概念，而非局部的流程改善
   (D) 精實（Lean）在實務上的意義就是根除浪費，一種作業改善方式，減少流程中的浪費
   (E) 流程管理不當，導致作業失敗錯誤而必須重做改正，也是一種浪費

3. 以下有關流程設計的敘述，何者有誤？
   (A) 實驗室服務流程欲產出結果，應以「顧客滿意」為依歸，來設計流程
   (B) 必要時應根本的重新設計改造流程，以達顯著突破性改善（Breakthrough improvement）

(C) 流程中工作者，只需把自己份內工作做好即可，不需瞭解所做之事最後對病人的影響

(D) 實驗室管理階層應隨時把握改善機會，改善工作流程

(E) 有效的流程設計與管理，可減少工作負荷與時間壓力，同時提升病人安全與員工滿意

4. 以下有關病人的相關敘述何者有誤？

(A) 病人到醫療機構就醫，最關心的事是其「就醫結果」

(B) 未來醫療發展趨勢為盡可能運用資訊科技，縮短病人等待時間、提升品質與就醫安全

(C) 有效的流程設計與管理，可縮短報告時間，加速病人就醫流程，避免門急診病人壅塞

(D) 民眾對醫療機構投入很多精力的活動，如QCC、RCA根本原因分析……等都很有興趣

(E) 實驗室的所有流程，都應加以維持並持續改進

5. 以下有關實驗室的流程管理與改造之敘述何者有誤？

(A) 通常要從檢體的檢核、遲延、傳送、操作、儲存等五種狀態去思考改善

(B) 實驗室工作流程分析，可利用工業工程管理（IE）相關手法來達成

(C) 實驗室精實管理通常先從設施與設備佈置Layout之實驗室設計與空間管理開始

(D) 實驗室投入實施相關流程管理與改善活動，會增加第一線工作人員的工作負荷

(E) 透過精實管理把流程調教好，對醫療工作人員與病人都是省時省力的

九、解答

1. (E)　　2. (B)　　3. (C)　　4. (D)　　5. (D)

第八章　實驗室庫存管理

高智雄

內容大綱

1. 簡介
2. **庫存管理的基本概念**
3. 供應品「量」的管理
4. 供應品「質」的管理
5. **實作案例**
6. **管理上的意涵**

學習目標

1. 了解庫存管理的理論與基本概念
2. 了解庫存管理與臨床實驗室檢驗作業的關係
3. 了解臨床實驗室庫存管理的實作概念與方法

一、簡介

檢驗服務品質植基於良好的實驗室物料供應品管理，特別是影響檢驗品質之關鍵性試劑與耗材。供應品庫存管理系統是實驗室日常運作穩定的基礎，且在新版ISO15189：2012 第 5.3.2.4 節試劑與耗材—庫存管理，特別要求—「實驗室應建立試劑與耗材的庫存管制系統。」[1]。此外，在104 年醫院評鑑基準及評量項目，第 1.6.6 節醫療器材採購及管理能符合醫療照護業務之需要，並確保品質。要求—「醫院應訂定物料採購及管理辦法（包括採購時效、驗收、品質管理、庫存管理等），並落實執行，確保醫療品質及病人安全」。其中，優良項目第二項則具體要求—「使用適當的庫存管理系統，其管理模式有效提升庫存週轉率與降低庫存成本」[2]。

然而，臨床實驗室的庫存管理與一般企業存貨庫存管理有所不同；臨床實驗室的庫存管理著重在試劑與耗材的「量」與「質」的管控，其存貨成本相關問題不大，而供應品庫存「量」的管理方面，聚焦在供應品庫存數量是否適當合理，避免缺貨或存貨過多導致的風險。供應品庫存「質」的管理方面，則聚焦於試劑與耗材驗收入庫、提供適當保存環境條件與方式、以及試劑開封和未開封之效期控管，以避免供應品品質不良而影響檢驗結果，最後加上供應商的評估審查與管理。此外，實驗室試劑耗材種類繁多、包裝規格複雜，要做到完整的庫存管理與紀錄，須耗費大量人力。因此，如何以最小投入成本，達到實驗室管理目標、ISO15189 認證與醫院評鑑規範要求、兼顧實用與效率是庫存管理的重點所在。而導入一套適配臨床實驗室的電腦化庫存管理系統，實為當今一項重要策略，其效益除了可於電腦系統維持相關必要紀錄，使庫存管理紀錄可追溯（Traceable），以符合認證規範與評鑑要求外，亦可利用庫存管理電腦系統預警功能，做到「不缺貨、不過期」，預防人為庫存作業管理不當引發之問題，輕易達成實驗室物料供應品最適的「合理庫存」目標。

二、庫存管理的基本概念

何謂「庫存管理」？就臨床實驗室而言，供應品「庫存」係指購入數量減去因檢驗作業耗用掉的數量，意即「剩餘庫存量」。無庫存就無庫存管理之必要，有庫存所以要進行管理。庫存不是不好，如有不好是因為沒有好好管理。庫存是為了吸收業務量變動的不確定性並作為緩衝用，故有其存在意義。而此變動可用科學的數據統計處理方式來管理，且庫存管理可用圖 8-1 最易理解的 PDCA 方式來管理[3]。然而，以往實驗室庫存管理循環中的 Plan 計畫；意即如何設定庫存管理參數，諸如最高存量、安全存量、申購點…等，一直都是曖昧不明以直覺方式僥倖處理、便宜行事，實驗室庫存管理當然成效不彰。

值此之時，隨著檢驗資訊系統（Laboratory Information System, LIS）與各類大型自動化檢驗儀器系統之試劑管理功

能日漸完備，各實驗室本身檢驗業務量與試劑耗用資料愈來愈容易取得，用來協助執行庫存管理。本章節將簡單說明相關庫存理論之實務作法，提供實驗室建立試劑與耗材庫存管制系統設定適當庫存管理參數與日常實務運作參考，以提升實驗室庫存管理成效。

臨床實驗室除了檢體外送委外檢驗之項目，其他自行操作之各檢驗所需物料供應品皆需有其「庫存」。然而，庫存量「過與不及」都會有風險，庫存不足則會造成缺料停工，延遲檢驗報告；庫存過多則增加採購成本與品質劣化可能性，且過多庫存試劑，不僅佔用實驗室儲存空間，甚或導致過期報廢之損失[4]。

譬如以實驗室一項流行性感冒快速檢驗試劑的庫存為例：若有個實驗室最近一年經驗每天的門急診醫師都會開立流行性感冒快速檢驗，實驗室為了符合臨床醫師每天快速檢驗流感的需求，每月都要採購四盒流行性感冒快速檢驗試劑儲存於實驗室庫房，這些因應臨床醫師快速檢驗流感的試劑就成為「庫存」存貨。但若是沒有適當試劑庫存的話，會有什麼問題發生呢？

若該實驗室無流行性感冒快速檢驗試劑之庫存或庫存不足，就會遇到當門急診醫師開立流行性感冒快速檢驗，但實驗室缺試劑無法立即執行流感快速檢驗的問題，需緊急向供應商叫貨或向鄰近實驗室借貨，而該試劑運補傳送至實驗室的時間，將導致流感快速檢驗報告的延誤，進而可能引發醫師延誤診斷或治療病人使病人受傷害之風險。反之，若醫檢師因擔心害怕試劑庫存不足，而大量申購進貨囤積庫存流感快速檢驗試劑，好處是不用擔心

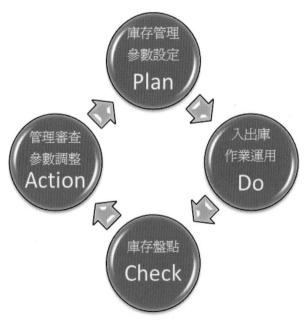

圖 8-1　實驗室庫存管理 PDCA 循環

試劑缺貨而延誤檢驗，但此舉會大量增加採購費用成本，還需要提供更大的保存試劑空間場所。此外，試劑經長期保存，可能面臨效期到期使用不完而報廢或品質劣化導致檢驗結果錯誤的風險。

所以，一個良好的實驗室庫存管理意味著，能同時達到減少過剩庫存與檢驗不停工的最適「合理庫存」理想境界，如下圖 8-2 所示。

三、供應品「量」的管理

(一) 庫存量常見問題

為何實驗室庫存量會不合理的增加過多呢？因為就第一線作業醫檢師的角度而言，所希望的是隨時有庫存就不會缺貨的安心感，若再加上先前發生過試劑缺貨的不愉快經驗，為了安全起見，會根據主觀預估消耗量再多加一些，此時庫存量就會被膨脹。如此一來，庫存就會越來愈多。若無減少庫存的意識，庫存還是會逐漸被

增加，整個實驗室如果只有少數幾個試劑庫存過量增加尚可接受，但若大部份甚至多達幾百個品項試劑都多出許多不必要的庫存的話，實驗室整體庫存試劑就會變得越來越多，使得浪費更多儲存空間或試劑報廢與品質劣化之損失機會大增。

對實驗室管理階層的立場而言，為了減少過期報廢浪費與品質劣化，避免冰箱等儲存空間不足，當然希望減少不必要的庫存。然而，若只是單純的直接要求第一線工作醫檢師減少庫存，則醫檢師對其缺貨困擾與醫糾風險的反彈聲音就會出現。因此，實驗室上下應活用檢驗資訊系統 LIS 或自動化儀器系統試劑管理功能之檢驗業務量與試劑耗用資料⋯等檢驗相關業務量資訊，靈敏地對應檢驗需求的變化，正確預測各個檢驗試劑需求數量，並確實掌握現有庫存狀況，才能依所訂庫存管理參數與相關庫存管理機制執行管理，以減少不必要的庫存，有效管理庫存。舉例如：ISO15189：2012 4.4 服務協議要

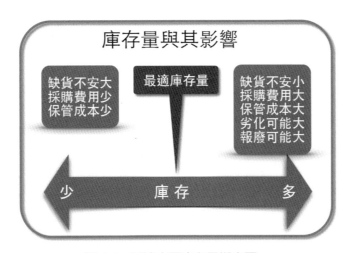

圖 8-2　最適合理庫存量概念圖

求，實驗室應審查是否有能力與資源來提供服務[1]；當實驗室管理階層審查服務協議時，發現擬承接大量體檢業務，後續應通知相關部門醫檢師調整並正確預估這些檢驗試劑需求量，必要時緊急叫貨補充，以提高此類試劑庫存量來因應，有此庫存管理機制，即可避免出現庫存不足之缺貨風險。

所以，實驗室試劑與耗材的庫存管理是一種需求與供給的動態平衡維持工作，一種供應品進出實驗室的異動過程管理，因為供應品庫存的意涵不只是儲存，而是在檢驗流程中暫時停留的一個過程；更不只是一項設定好相關庫存管理參數，如最低存量、安全存量、最高存量…等就可高枕無憂，不需再注意調整管控的事，管理庫存必須從能隨時掌握庫存相關參數與實際運作資訊開始，方能持續的確保與維持庫存管理的精準度。

(二) 庫存管理的精準度

一般實驗室人員執行試劑與耗材的庫存管理都是非常主觀推論式的，大都會依前期試劑與耗材消耗量來估算庫存相關參數；意即以醫檢師個人經驗主觀估計認定，便決定出申購量或最高存量與安全存量…等。然而，臨床檢驗業務量並非固定不變，有些經驗豐富的醫檢師，雖能靈敏地依季節性調整某些試劑庫存量，但實驗室終究是以主觀較不精確的數字來估算「合理庫存」。且這些庫存管理參數經常係由醫檢師「試誤學習」而來，實驗室管理階層少有介入檢討與合理調整。

眾所周知，要達到最適合理庫存，必須有真實的統計數據來即時處理。此外，就實務面而言，以人工手寫記錄方式，實難以依一般庫存管理理論，針對實驗室裡幾百種檢驗試劑與耗材做好庫存管理，常因實質作業困難，被實驗室人員所遺漏或忽視，而未確實落實維持相關執行規範與紀錄。

現今檢驗資訊系統（LIS）普及與儀器電腦系統功能的擴展，實驗室已可輕易即時取得近期各檢驗試劑耗用相關數據資訊，可協助實驗室人員活用此類統計數據更科學精準的管理庫存；而電腦資訊系統能使實驗室庫存管理更為精準可行，因為管理庫存必需先從掌握庫存數量開始，這是庫存管理的基本。庫存品每日會有所異動並非一入庫就靜止不動，庫存管理的起點是記錄入庫與出庫，能確實管理出入庫量，才可了解庫存情形。

首先，要先從記錄什麼、有多少庫存開始著手。故庫存異動情形如有什麼品項？何時入庫、出庫？有多少數量？等一般庫存管理紀錄，再加上 ISO15189 第 5.3.2.7 試劑與耗材—紀錄，要求包括試劑與耗材的識別、批號、接收日期、效期、加入服務的日期（材料開始使用日期）、接收時的條件…等紀錄，皆必須詳細記錄。庫存管理未電腦化時，都是工作人員人工手寫記錄入出庫情形。例如：進貨時，送貨單連同供應品送達，確認供應品種類、數量及外觀或效期狀況無誤後即初步驗收，然後一一將各品項數量、批號、進貨日…等內容記錄於表單中，出庫時需

找出該品項紀錄表單，並記錄出庫數量、出庫開始使用日期…等。然而，實驗室試劑耗材種類繁多，小型實驗室或許尚且可行，但中大型實驗室若要符合規範，落實完整的庫存紀錄與管理，實需耗費大量人力，恐有影響檢驗工作效率之虞。所以，導入一套合適的庫存管理電腦系統，可使實驗室庫存管理更精準有效。

(三) 重要詞彙解釋

臨床實驗室庫存管理主要在探討並解決下列三個基本問題：

1. 實驗室應該將每種供應品庫存多少單位？
2. 實驗室應該在供應品庫存量耗用下降到多少時，提出申購補充？
3. 實驗室應該在母機構（醫院）採購部門規定某一既定的期間中，申購多少供應品？

而實驗室可經由訂定合適的供應品庫存管理參數，輕易解決上述問題：

1. 欲避免缺貨又要不庫存過多，到底要維持多少單位存量？
   管制方法：設定安全存量與最高存量。
2. 何時申購請領？
   管制方法：當存量降至再申購點時。申購點＝安全存量＋運補時間耗用量
   ＝安全存量＋（平均耗用率 × 運補時間）
3. 這次要申購多少數量？
   管制方法：補充可以使總存貨成本最低的經濟訂購量，而臨床實驗室常以「定期不定量訂購法」申購，申購量＝最高

存量－現存量＋預估運補時間耗用量。

其中，上述有關實驗室庫存管理重要詞彙與理論，解釋概述說明如下：

1. 存貨成本：

   實驗室庫存存貨成本大致可分為下列三種：

   (1) 存貨持有成本：採購存貨的資金成本，直接隨著平均存貨庫存量上升而增加。
   (2) 存貨訂購、運送與處理成本：實驗室處理申購單時所需花費行政文書處理與驗收入庫等處理成本。因此，同一試劑品項每次都申購或申購太頻繁，會增加人員工作負荷與驗收處理成本。
   (3) 存貨短缺成本：如當試劑缺貨時，產生緊急叫貨或借貨之行政處理與運補輸送成本，以及可能遭遇的抱怨處理成本。而由於目前實驗室皆能輕易藉由增加安全存量的方式，來降低缺貨可能性，故實驗室存貨短缺成本極小，可先忽略不計。

2. 運補時間：

   又稱為前置時間（Lead Time），係指從實驗室下單申購到供應品到貨為止的時間。此時間實驗室的服務仍持續運行中，故供應品庫存亦會隨著臨床醫師醫囑檢驗的數量，包括相關品管測試與內部失敗複驗的檢驗次數，而逐漸耗用減少。

   因此，實驗室需要與供應商事先確認或協議好一定的運補時間，以利後續庫存管理之安全存量的設定。如下圖 8-3 所

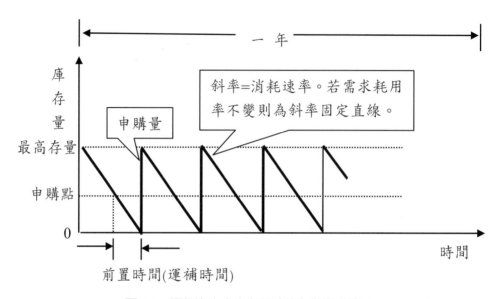

一 年

庫存量

最高存量

申購量

斜率=消耗速率。若需求耗用率不變則為斜率固定直線。

申購點

0

時間

前置時間(運補時間)

圖 8-3　理想沒有安全存量時的存貨變動情況

示當某檢驗試劑固定耗用、申購與運補時間之庫存量變化，假設一個無安全庫存之理想狀態下，若實驗室某檢驗試劑每天需求耗用量固定不變，圖中存量線為直線且斜率為消耗速率或稱需求率。隨著每天例行檢驗服務耗用檢驗試劑，當試劑庫存量降低到申購點（又稱再申購點或再訂購點 Reorder Point）的數量時，實驗室人員就下單申購補充試劑庫存到最高存量，此時實驗室還要預估加上運補時間所將消耗的庫存量，而提出申購數量。故申購量＝最高存量－現存量＋預估運補時間耗用量。如此周而復始維持實驗室所需試劑與耗材之穩定供應，使實驗室供應品庫存量始終保持在最高存量與安全存量或最低存量之間。庫存量有時可能因業務量需求增加而動用到安全存量，當業務量增加最大耗用最多，供應品運補到貨前，此時的庫存量為最低存量，當運補期間供應品耗用

過快而缺貨時，此時最低存量等於零，故為了避免缺貨發生，有些實驗室庫存管理系統會設定最低存量來加強警戒控管庫存量，低於最低存量時須立即介入處理補貨。

3. 安全存量：

實務上為了吸收試劑與耗材消耗變動或申購運補期間的不確定性所必要的庫存；意即為防止因業務量突然增加之需求變動等所發生缺貨情形而持有的庫存。因此，安全存量的設定須考量供應品運補時間（實驗室下單申購至供應品到貨的時間）變異大小、需求率變異大小（短期檢驗業務量變化），以及期望服務水準。如圖 8-4 所示某檢驗試劑耗用與運補時間之庫存量變化，需求變異 1 表在實驗室申購 T1 後，供應品運補期間（T1 ～ T2）檢驗業務需求量突增，使得該試劑庫存量快速下降。實驗室若無安全庫存，則發生缺貨情形。其

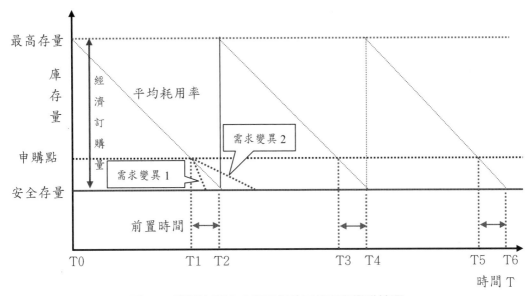

圖 8-4 實務上有安全存量條件下的存貨變動情況

中，期望「服務水準」是指所持有的安全存量，足以應付運補時間所有需求之機率（即需求不超過所持有的安全存量的機率）。而運補時間與需求率的變異愈大，則安全存量愈大；反之則愈小，期望服務水準愈高，則安全存量愈大則存量短缺機率愈小，反之則安全存量愈小。譬如實驗室期望有 90% 的服務水準，代表著所持有的安全存量足以應付需求的機率為 90%，其可能有 10% 存貨短缺機率風險，如圖 8-5 所示。當該檢驗項目若因延遲報告會對臨床衝擊影響大時，如急診疑似心肌梗塞病人須執行的心臟標誌 Troponin，醫護人員針扎事件時需緊急檢驗的 HIV Ab、HCV Ab、HBsAg、RPR……等項目，實驗室會選擇期望服務水準 100%，以避免因此類高風險試劑缺貨導致的病人安全風險事件發生。

因此，安全存量 = kσ。

k：安全係數，可由上述期望服務水準而定，意即實驗室依缺貨時影響臨床之風險大小而定，通常是由實驗室主管政策上的決定。

σ：標準差（不確定度），運補時間中需求率之變異（業務量變化大小）。通常此不確定度可由分析前一年每二週或每週檢驗試劑耗用數據取得客觀數據。若以每週用量計算，一年有 52 週共 52 個週消耗用量數據，排除短期大批體檢特殊耗用情況之極端值後，可統計產出 σ 標準差、最大值與最小值等變異參數。

一般而言，實驗室可直接統計計算前一年每二週或每週之實際供應品消耗量，排除少數短期大批體檢特殊耗用情況之極端值後，找出其用量之最大值與最小

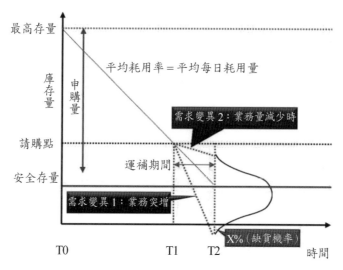

圖 8-5　安全庫存與需求變異概念圖

值，作為安全存量設定之參考，並不需要執行上述理論複雜之計算，只要約略知道其概念即可。例如：某實驗室前一年每週試劑 A 耗用量共統計出一年 52 個數據，其中最大值為 80（如圖 8-5 需求變異 1）、最小值為 50（如圖 8-5 需求變異 2）、平均值為 60 單位（如圖 8-5 平均耗用率），試劑 A 供應商的運補時間為一週，則依去年實際資料顯示 A 試劑運補一週期間最高耗用 80 個單位。另外，再考量預估明年實驗室 A 檢驗業務成長率約 5～10%，且期望服務水準 100% 不希望缺貨的前提下，實驗室大約可將 A 試劑安全存量設為 90 個單位左右（80+80×10% = 88）。此外，為了適度簡化方便管理，實驗室可參考供應品包裝規格設定，例如一盒 100 個 Tests，則安全存量可設為 100，使醫檢師可輕易了解該試劑安全存量為一盒（100 Tests），以免醫檢師面臨太

多太複雜的庫存管理參數。然而，若該實驗室所設安全存量遠大於 90 或 100，例如將安全存量設為 200（二盒），則可能為不合理的庫存量。

綜上所述，「安全存量」主要依據各別試劑與耗材現有供應商所提供的「運補時間」與「實驗室檢驗業務量的變異」大小，來適當明訂出各存貨的「安全存量」。而一般供應品供應商提供的運補時間通常為一週以內，若實驗室檢驗業務量穩定變異小，則可將安全存量設為一週；反之，若實驗室檢驗業務量不穩定變異大，則可將安全存量設定為兩週，以作為緩衝。接下來，將安全存量（天數）乘以該供應品平均每日消耗量，即可計算出實際安全庫存量。

安全庫存量＝（安全存量天數）×（一天的平均出庫數量）。

實務上，臨床檢驗業務量變動最易受到「季節變動」的影響，實驗室應多加注

意易受季節變動影響的檢驗項目，如流感檢驗試劑、Troponin、CB-MB、腸病毒試劑……等。譬如：若實驗室流感試劑安全存量設為一週，且該實驗室流感試劑近期一年耗用量資訊（檢驗業務量）得知平均每日消耗量為 10 個，則該實驗室流感試劑之安全庫存數量為（7×10）=70 個。若實驗室適逢秋冬流感流行期之際，其安全存量可能調整改設為 14 天，則其秋冬期間流感試劑安全庫存數量為（14×10）=140 個。此外，假若該流感試劑效期長達一年，則實驗室可直接以秋冬用量尖峰時期之日平均業務量統計數據，如秋冬時期 6 個月平均日耗用量為 20 個，來計算安全存量（7 天 ×20 個 =140 個），且不須依季節調整安全存量天數設定。反之，若該流感試劑效期不長，只有幾個月或半年，則為避免庫存過多而過期報廢，實驗室宜依上述方式作季節性的調整安全存量或另外以短期調高最高存量（意即秋冬時期提高申購數量的方式），以作為因應業務量變動之緩衝。

4. 經濟訂購量：

代表一個能使實驗室總存貨成本降到最低的最佳訂購量（Economic Ordering Quality, EOQ）。理論上，在 EOQ 決定後，實驗室就能據以決定最佳平均存貨量與該品項庫存最高存量。但臨床實驗室通常不需對總存貨成本過度反應，因為總存貨成本，在現今的一般的實驗室實務運作中，存貨成本佔實驗室總試劑與耗材成本費用都極低，非攸關成本，

實驗室實可不需對其過度反應與管理。只要大概瞭解到訂購量與申購次數之間，應取得適當平衡，因為「申購量小而太過頻繁的申購」與「申購次數少而申購量太大量」都會增加實驗室總存貨成本。

如前所述，臨床實驗室的庫存管理與一般企業存貨庫存管理有所不同；實驗室通常須依其母機構（醫院）採購部門規定（標準作業程序 SOP）某一既定的期間提出供應品申請採購，實驗室的試劑耗材種類繁多，供應商也多，不同供應商可能又其不同供應品運補時間、方式與費用計價方式。如部分特定供應品有其特殊供貨或計費方式，則應有其獨特不同庫存管理方式。例如：有些實驗室的部分試劑是由合約供應商免費提供，改以直接計算檢驗次數計價者，則相關庫存成本的管控理論便不適用，則應聚焦在供應品品質管理，如試劑效期、儲存條件與方式、驗收測試……等。又如遇到某些特殊檢驗試劑與耗材須經外國以期貨方式每季供應，則應有其獨特的申購與庫存管理方式，常見的品項如：血液常規檢驗內部品管物質，其效期通常為 45 天，且統一由國外供應商依各實驗室需求數量與時程安排預先訂製後，依預先排定之時程供貨。

因此，臨床實驗室並不需要去估計經濟訂購量 EOQ 來設定最高存量，反而應依據各別試劑與耗材的獨特特性，適當明訂出「最高存量」。實驗室供應品的最高存量因要考量效期長短、是否為期

貨、是否需要同批號、儲存空間大小、經驗值、考量運補時間⋯⋯等因素，故由實驗室主管來決定。通常實驗室會考量因儲存空間不多與試劑效期不長，而將一般供應品最高存量可設為 2 或 3 個月，以利醫檢師約每 1～2 個月才申購一次，減少申購次數，節省人員工作負擔。適當最高存量的決定，一般可考量現有供應商所提供試劑與耗材的以下特性：

(1) 批號變更頻率：若批號常常變更，則實驗室便需要常常執行新舊試劑平行測試，確保其品質（檢驗結果）的一致性。反而增加實驗室的人員工作負荷與品質驗收測試成本。因此，可考慮在存貨不過期報廢的前提下，提高最高存量。意即實驗室一次申購進貨大批同批號試劑，增加同批試劑庫存量，以避免因更換試劑批號而影響檢驗結果和增加不必要的驗收處理成本。然而，通常批號變更頻率高的品項，就是因其效期不長。但如果其效期夠長的話，實驗室可依上述方式調控設定最高存量。例如：某些血糖機血糖測試片，效期可長達一年以上，最高存量可設為半年或更長時間；意即實驗室可一次申購半年或更長用量的同批號試劑，以減少人員處理成本。

(2) 供應品效期常短：若效期長而穩定則試劑不易變質或過期報廢，此時可考慮提高最高存量之設定，一次申購進貨大批同批號試劑，以避免實驗室人員常常須執行存貨訂購、運送與處理的時間成本。反之，若試劑效期短，實驗室應特別注意其效期控管避免過期變質，此時應降低最高存量之設定，注意採多次且小批數量訂購。甚至必要時，在效期將至前以換貨方式轉給消耗用量大的單位使用，以減少試劑報廢情況。

(3) 運補時間長短：若運補時間長，則表示實驗室叫貨到取得該供應品的時間長，實驗室面臨需求面的變異大增，意即等待供貨的期間拉長，其中發生業務量突增快速耗用掉存貨的機率大增，故為避免缺貨的風險，實驗室應考慮增加安全存量，以作為吸收此變異的緩衝。反之，若運補時間短，則表示實驗室叫貨到取得該供應品的時間短（例如：當天隨叫隨到貨），實驗室面臨該品項需求面變異影響不大，只需考量其上述批號與效期狀況，來決定最高存量。

(四) 庫存量管制方法

1. ABC 差別管制法

庫存管理之 ABC 分析／分類法，意即所謂的柏拉圖分析或 80/20 法則，是一種重點管理法，因為實驗室供應品種類繁多，為有效管理庫存，實驗室可對現有供應品進行差別管理，強調非一視同仁，而是要針對檢驗關鍵試劑與耗材進行重點管

理。ABC 分析是根據出入庫頻率與試劑價格分成三組來管理。經 ABC 分類我們可發現少數的品項佔了很大的耗用金額，而庫存管制的成效經常決定於少數重要品項上，為節省實驗室人員庫存管理的工作負擔，以免所花費在庫存管制的成本超過該供應品的價值，要將有限的人力資源作更有效的運用，就應將管理的重點放在「重要的少數項目」，加以嚴密的控制，這類供應品即屬 A 類。反之，那些相對「不重要的多數項目」，即為 C 類，而可採取較寬鬆的管理方式。其中，介於 A 類與 C 類兩者之間的供應品，即屬於 B 類。

實驗室可將各項試劑與耗材的年度使用金額由大到小排列，將會發現有少數的供應品有著大量的使用金額。理論上，供應品種類和年度使用金額的百分比之間的

關係模式如圖 8-6，可以分成以下三類：

(1) 約有 10-30% 的供應品其使用金額約佔全部的 70-80%，包含試劑價格高、效期短、運補時間（前置時間）長，此類供應品通稱為 A 類

(2) 約有 30-50% 的供應品項目，其使用金額約佔全部的 5-15%，則為 C 類

(3) 其他的供應品則為 B 類。

而 ABC 類供應品之差別管理原則如下：

(1) A 類供應品管理原則：

進行嚴密的管制活動，並隨時保持完整、精確的庫存異動資訊，並根據過去的事實資料，進行預測需求，以決定申購訂單發出的時機，並儘量縮短運補時間，且對效期嚴加控制，盡量增加盤點頻率，以提高庫存精確度。

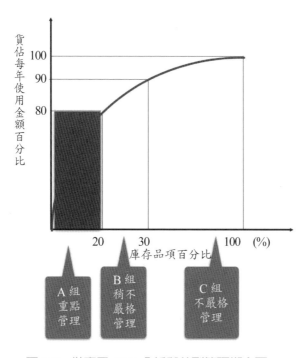

圖 8-6　供應品 ABC 分析與差別管理概念圖

物品放置於容易入出庫之處。

(2) C 類供應品管理原則：

可採較寬鬆的管理方式，以定量訂購的方式，大量訂購以取得折扣，並簡化申購程序，採用定期盤點方式，僅量簡化庫存管理程序，不用精確盤點數量，採用兩箱法或紅線法等管制方式。

(3) B 類供應品管理原則：

理論上其原則介於 A、C 類之間。通常實驗室為兼顧供應品之量與質，並符合相關規範要求，B 類供應品仍須比照 A 類來管理。

然而，實際上上述 ABC 分類法只是個通則理論概念，至於究竟應在何處訂出 A、B、C 各類物料的界限？其區分並無一定的規則。因此，每個實驗室對於各類供應品可依自身狀況大致分類管理即可。而實驗室利用此方法，主要目的在列出 C 類供應品，例如：採血管、塑膠吸管 Drop、Tip、檢體杯 Sample Cup……等簡化此類供應品之管理，適度減少時實驗室庫存管理工作負擔。剩餘其他 A 與 B 類供應品，則不用再去區分之，因其庫存管制方法相同。

2. 紅線法／兩箱法

這兩種簡單的庫存補充方法，可用來管理實驗室 C 類的物料庫存量，此類方法雖然會導致較大的庫存數量或建立較高的安全庫存部位。但實驗室可確保有足夠的 C 類供應品可使用，且所造成的庫存成本也不會太高。而可將大部份的管理資源用在管理 A 類物料的管控上，減少實驗室人員工作負擔。

紅線法係指有些供應品存放在儲櫃區，在櫥櫃區畫上一條代表重申購點的紅線，當該儲存區的庫存數量已耗用下降至重申購點時，紅線就顯露出來，此時，工作人員就知道要下單申購補充存貨。

兩箱法是將 C 類供應品分別存放在兩個箱子或儲區中，當第一個箱子中已經沒有存貨時，實驗室負責人員就知道要提出申購補貨了。如同前述，對於價值較低的 C 類供應品，如採檢管、塑膠滴管 Drop……等，可以使用簡單的方法來補充庫存。兩箱法是利用兩個箱子的觀念來管理庫存的方法。而此處所指的箱子未必是真的箱子，可能是一堆、一個儲區或是一盒等任何的儲存型態。係指在 C 類供應品進貨入庫時，分為 A、B 兩箱，領用時先從 A 箱領取，當 A 箱領用完時，即發出補貨申購訂單。而 B 箱的數量則持續提供給運補期間（即該採購單發出後到此物料入庫的期間）的領用需求。此時依申購量通常分為以下兩種情況：

(1) 若每次申購量為一箱，則直接入庫為 A 箱，領用時繼續領用 B 箱至用完為止，再提出申購。

(2) 若每次申購量大於一箱，可在所申購供應品驗收入庫時，先將 A 箱的數量填滿，其餘的再放入 B 箱。領用時改從 B 箱先取用推陳，直到 B 箱用盡剩餘 A 箱時，再提出申購。這樣一來，這兩箱的物料週而復始的運用。在此時，A 箱或 B 箱的容量就是我們所稱的「再訂購點」。「再訂購點」指的

是當庫存數量小於或等於訂購點時就
發出訂單。而再訂購點數量的多寡取
決在訂單前置時間的長短和每日的平
均用量兩項因子上。

3. 電腦化自動存貨管制

　　現今已有許多實驗室應用電腦化庫
存管理系統來控制存貨量。實驗室要先將
庫存管理相關參數設定於電腦系統中，利
用電腦來盤點存貨，再將盤點結果輸入電
腦系統中，確保庫存系統相關資訊之正確
性。當存貨被出庫取走時，電腦會即時記
錄出庫量與相關資訊，並向下扣除調整庫
存量。當庫存量降到重申購點時，電腦會
自動產出申購單給採購單位與供應商。等
過了運補時間後，供應商提交供應品到貨
時，進行驗收入庫作業，電腦系統再將入
庫量與相關資訊（批號與效期等）記錄於
系統中，並在向上更新庫存量數據。

4. 供應品申購方法

　　實驗室供應品根據檢驗項目供應品
特性之不同，而採取不同申購方法，依據
其申購時間與申購量之不同，可分為如表
8-1 所示四種方式。不管採取何種方法，
都需考量在持有安全庫存且不超過最高存
量的前提下來運作，以避免庫存量過與不
足。

申購時間「定期」是指一定日期下單
申購或每週一定日期申購。舉例如醫院採
購部門每週星期一或是每月 1 日與 16 日
為申購請領日期，統一作業出單申購。一
般臨床實驗室通常需配合其母機構（醫
院）採購部門統一申購請領之規定，普
遍採用「定期訂購法」。反之，申購時
間「不定期」是指實驗室可不定期隨時
向採購部門或供應商提出申購，除非是因
應特殊情況如檢驗業務量突增或其他特殊
情況需要緊急訂購以防缺貨時，而採行的
緊急叫貨程序應急。否則此舉會增加實驗
室與採購部門之作業成本與額外人工作業
困擾，通常實驗室管理階層需檢討控管，
以盡量避免類似非例行定期申購事件再發
生。

　　一般而言，為了符合母機構（醫院）
要求，同時因應檢驗業務變動的不確定
性，實驗室供應品大都採取「定期不定量
申購法」。意即定期於每次申購時盤點一
下現存量後決定申購數量，只要能準確
預測需求變動，就能避免不必要的申購庫
存。此外，實驗室試劑與耗材品項繁多，
各部門醫檢師要在每次申購時才決定申購
品項與數量，且必須針對所負責每個試劑
與耗材分別計算申購數量，此類庫存管

表8-1　供應品申購方法之分類

申購方法		申購時間	
		定期	不定期
申購量	定量	定期定量申購法	不定期定量申購法
	不定量	定期不定量申購法	不定期不定量申購法

理工作負擔隨之增加。故通常係針對單價高、需求變動大、效期短與批號變更頻繁之 A 或 B 類供應品,採用此方法來管制。「定期訂購法」有兩個重點,一是如何設定訂購週期,二為如何決定欲訂購的數量。其特點如下:

(1) 實驗室盤點時間固定(例如:每週、每兩週或每月定期盤點),由實驗室考量其母機構(醫院)採購部門規定來決定。

(2) 因不可隨時申購,則發生缺貨風險較高,故安全庫存量通常設定較高、較保守。

(3) 為時間導向,在預定時間盤點現有庫存量後,才決定是否提出申購,意即當供應品現存量低於申購點數量時,才申購並於申購時決定數量,故每次申購數量不固定,依存貨耗用率與現存量多寡決定,將該存貨於運補到貨入庫時,補充到所設定之最高存量左右。故其申購量 = 最高存量－現在的庫存量 + 運補期間出庫使用消耗量。

定量申購法是在有需求時,以預定數量申購的方法。當庫存數量降低到一定程度時,會訂購一定數量的供應品,其特點是容易管理。實驗室中有部分消耗率穩定少有變動的供應品可應用此法,定期或不定期到了事先決定的申購點時就自動發出申購一定量供應品,例如部分採血管等 C 類耗材,可採用此法。

5. 臨床實驗室庫存管理實務

一個實驗室供應品的庫存管理,可分成管理全體的「總量管理」與管理個別品項的「個別管理」。實務上,通常依不同部門不同權責人員來管理,例如:生化部門醫檢師自行管理其生化檢驗儀器所需之試劑與耗材存貨,血清部門醫檢師管血清檢驗相關供應品……等,實驗室管理階層則負責管理整體供應品的成本與庫存管理異常事件。

總量管理常將存貨轉換成金額管理實驗室整體的庫存,檢視庫存金額本身與「庫存週轉率」對管理階層來說很重要。而「庫存週轉率」係指某時間段的出庫總金額(總數量)與該時間段庫存平均金額(或數量)的比。簡言之,是指在一定期間如一年、半年、每季或每月,實驗室庫存週轉的速度。其演算簡介如下:

假設某實驗室在 2015 年第一季的試劑與耗材供應品總共花費成本為 2000 萬元,其季初的存貨庫存價值為 300 萬元,該季末的庫存價值為 500 萬元,那麼其存貨週轉率為 2000/[(300+500)/2]= 5 次。相當於該實驗室用平均 400 萬的現金在一季裡面週轉了 5 次。照此計算,如果每季平均檢驗物料成本不變,每季底的庫存平均值也不變,那麼該實驗室的年存貨週轉率即為 4×(2000/400)= 20 次。

「庫存週轉率」並沒有絕對的評價標準,通常是同規模或同類型實驗室相互比較,或與實驗室本身內部的其他期間相比較分析。庫存週轉率愈高,表示庫存保存期間越短,庫存有效的減少。若存貨週轉率比去年高,可說庫存變少;反之,庫存週轉率低就是庫存變多了。

所以,若庫存週轉率變高,而庫存金

額變低的話，則表示實驗室庫存的確減少了。而一般通常以一年期間來判斷，也可以每季或每月來即時檢視實驗室庫存是否增加或減少。若發現實驗室整體庫存是增加的，應檢討是否適當，必要時應加以進行個別存貨品項的審查調查，以減少不合理的庫存。因此，除非實驗室業務量穩定但整體庫存卻不合理的大量增加，否則一般實驗室不會太注意供應品庫存的「總量管理」，而較注重在日常業務運作中隨時所需的存貨「個別管理」。

供應品存貨「個別管理」對第一線醫檢師來說很重要，畢竟醫檢師每天都會面臨更換各種用完的檢驗試劑與耗材，「個別管理」是以「實際數量」與「庫存天數」來管理目前有多少庫存。譬如：在寒暑假期間大部份捐血學生休假，捐血中心血庫常常庫存不足而發生血荒。因此，我們常聽到媒體上報導全台灣某些血型血品庫存量只剩 3 天，呼籲大家踴躍捐血；若在全台灣的醫療機構該血品每天平均領用輸血的數量為 100,000 單位，則該血品的實際庫存數量＝（每日使用數量）×（3 天）＝300,000 單位。

在個別管理存貨時，是依據各別試劑與耗材品項決定庫存的上限與下限來管理。其上限是指「最高存量」；下限為「安全存量」或「最低存量」，存貨上下限的管制目的在於避免過剩庫存與缺貨風險。實務上，都是以較寬鬆保守的方式去預測估計其庫存量，來設定此庫存管理參數。所以，實驗室必須掌握臨床檢驗業務量變化、季節性疾病檢驗需求、供應商運不時

間長短與檢驗項目過期與缺貨之風險大小……等精確情報資訊，才能適當設定相關庫存管理參數。簡言之，存貨「個別管理」就是要醫檢師將其所負責檢驗項目之試劑與耗材的庫存量管控在「最高存量」與「安全存量」或「最低存量」之間。意即負責申購供應品時，必須控制訂貨量盡量接近但不超過「最高存量」，當存貨耗用到接近安全存量時，就可開始再申購補充。

四、供應品「質」的管理

(一) 供應品運補期間對品質的影響

試劑與耗材供應品從供應商接獲實驗室所提申購單後，其倉庫管理人員開始依實驗室申購之品項與數量開始處理安全保存防破損、包裝（如有些試劑需於運送中加乾冰或冰寶暫存，以免試劑因溫度過高而變質）與運送後，於先前承諾的運補時間（如一週內）出貨運補至實驗室指定供應品接收單位，此運補期間的供應品運送環境條件（如溫度）、運送時間與保存方式（如有些試劑需直立存放），皆可能影響供應品本身的品質。例如：若試劑應於 2 ～ 8°C 冷藏，供應商使用冰寶運送，但經 3 天後實驗室接收時冰寶已為室溫，運送期間試劑溫度未能適當冷藏保存，則實驗室若仍初步驗收入庫，則該批試劑就有變質的風險，導致檢驗結果錯誤。

因 此，ISO15189：2012 國 際 規 範 5.3.2.3 試劑與耗材—驗收測試，特別要求「……新進貨，應在檢驗使用前加以查證

其性能。」此規範要求主要目的是要避免即使同批號試劑但不同進貨日的試劑,可能因其不同運補過程中受到不同的衝擊影響,固然是由試劑工廠同一批製程產出的同批號試劑,其後亦可能因運補過程中的差異,而影響其試劑品質。此即非一般所認為同批號試劑品管測試合格就可以安心使用的道理所在。

(二) 供應品保存時對品質的影響

臨床實驗室依法規要求應使用經衛生福利部食品衛生藥物管理署查驗登記 QSD 合格試劑與醫療器材,而查閱檢驗試劑仿單或稱試劑說明書(Package Insert)皆有其試劑的保存環境條件與保存效期時間要求,甚至有試劑開封使用效期的說明,這些有關試劑使用保存方法與效期,對檢驗結果的品質管理很重要。若實驗室人員未注意而使用保存不當或過期變質的試劑,將導致檢驗結果的嚴重錯誤。常見的試劑保存不當案例如:使用血糖機或尿液化學試紙時,常見其試劑片開封後未適當密封蓋緊試劑瓶,導致試劑片接觸空氣氧化或潮解變質而不自知,而造成檢驗結果錯誤。

另一方面,相較於試劑效期管制而言,試劑開封使用後的效期管制更為重要且困難,因為實驗室人員於試劑開封使用時都會查核一下試劑瓶身標示之效期,所取用之新試劑是否過期;但若有部分業務量不多的試劑品項,開封後需使用很久且開封後效期通常會變短(如開封後效期為 5 天或開封上機 on board 效期為 28 天……

等),無法維持保存至盒身或瓶身所示的未開封效期。實驗室醫檢師每天持續使用這些試劑時,若無法得知該試劑開封日期與開封效期,就難以比較控管是否已過開封使用效期。

然而,目前自動化儀器都會自動協助實驗室控管此類試劑開封效期,甚至上機開封過期後,儀器自動停止使用該試劑或提出警示提醒醫檢師更換此開封過期試劑。但有些人工操作的檢驗試劑則無法依靠檢驗儀器電腦協助控管效期,則實驗室應有自身的開封效期控管機制。常見的作法有:規定試劑開封時,將開封日期標示於試劑瓶身,或於開封使用時,直接將開封後效期依原廠仿單規定標示於瓶身上。醫檢師於平日工作持續取用該類已開封試劑時,可直接經由查看瓶身開封日期或開封末效期來控管。

(三) 試劑與耗材的國際規範要求

在 ISO15189:2012 5.3.2 試劑與耗材,相關要求如下:

5.3.2.1 概述

「實驗室應有文件化的程序,作為試劑與耗材接收、儲存、驗收測試及庫存管理。」

5.3.2.2 試劑與耗材—接收與儲存

「當實驗室不是接收單位,應查證接收場所有適當的儲存與處理能力,以維持採購品項,避免損壞或變質的方式。實驗室應依據製造商規格,儲存接收的試劑與耗材。」

5.3.2.3 試劑與耗材─驗收測試

　　「每個變更試劑或程序的新配方試劑組，或新批號或新進貨，應在檢驗使用前加以查證其性能。會影響檢驗品質的耗材，應在檢驗使用前加以查證其性能。」

5.3.2.4 試劑與耗材─庫存管理

　　「實驗室應建立試劑與耗材的庫存管制系統。庫存管制系統應可區隔尚未查證、不可接收與已接受可供使用的試劑與耗材。」

5.3.2.5 試劑與耗材─使用說明

　　「試劑與耗材的使用說明，包括製造商所提供的，應可隨時取閱。」

5.3.2.6 試劑與耗材─不良事件通報

　　「不良事件與意外事故可直接歸咎於特定試劑與耗材時，應加以調查。當有要求時，通報製造商與適當權責機關。」

5.3.2.7 試劑與耗材─紀錄

　　「對檢驗的性能有關的每項試劑與耗材，應維持其紀錄。這些紀錄應包括但不限於下列：

a) 試劑與耗材的識別；

b) 製造商名稱與批次碼或批號；

c) 供應商或製造商的連絡資訊；

d) 接收日期、效期，加入服務的日期，當可行時，材料停止服務的日期；

e) 接收時的條件（例如接受或損壞）；

f) 製造商的說明；

g) 證實試劑與耗材於初始可接受使用的紀錄；

h) 確認試劑與耗材可持續接受使用的性能與紀錄；

　　當實驗室使用自行配製或完全自行開發的試劑時，紀錄應除了包括上述相關資訊外，還有提及配製人員與配製日期。」

　　由上可知，ISO15189 國際規範對實驗室試劑與耗材管理要求主要著重在其「質」的管理與實驗室所使用供應品資料紀錄的可追溯性，檢驗試劑與會影響檢驗品質的耗材都要依上述要求執行管制，建立文件化的標準程序，並維持相關執行紀錄。而主要試劑與耗材庫存管制流程說明如下：

1. 接受與儲存：從 5.3.2.2 試劑與耗材的接收與儲存開始，要求當實驗室申購後，經供應商運補至接收單位，不管是接收單位是實驗室本身或母組織（醫院）的採購部門或其他單位，都應有適當的儲存與處理能力，意即有能力執行「初步查核接收」或稱「初步驗收」，如：核對數量、品項、外觀完整有無破損、到貨時環境溫度（是否符合保存要求溫度）與保存方式（例如試劑瓶直立擺放），並依據製造商規格（即試劑說明書／仿單上所規範的儲存環境條件與擺放方式），儲存接收的試劑與耗材，以維持採購品項，避免損壞或變質。

「初步驗收」應注意查核該批到貨供應品效期是否太近（容易過期）、運送溫度是否合格符合製造商規格、試劑批號是否更換或同時有太多不同批號、品名和數量是否正確，如無法判斷應詢問該部門負責醫檢師。若效期太近，品名和數量不符，則不接收，依程序予以退貨。試劑初步驗收後入庫存管理系統，應儘速將冰品冷藏或冷凍，依照實驗室

規定之試劑與耗材儲存位置與擺放方式（如：要注意有些試劑要求直立擺放，不可傾倒）入庫保存，以供線上使用。

2. 出庫驗收：醫檢師平日執行檢驗工作試劑與耗材用罄時，從儲存區取出供應品開封使用前，應依 5.3.2.3 試劑與耗材—驗收測試的要求，當「每個變更試劑或程序的新配方試劑組，或新批號或新進貨，應在檢驗使用前加以查證其性能。會影響檢驗品質的耗材，應在檢驗使用前加以查證其性能。」

其中，查證（Verification）是指透過客觀證據之提供，證實已達成特定要求。意即出庫驗收時，實驗室醫檢師應執行「品管測試」驗收該試劑或關鍵性耗材，而其中有部分含蛋白質大分子結構成分配方易有基質效應 Matrix Effect 之不同批號新舊試劑，主要是因為原廠無法控制每一批試劑製造過程中的環境溫溼度、壓力等條件不同對試劑成分的可能影響，特別是

具四級結構的蛋白質分子，很容易因製程環境條件的些微差異而改變其分子立體結構，導致有基質效應，例如：血清免疫試劑、生化酵素類檢驗試劑等，除品管測試外還需附加執行「病人檢體平行測試」比對，如圖 8-7 呈現實驗室品管物質與不同批號試劑之基質效應，其中高濃度 Level 2 品管物質受到影響而偏高，低濃度 Level 1 則未受到影響，此時實驗室可輕易地從內部品管圖中發現品管異常 Out-of-control 而進一步矯正，而不至於對病人檢驗結果有影響；反之，當發生不同批號試劑對品管物質無影響（In-Control），但對病人檢體測試結果有顯著影響之狀況時，實驗室若只執行內部品管測試，是無法發現問題的，而將導致發出錯誤病人檢驗報告的風險。因此，實驗室應針對此類易發生基質效應之試劑，同時執行「品管測試」和「病人檢體平行測試」比對，來控制此類風險。

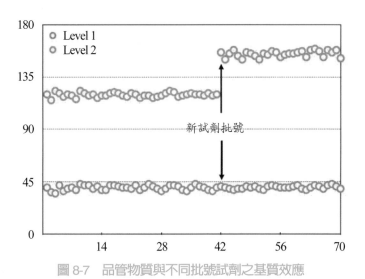

圖 8-7　品管物質與不同批號試劑之基質效應

實驗室的一般供應品大都以「品管測試」方式來驗收查證其性能即可,該供應品經品管測試合格(In-Control)後,即可啟用用來執行病人檢體測試並發出檢驗報告;而另外部分需執行「病人檢體平行測試」比對的不同批試劑,通常需挑選最近前一批號試劑已執行過的臨床病人檢體 2～5 個,最好包含低中高或正常與異常結果之檢體,再以新批號試劑複驗一次,來比對同一病人檢體經此不同批號試劑前後測試之結果是否一致。實驗室針對此類基質效應敏感的不同批號試劑驗收測試程序,如下圖 8-8 所示。

其中,圖 8-8 病人檢體結果一致性的判斷,平行測試比對結果,若此不同批號試劑之品管測試與病人檢體平行測試之差異幅度皆相同且統計上顯著差異(Statistical Significant),則表示有所謂的試劑批號間差異 Lot-to-Lot Variation 發生;反之,若品管測試與病人檢體平行測試之差異皆相同且不顯著,則表示無試劑批間差異,新批號試劑校正上線使用沒問題,此新舊不同批試劑之檢驗結果一致,可繼續使用新批號試劑執行病人檢體檢驗,並持續使用原 QC Chart 設定之 Mean 值。

然而,若不同批號試劑之病人檢體結果有 Lot-to-Lot Variation,實驗室還要進一步評估此試劑批間差異是否可接受,意即評估是否有臨床上的顯著意義差異(Clinical Significant),通常以病人檢體複驗前後差異百分比小於 2.77CVa 或由實驗室主管自行設定一個差異百分比,

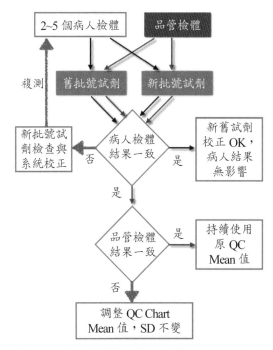

圖 8-8 **易有基質效應的不同批號試劑驗收測試程序**

資料來源:改自 Henry's Clinical Diagnosis and Management by Laboratory Methods[6]

以作為此試劑品管驗收測試之接受準則。其中，CVa 表示實驗室依中間精密度（意即包含不同試劑批號變異的條件下），以其長期的內部品管數據評估所得之組合標準不確定度（Combined Standard Uncertainty）。必要時，還需考量舊批號試劑本身是否早已有 Lot-to-Lot Variation 的系統性偏移，審查計量追溯（Metrological Traceability）方面的狀況來確認。實驗室主管通常可經由內部品管圖 QC chart 來判斷，以確認此新批號試劑 Lot-to-Lot Variation 是否可接受，有時不同批號試劑 Lot-to-Lot Variation 對實驗室是正向的、好的，意即使檢驗結果趨近計量追溯的靶值或內部品管圖 QC chart 的 Mean 值是可接受的，此部分請再參閱其他實驗室品質管理的文章。

因此，當該批試劑開封校正使用，Lot-to-Lot Variation 大到有臨床上顯著意義，不符合實驗室驗收測試接受準則時，即表示此批試劑為不合格供應品，應進入退貨作業程序或以調整該檢驗系統之校正參數等方式將 Lot-to-Lot Variation 調校至可接受範圍，再次複驗比對病人檢體平行測試，確認病人檢體結果一致，使檢驗結果不受太大影響，以維持檢驗結果臨床判讀的一致性。

此外，若發生品管測試與病人檢體平行測試之差異不相同，則表示新批號試劑有基質效應，當品管測試無顯著差異而病人檢體比對有顯著差異時，表示新批號試劑對品管物質無影響（In-Control），但對病人檢體有基質效應影響導致病人檢驗結果偏差，則檢驗系統需要校正調校使檢驗結果維持一致，若無法更換另一新批號的試劑，常見的處理方法為調整儀器系統檢驗結果參數（如：儀器 Slop/off-set 值或結果 factor 值）或調整校正 set-point 值，如圖 8-8 圖示內容中「新批號試劑檢查與系統校正」。反之，當品管測試有顯著差異，但病人檢體比對無顯著差異時，品管狀況如圖 8-7 所示，則表示新批號試劑對品管物質有影響，但對臨床病人檢體檢驗結果無影響，只需要調整內部品管圖 QC Chart Mean 值設定即可，如圖 8-8 調整 QC Chart Mean 值，SD 維持不變。

五、實作案例

個案實驗室於 95 年底管理審查發現，要符合認證規範完整的庫存管理與紀錄，須耗費大量人力，故提出建置庫存管理電腦系統之改善計畫。96 年 7 月實驗室人員參考資訊科所提供醫院庫存管理系統之功能畫面，先討論出實驗室的特定需求後，向資訊科提出並討論細節，97 年 1 月完成系統雛型於細菌室測試並陸續修正程式相關問題，97 年 4 月於儲藏室工作站先開始正式使用庫存管理系統，97 年 5 月實驗室全面使用醫院自行開發之檢驗科庫存管理電腦系統。

依部門位置需要共建立六個庫存管理工作站，其中鏡檢、生化、血清、血庫、細菌室等五個工作站共用現有檢驗資訊系統工作站電腦硬體，共增購一套主機與五套條碼標籤列印機與條碼讀取器，新建置

電腦設備成本約 8 萬元。實驗室應用電腦系統管理生化 87 項、血庫 42 項、血液 28 項、血清 153 項、細菌室 152 項、鏡檢室 20 項、科共用 21 項等共計 503 項相關試劑供應品。e 化適配臨床實驗室的庫存管理系統的預期效益與目的：

1. 簡化繁複的驗收入庫、出庫等手寫記錄工作，避免不必要的文書處理。使醫檢師不必再耗費太多時間執行庫存管理作業，能更專注於檢驗工作，提升工作效率。

2. 符合 ISO15189 與醫院評鑑規範，加強並落實庫存管理功能

    (1) 於電腦系統維持相關必要紀錄以符合認證規範要求，並利用系統預警功能，做到試劑不缺貨、不過期，預防人為庫存作業不當引發之問題

    (2) 即時正確掌握現庫存量與入出庫情形

    (3) 定期盤點，管理階層線上審查、檢討、記錄

    (4) 對供應商評估，有客觀量化之評估紀錄（退貨紀錄……）

    (5) 提供相關統計分析

(一) 系統登錄作業與基本資料維護

1. 使用者權限設定：人員皆有個別的帳號及密碼，設定系統使用功能權限。

2. 警告與提示功能

    (1) 安全存量警示：當庫存低於安全存量，登入系統時會自動提示，以預先作必要之處理，預防存貨不足的問題。

    (2) 即將過期警示：自動提示即將過期供應品，隨時掌握效期庫存品資訊，預先作必要之處理，以避免使用過期品或試劑報廢情形。

    (3) 已開封使用試劑過期警示：當天已開封使用試劑過期，登入時即自動提示。

3. 料號主檔維護：包括料號、廠商條碼、品名包裝相關資訊、供應商、單位設定、出入庫單位比率設定、配送方式、運補時間、存放位置及溫度、允收效期設定、效期提醒天數設定、試劑開封效期、前期平均用量、實物照片、存貨制度……等基本資料之設定維護。

(二) 入出庫作業功能概述

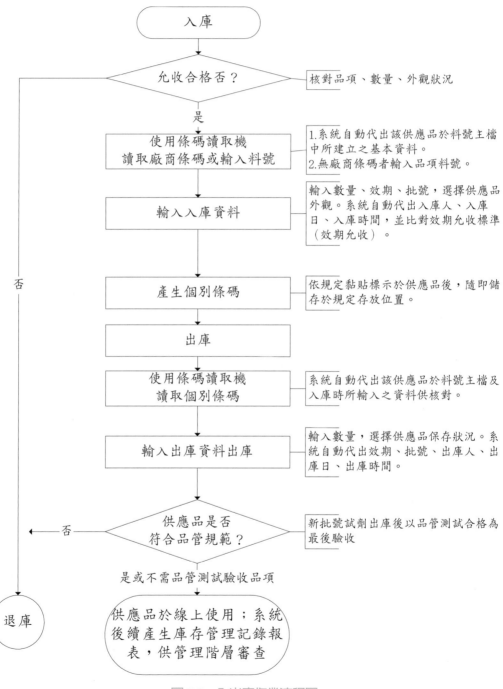

圖 8-9　入出庫作業流程圖

(三) 作業模式概述

1. 入庫作業

(1) 供應品入庫

使用條碼讀取機讀取廠商條碼（多數供應品有國際商品條碼 EAN/UPC，部分試劑包裝無商品碼，則鍵入送貨單上之自建品項料號），系統自動帶出該供應品於料號主檔中所建立之基本資料，如：品名、包裝、現庫存量、供應商、允收效期、最高存量、存放位置、存放溫度、實體照片……等資訊，入庫人員確認電腦畫面資料無誤後，輸入當次入庫供應品之數量、效期、批號、供應品外觀、入庫備註等初步驗收資料，見圖 8-10。驗收入庫存檔時，系統同步列印產生包含該供應品入庫資訊之個別條碼，標示內容見圖 8-11，並可供開封使用者，填寫開封使用日期。入庫者將該條碼黏貼標示於該供應品後，隨即儲存於事先考量試劑說明書與作業效率，所規定存放之環境溫度與位置。

(2) 功能概述

a. 為讓使用者更方便、快速完成入庫作業，系統設定一點選入庫維護功能，即跳到「新增」的功能畫面，預設第一執行動作為刷廠商條碼入庫，使用者只需使用條碼讀取機刷取供應品上的廠商條碼，即可帶出該供應品詳細資訊，以執行驗收入庫。

b. 因入庫常遇與上批供應品同效期批

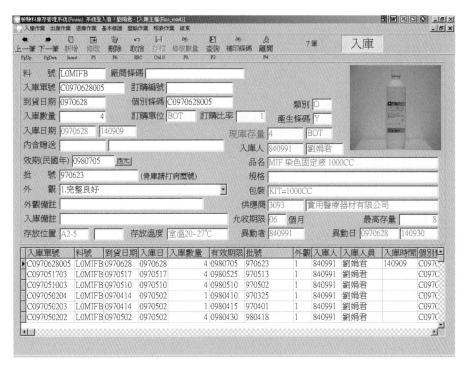

圖 8-10　入庫作業

號之情況，系統於新增入庫時，預設帶出前一效期批號資料，供使用者比對無誤後即可省略重覆輸入同效期批號之動作。

c. 系統自動設定記錄入庫進貨日期、時間、入庫者等資料，不需手工再輸入。

d. 入庫驗收檢視供應品外觀，若無瑕疵或破損，系統預設帶出外觀「完整良好」，即可入庫。若非完整良好，使用者依實際需求選擇其餘選項或進入退庫作業。

e. 照片比對：入庫時，系統提供該供應品之實際照片供人員比對，避免入庫錯誤。

f. 條碼補印：視使用者額外需求，可在存檔後補印供應品之個別條碼。

(3) 警告與提示功能

a. 數量、批號、效期、外觀驗收為必輸欄位，如有遺漏，系統會出現警告提示。

b. 庫存量大於最高存量警示：為避免科內庫存過量供應品，導致過期，每一供應品皆設有最高存量，系統自動於入庫時比對存量是否高於最高存量，若是則系統會出現警告提示，見圖 8-12。

c. 效期不符允收標準警示：考量實際用量及預防過期，每一供應品皆有各自適用之入庫驗收允收效期，供應品入庫時會自動比對允收效期是否合格，若不符，則出現警告提示，見圖 8-13。

d. 為確實掌握入庫資訊，使用者事後

圖 8-11　入庫個別條碼

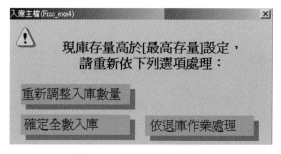

圖 8-12　庫存量過高提示

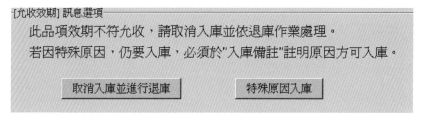

圖 8-13　不符允收效期警示

若修改內容、數量，須於入庫備註欄位輸入修改原因。若未執行此動作，系統會出現警告提示。

e. 入庫驗收時，外觀非「完整良好」，但醫檢師判斷仍可允收時，須於外觀備註欄位註明外觀狀況，否則系統會出現警告提示。

(4) 入庫查詢：系統可依使用者所輸的條件，查詢入庫相關資料。

2. 出庫作業

(1) 供應品出庫

出庫時，直接以條碼讀取機讀取庫存供應品之個別條碼（入庫時所標示，如圖 8-11），系統會自動帶該供應品於料號主檔及入庫時所輸入之資料，如：品名、包裝、出庫單位、現庫存量、效期、批號、入庫備註、照片等資訊，再由出庫人員確認資料無誤

後，輸入當次出庫供應品之數量（預設為 1），必要時輸入試劑狀況、出庫備註……等資料後即可出庫，見圖 8-14。考量實驗室實際作業取用時的便利性及供應品包裝規格的差異，規劃出下列幾種出庫操作模式：

a. 單一品項：當供應品一對一對應標示個別條碼時，直接刷取供應品上的個別條碼即可出庫，此為最標準之模式。

b. 盒裝少量品項

I. 小型盒裝：入庫時未拆包裝盒，只貼外盒一張個別條碼，內容物約有 2～10 個供應品時，則出庫人員刷取外盒之個別條碼出庫；取用內容物後再將整盒（含剩餘供應品）歸位，供下次再行刷取出庫。而部分檢驗中同時使

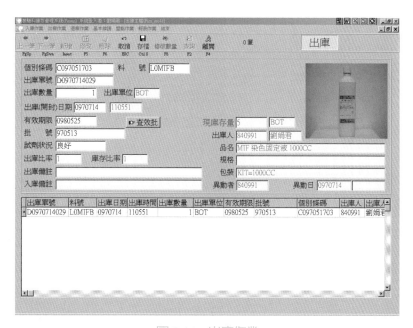

圖 8-14　出庫作業

用或配製之試劑套組（KIT），亦是依此模式作業。

 II. 大型盒裝：入庫時只貼外盒一張個別條碼，少數因體積或重量過大不便於移至附近工作站刷出者，以條碼本方式為之，其執行方式同盒裝多量品項。

c. 盒裝多量品項

 I. 製作條碼本：入庫只貼外盒一張個別條碼，而內容物約 10 個以上之供應品，或此供應品不便於整箱重覆拿取；或自冷藏（凍）庫取出次數過於頻繁會影響檢驗品質等之供應品，則於入庫時多產生一張個別條碼，同黏貼於各部門專用出庫條碼本上，出庫人員只要刷取此條碼本上之個別條碼即可出庫。例如：血液培養瓶與 Anti-A、Anti-B 等抗血清。

 II. 整盒（箱）出庫：符合（I）之要件，但庫存管理 ABC 分析屬 C 級，非重點管理且消耗快之供應品，例如：採血管，只需於外盒貼一張個別條碼，整盒（多量）出庫。

(2) 功能概述

a. 系統預設執行動作為刷個別條碼出庫，使用者只需使用條碼讀取機刷取該供應品入庫時所產生的個別條碼，即可帶出該供應品入庫時的資訊執行出庫。

b. 系統本身會將供應品依效期先後自動排序，出庫時會帶出效期最接近的那批供應品，供出庫人員核對，或可選擇其它效期批號，不需再手工輸入。

c. 系統自動記錄出庫材料開始使用日期、時間、出庫者，不需手工再輸入。

d. 出庫時，人員需檢視供應品狀況，為簡化出庫作業，系統自動代出試劑狀況「良好」。關鍵性檢驗試劑供應品，必須再經由測試品管檢體，查證其結果之可接受性後，方完成試劑之最後驗收，以符合 ISO15189 4.6.2 之章節要求。故若新批號試劑經品管測試不合格或非良好，使用者依實際狀況備註說明或進入退庫作業。

e. 照片比對：系統會提供該供應品之實物照片供人員比對，避免出庫錯誤。

(3) 警告與提示

a. 數量、批號、效期、試劑狀況為必輸欄位，如有遺漏，系統會出現警告標語提示。

b. 出庫量高於庫存量警示：當出庫數量高於庫存數量時，系統會出現警告標語提示。

c. 舊效批領用警示：為避免人員未推陳或取用錯誤批號，出庫時未拿取舊效批之供應品，系統會出現警告提示，以免供應品過期報廢，見圖 8-15。

d. 為確實掌握出庫資訊，使用者事後若修改內容、數量，則須於出庫備

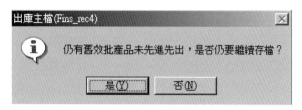

圖 8-15　舊效批領用警示

註欄位輸入修改原因。若未執行此動作，則系統會出現警告提示，要求記錄原因。

e. 更換批號，請注意是否有顯著的 Lot-to-Lot Variation！若有，請查儀器校正係數 factor 是否有調整過，並通報技術主管。如下圖。

f. 校正物質「不同批號！！記得兩台儀器都要 load 校正磁片」的提示。如下圖。

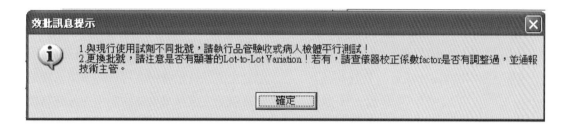

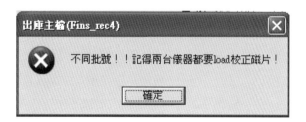

(4) 出庫查詢：此功能，可依使用者所輸的條件，查詢出庫相關資料。

3. 退庫作業

(1) 退庫作業依性質分為：

　a. 未驗收入庫之退庫（不扣庫，只記錄）：當入庫時發現供應品不符合入庫規範，需進入退庫作業。此時需手工輸入料號、效期、批號、退庫數量及選擇退庫原因。

　b. 已驗收入庫之退庫（扣庫）：當出庫前發現供應品不符合出庫規範，需進入退庫作業，此時可用條碼讀取機讀取供應品個別條碼，或點選「查入庫單號」，

　c. 已領用出庫之退庫（不扣庫，直接退資材）：當出庫後發現供應品不符合品管規範，需進入退庫作業，此時可用條碼讀取機讀取供應品個別

條碼或點選「查出庫單號」。

其中，b、c 選項會由系統自動帶出該供應品料號、效期、批號，退庫人員核對無誤後，輸入退庫數量及選擇退庫原因，即可退庫。存檔後會自動套印出適用醫院資材室使用的【資材領退用單】，再進入醫院退庫流程。

(2) 退庫查詢：此功能可依使用者所輸的條件，查詢退庫相關資料，於年度評核供應商供貨品質之依據，為實驗室供應商評估的一部份。

4. 報表查詢、盤點、稽核審查

(1) 現有庫存查詢：依使用者需求之不同查詢條件，查詢供應品庫存狀況。

(2) 入出庫查詢：依不同查詢條件查詢供應品之入庫暨出庫記錄，包含料號、品名、效期、批號、外觀、入庫人員、入庫日、入庫時間、存放溫度、入庫備註、入庫數量、出庫數量、出庫人員、出庫日、出庫時間、出庫試劑狀況、出庫備註等資訊。

(3) 盤點作業

a. 產生盤點表：每月月底由各部門負責人員自行啟動此功能，印出空白盤點表，供其盤點該部門供應品之實際庫存量。

b. 盤點量輸入：每月月底由各部門負責人員自行輸入實際盤點後之庫存量。

c. 盤點差異：於盤點量輸入後，系統自動比對輸入之庫存量，是否與系統資料符合，若有盤盈或盤虧之數量，將於盤點差異表中呈現。

d. 盤點庫存調整：依盤點差異表盤盈或虧說明，經管理階層審核後更正系統現存量。

(4) 品質紀錄審查：依查詢條件，管理階層定期稽核所有供應品之入庫暨出庫狀況，並可針對審查異常或特殊入庫暨出庫資料，登錄審查意見，見圖8-16。

六、管理上的意涵

國內目前一般認證實驗室，依相關認證規範與評鑑要求，已將庫存管理合理化→標準化→文件化，應需再進一步將庫存管理電腦化（電子文件化）→自動化→預警化，以真正發揮實質管理效果。實驗室供應品入庫作業，通常於工作離峰時執行，入庫同時先將相關資料維護好並列印個別條碼，並依作業位置便利性建置六個工作站，供出庫時可立即快速出庫。經與使用者訪談結果，試劑耗材出庫領用通常是在工作進行中各部門醫檢師能於檢驗試劑耗材出庫開始使用時，一刷條碼即可完成出庫作業，不需於線上繁忙工作時，還要費時尋找和手寫記錄出庫紀錄表單，電腦可同時儲存相關執行紀錄，大幅減少作業時間，提升工作效率是最滿意的部分，亦是此系統最大優點。

另外，系統提示與預警機制功能，有效預防人工作業失誤及管理不當所帶來後續的問題，如：庫存不足而影響檢驗的進行，且需依系統提示嚴格執行供應品推陳原則。這些在手工作業時期容易遭遺漏不

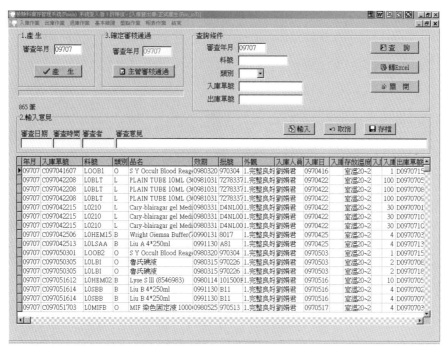

圖 8-16　品質紀錄審查

被查覺的問題，因不影響其他同仁後續作業或產生異常報表，管理階層亦難以發現並矯正。使用電腦化庫存管理系統後，便無法像手工作業那般，存有僥倖的心理，而必須徹底落實、正確執行庫存管理作業。

　　然而，即使以電腦管理，記錄內容主要還是和手寫表單紀錄相同，只較制式表單多記錄一些庫存資訊。電腦可迅速處理資料，例如：要確認某品項當日庫存情形或某月整個月的入、出庫情形，都能透過電腦立即掌握。手寫庫存管理紀錄的時代是難以迅速處理掌握庫存狀況的。但同樣的，若在手寫記錄或電腦輸入庫存資料時發生錯誤，就無法正確掌握。所以，實驗室仍要有「盤點管理機制」，修正入出庫時的記錄失誤或遺漏等人為疏失，努力減

少庫存差異，提高電腦系統與實際庫存之精準度，若成本許可則可應用「RFID」（無線射頻辨識系統）標籤取代條碼標示系統來管理，即可簡化實物盤點作業。未來待電腦庫存管理系統穩定運作一段時間後，收集實際運作精確之實驗室庫存管理資料，便可依定期訂購法之訂購週期與各供應品所設定之最高存量、安全存量、運補時間等管理參數，由系統自動產生訂購單，人員確認後即可自動申請供應品。

　　實驗室除可於電腦系統維持相關必要紀錄以符合認證規範要求外，亦可利用系統提示與預警功能，做到試劑不缺貨、不過期，預防人為庫存作業不當引發之問題，輕易達成實驗室庫存管理目標。簡化繁複的驗收入庫、出庫等手寫記錄工作，避免不必要的人工作業，對試劑耗材庫存

管理更加精確完善，更能從系統上輕易取得相關庫存管理必要的統計分析與查詢資料。使醫檢師不必再耗費太多時間來執行庫存管理作業，能更專注於檢驗工作，故 e 化一套適配臨床實驗室的庫存管理系統，實為認證實驗室當今一項重要策略[5]。

七、參考文獻

1. 財團法人全國認證基金會。ISO 15189 醫學實驗室－品質與能力要求。2013。

2. 財團法人醫院評鑑暨醫療品質策進會。104年度醫院評鑑基準及評量項目。2015。

3. 勝呂隆男。適正庫存之想法與算法。先鋒企業管理發展中心。2005。

4. 鹿野秀人、鬼澤康夫。庫存整頓實務圖解。商周出版。2005。

5. 高智雄、劉娟君。e化適配臨床實驗室的庫存管理系統。臺灣醫檢會報。2008, 23(5), 1-9.

6. Richard A. McPherson, Matthew R. Pincus, etc. Henry's Clinical Diagnosis and Management by Laboratory Methods。22nd, Elsevier Health Sciences, 2011, p128.

八、學習評估

1. 下列何者非實驗室定期適時進行盤點作業的主要目的：
   (A) 可改正更新正確的庫存紀錄。
   (B) 協助了解工作人員執行出入庫狀況是否正常。

   (C) 維持存量／效期／批號等電腦系統自動控管效能。
   (D) 確保供應品質測試驗收良好。

2. 下列有關實驗室庫存管理系統，『庫存』之敘述，何者為非？
   (A) 為使實驗室試劑耗材不缺貨，實驗室應將安全存量設的愈高、愈安全、愈好。
   (B) 庫存量「過與不及」都會有風險，庫存量不足或過多都不好。
   (C) 庫存應定期盤點檢討，並適時調整相關庫存管理參數。
   (D) 庫存過多則增加採購成本與品質劣化可能性，且佔用實驗室儲存空間，甚或導致過期報廢之損失，故應設定最高存量。

3. 下列何者非本章節案例中所述，一般實驗室『庫存管理系統電腦化』的優點：
   (A) 提升醫檢師庫存管制作業工作效率。
   (B) 提升實驗室庫存管理能力，透過電腦可立即掌握入出庫情形。
   (C) 可大幅簡化醫檢師實物盤點作業。
   (D) 提供提示與預警功能，有效預防人為庫存管制作業之失誤。

4. 下列有關實驗室庫存管理系統電腦化之敘述何者為非？
   (A) 庫存管理系統電腦化前，應先做好品質設計規劃，將庫存作業合理化標準化。
   (B) 即使已電腦化，仍要有實物盤點管理機制，修正入出庫時的記錄失誤或遺漏等疏失。

(C)電腦化後可利用電腦系統提供常駐的自動偵測監控機制，協助庫存管理。

(D)既然實驗室已將庫存管理系統電腦化，故不需再定期進行供應品實物盤點，直接讀取電腦系統資料，即可做好庫存管理。

5. 下列有關實驗室庫存管理的敘述何者錯誤？

(A)要做好庫存管理，應先能取得實際運作檢驗業務量與供應品效期等相關資訊。

(B)為了避免供應品缺貨，實驗室供應品庫存通常會設有安全存量。

(C)實驗室的庫存管理與一般企業的庫存管理相同較注重在庫存成本的控管。

(D)除了庫存量的管制，實驗室應特別注意供應品品質的管控，例如儲存條件、驗收測試等管控。

九、解答

1. (D)　　2. (A)　　3. (C)　　4. (D)　　5. (C)

第九章 實驗室儀器設備管理

謝文祥

內容大綱

1. 簡介
2. 臨床實驗室儀器設備管理的重要性
3. 儀器設備的選擇與採購
4. 儀器設備的驗收測試
5. 儀器設備的使用要求
6. 儀器設備的校正（與必要時之量測追溯）
7. 儀器設備的維護保養與維修查驗
8. 儀器設備不良事件的通報
9. 範例

學習目標

1. 了解臨床實驗室儀器設備管理的重要性
2. 了解儀器設備的選擇、採購與驗收測試
3. 了解儀器設備的使用與校正（與必要時之量測追溯）
4. 了解儀器設備的維護保養與維修查驗
5. 了解儀器設備不良事件的通報

一、簡介

檢驗服務品質必須藉由實驗室能夠提供其在原始樣本採檢、樣本準備、樣本處理、檢驗測試，及試劑與樣本儲存等所有服務業務之作業流程中所需的設備配置，這其中包括儀器硬體與軟體、量測系統及資訊系統。本章的學習重點主要聚焦於有關實驗室在儀器設備管理必須明訂的作業程序中，針對測試檢驗結果之正確性及有效性，具有影響之儀器設備，而在選擇、採購及管理等方面的品質要求。也要強調即使當實驗室需使用非其所管制的設備時（例如暫時借用的設備），實驗室管理效能仍應確保其設備滿足相關的要求。同時建議在選用設備時，基於環境保護的永續觀念，應考慮能源的使用節省，與將來棄置的減量和回收。綜合以上的說明，期能經由實驗室儀器重要設備管理的明確機制與落實執行，達到實驗室管理目標與認證規範要求、兼顧實用與效率，教導設備管理學習的重點之所在。

二、臨床實驗室儀器設備管理的重要性

本章敘述的內容將透過學習要點的解說，達到使用單位及操作人員具備確保儀器設備均具有良好的維護管理，且對於測試檢驗結果具有影響之儀器設備運作功能正常，並能穩定維持使用於量測時之相關準確性與有效性的專業能力。其中的要項包括儀器設備的選擇與採購、儀器設備的驗收測試、儀器設備的使用要求、儀器設備的校正與必要時之量測追溯、儀器設備的維護保養與維修查驗，以及儀器設備不良事件的通報，與相關儀器設備紀錄的完備和維持。經由相關要項的規劃與實踐，要能得知設備特別是檢驗儀器的顯示值和相對應量測標準值是否存在誤差，並能確保在誤差的可控之下，所做的操作仍能符合量測準確相關要求的範圍；同時建立監測儀器設備各項管理及功能的表單，制定執行的方式、頻率與職責分派，及結果紀錄的審查流程和權責。

三、儀器設備的選擇與採購

基於供應檢驗測試設備應具備的能力，實驗室應謹慎選擇與審查能夠提供符合檢驗協議之服務要求的供應商，必要時可能需要與機構內其他部門或相關職務人員合作（例如醫院採購部門），以達成該要求。單位內部秉持專業能力和職責，依據功能需求和效益，評估選擇的準則必須建立，相關採購資訊應說明擬採購產品或服務的要求。

同時為保障採購項目持續符合實驗室的品質要求，經評選認可的設備供應商之清單，應予以維持，實驗室也應按儀器設備之重要性和穩定性訂定監控供應商服務表現的頻率，以確保採購服務或項目持續符合原先所聲明或預期的準則。

此外政府主管機關（例如衛生福利部食品藥物管理署查驗登記）對於體外診斷儀器設備的法規要求，包括應該提供審查

證明合格的條件，或要求保有採購項目的紀錄，必須列為優先及重要的選擇與採購考量。

四、儀器設備的驗收測試

實驗室儀器設備無論是購置取得使用的設備或租賃的設備，無論是被授權設置在任何其他地點或基於醫療作業需求採用移動式使用的設備，於安裝與使用前，都應查證可達到所需性能並符合所考量的任何檢驗相關要求。必要時，儀器設備的驗收測試還要連結檢驗流程管理中所需有關個別檢驗程序的選擇、查證（verification），或必要時需要進行的確認（validation），以及對於定量檢驗項目所測得量測值的量測不確定度，如此才能藉由完整的檢驗設備與檢驗流程管理，達成確保每項檢驗程序的性能規格等特定要求，能與期待該檢驗項目的使用意圖相關。完成驗收測試的每項儀器設備必須給予唯一的標識，同時列入儀器設備一覽表建檔統一管理，以及建立儀器設備履歷表（設備紀錄），而需要操作的儀器設備再加上每部設備之標準規範（SOP）等，納入設備管理的系統後方能開始使用。

五、儀器設備的使用要求

任何時候儀器設備應以保持在備用狀態中為管理原則，且應由已訓練且授權人員操作，意即必須嚴格要求，所有儀器設備非經授權操作之專業人員，不得隨意操作或調整。實驗室在使用儀器設備的期間，必須維持製造商提供的設備使用、安全及維護保養的現行版本說明，包括任何相關的使用手冊與指導說明，應可隨時取得以供適當的實驗室人員使用，也是作為制定該部儀器設備之標準規範（SOP）的必要參考資料。

同時，實驗室儀器設備應維持在安全的工作狀態，包括電器安全的檢查、緊急停止裝置，以及因為設備特性需要指定對化學、放射與生物物質進行安全處理和棄置的權責人員，確保儀器設備有安全操作、運輸、儲存及使用，以防止汙染或損壞的程序，這些程序的訂定也可以參考製造商提供的設備使用、安全及維護保養的現行版本說明，包括任何相關的使用手冊與指導說明。

六、儀器設備的校正（與必要時之量測追溯）

實驗室對於作為直接或間接影響檢驗結果的儀器設備，應依據使用的方式與製造商的說明建立校正程序、確立此儀器設備的檢驗項目必須追溯之校正標準（例如校正標準品之設定值）、明訂達到量測準確度與量測系統的功能所要求的查證週期、記錄校正狀況與再校正的日期，同時當由校正產生一組修正係數時，要確保先前校正係數已正確更新，以及建立安全防護措施，防止因調整或竄改而使檢驗結果無效。至於有關取得確立此儀器設備的檢驗項目必須追溯之校正標準（較高量測等

級之參考物質或參考程序）的方法，可由檢驗系統的製造商提供，但要強調只有使用未經過修正的製造商之檢驗系統與校正程序，該份文件才可接受。

七、儀器設備的維護保養與維修查驗

實驗室為維持儀器設備在安全的工作條件與正常運作，至少必須依循製造商的說明，建立儀器設備的維護保養與維修查驗的程序和相關紀錄表單。

無論何時，只要儀器設備發現有缺點，應予停止服務與清楚地標示。實驗室應確保有缺點的儀器設備未被使用，直到其經過維修且經查證顯示符合特定可接受準則為止。

實驗室應檢查任何缺點對先前檢驗的影響，並開始執行立即措施或矯正措施。

在服務、維修、或解除任務前，實驗室應採取適當的措施，以去除儀器設備的污染與提供合適的維修空間與適當的個人防護設備。當儀器設備脫離實驗室的直接管制時，通常是搬離實驗室進行保養與維修，同樣在恢復使用前，實驗室應確保該儀器設備性能已經查證。

八、儀器設備不良事件的通報

不良事件與意外事故可清楚確定是由特定儀器設備造成時，應對原因加以調查。且當相關法規或規範有要求時，應依照規定通報製造商與適當權責機關。

九、範例

(一) 實驗室儀器設備校正的參考作法

1. 新購入之儀器設備（特別是檢驗儀器）經校正合格後才可正式使用。
2. 溫度計、分析天平、離心機、微量自動吸管，每年校正一次，可採用單位統籌方式辦理，校正之量測標準（溫度、重量、容量／體積）或校正用具之量測標準（轉速器、重量或體積之量測器）並須追溯到國家度量衡標準實驗室。
3. 顯微鏡定期保養和校準。
4. 檢驗儀器設備依照廠商標準校正程序執行各檢驗項目之校正，量測追溯資料由廠商提供。
5. 各儀器設備之校正頻率訂定儀器設備校正方法暨校正頻率一覽表。
6. 儀器設備之校正狀態以標籤標示之，內容包括最近校正日期及下次預訂校正日期。
7. 校正後的參數（parameter）都有紀錄存查，如有修正、調整須向主管報備。

(二) 實驗室儀器設備維護保養的參考作法

1. 所有儀器設備在維護保養與維修查驗過程，非經授權操作之專業人員或其主管允許，不得隨意調整使用，並須向主管提報。
2. 儀器設備使用後應加以整理，若有汙損應予清潔維護。
3. 每部儀器設備應由負責人員依照保養項

目,執行每日、週、月定期保養,並記錄於儀器保養紀錄表。

4. 定期保養、維修和非例行性保養可視狀況由廠商工程師負責執行。

5. 廠商工程師定期校正時,應登錄日期及簽名於儀器設備保養紀錄表中。

6. 廠商工程師保養、維修後,應執行品管測試,並經儀器設備管理負責人確認,以確保儀器設備效能處於正常狀況可供使用。校正結果原始資料、品管測試結果和廠商工程師開立之工作報告單應交由組主管查核簽章、收錄備查。

7. 儀器設備應分派專人,負責保養、清潔。

8. 應於每年年底提出下年度儀器設備保養計畫表。

(三) 實驗室儀器設備維修查驗的參考作法

1. 儀器設備發生故障無法自行排除時,貼上「暫停使用」標示牌。

2. 立即提出維修申請,通知廠商維修工程師及主管。

3. 填寫儀器設備故障修復記錄表。

4. 修復後,廠商維修工程師應將損壞情形摘要記錄在儀器設備保養紀錄表。

5. 廠商維修單、校正紀錄及品管測試報告應由當班操作人員確認簽字,並通知主管查核,所有資料一併放在儀器設備保養紀錄檔案夾歸檔。

6. 儀器設備故障修復記錄表呈核後,歸檔保存備查。

7. 儀器設備無法及時修復,且影響到報告

發送作業時,應依委託檢驗作業程序安排緊急外送,並立即通知主管。

(四) 儀器設備紀錄的參考要點

1. 儀器設備的識別,通常為名稱、型號。

2. 儀器設備的唯一識別,通常為序號、編號。

3. 製造商名稱。

4. 供應商或製造商的連絡資訊,特別是緊急檢驗的設備。

5. 接收的日期與加入服務的日期。

6. 擺放位置,特別是可隨意移動的儀器設備。

7. 接收時的條件,指全新、使用過或整修過。

8. 製造商的說明,可連結製造商提供的設備使用、安全及維護保養的現行版本說明,包括任何相關的使用手冊與指導說明,及該部儀器設備制定之標準規範(SOP)。

9. 儀器設備納入實驗室時,證實儀器設備於初始可接受使用的紀錄,即儀器設備的驗收測試紀錄。

10. 已執行的維護保養與預防性維護保養時程,及其實施紀錄。

11. 證實設備可持續接受使用的性能紀錄,包括所有校正與或查證報告/證書之副本,包括日期、時間與結果、調整、接受準則與下次校正及或查證到期日。

12. 儀器設備損壞、或故障、修改或維修及其執行紀錄。

以上這些紀錄應加以維持並可供隨時取得,或依實驗室紀錄管制程序的規定保

存更長期限，例如與法律責任有相關之檢
驗結果，其使用儀器設備紀錄之保留須比
其他紀錄期限更長。

十、參考文獻

1. 1.Clinical Laboratory Management; Eleanor M. Travers 1997.
2. Clinical Diagnosis and Management by Laboratory Methods 22nd; John Bernard Henry, M.D. 2011
3. 1.ISO15189（2013年版）或TAF-CNLA-R02 (3)
4. 全國認證基金會（Taiwan Accreditation Foundation）網站www.taftw.org.tw之醫學實驗室認證資訊
5. www.cap.org之Laboratory Accreditation Program資訊

十一、學習評估

1. 臨床實驗室儀器設備管理的主要對象：
   (A) 購買價格昂貴者
   (B) 使用頻率較高者
   (C) 影響檢驗結果者
   (D) 經常發生故障者
2. 臨床實驗室儀器設備依照服務之作業流程所需使用的功能，不包括哪些類別：
   (A) 樣本取得
   (B) 檢驗測試
   (C) 試劑與樣本儲存
   (D) 逃生指示標誌
3. 基於環境保護的永續觀念選用設備時，下列何項非主要考慮：
   (A) 能源的節省
   (B) 維修的空間
   (C) 棄置的減量
   (D) 廢棄的回收
4. 建立儀器設備各項管理的表單，制定執行的方式、頻率與職責分派，及結果紀錄的審查流程和權責是屬於儀器設備的：
   (A) 選擇採購
   (B) 保養維修
   (C) 功能監測
   (D) 異常通報
5. 儀器設備的選擇與採購準則之訂定，必須由實驗室基於專業能力和職責，首要提供的評估要點為：
   (A) 功能需求
   (B) 採購金額
   (C) 操作方式
   (D) 廠牌名聲
6. 下列何項必須列為儀器設備選擇與採購時優先及重要的考量：
   (A) 功能需求
   (B) 法規要求
   (C) 操作方式
   (D) 採購金額
7. 儀器設備的驗收測試應在何時完成：
   (A) 選擇與採購前
   (B) 安裝與使用前
   (C) 校正或檢測中
   (D) 停機或暫存時
8. 下列何項不是完成驗收測試的每項儀器設備都必須要有的管理要項：

(A)給予唯一的標識

(B)列入儀器設備一覽表

(C)建立儀器設備履歷表

(D)制定標準規範

9. 儀器設備的使用要求之首要管理原則為：

(A)由已訓練且授權人員操作

(B)維持製造商提供的使用說明

(C)執行維護保養與維修查驗

(D)了解不良事件的通報

10.下列何者敘述為非：

(A)製造商提供的設備使用說明書可作為制定該部儀器設備之標準規範參考資料

(B)實驗室儀器設備視狀況才須維持在安全的工作狀態

(C)確保儀器設備有安全操作、運輸、儲存及使用的管理機制

(D)在執行維護保養與維修查驗有責任防止汙染或損壞的發生

11.儀器設備完成校正程序建立量測追溯後，首要的管理機制為：

(A)記錄校正狀況

(B)確保先前校正係數已正確更新

(C)執行品管相關查驗測試

(D)明定下次再校正的日期

12.下列何種狀況才能使用未經過修正的製造商之檢驗系統與校正程序：

(A)完成教育訓練

(B)經由主管授權

(C)同樣操作條件

(D)通過品管測試

13.無論何時只要儀器設備發現有缺點，首要的管理機制為：

(A)整理檢體進行委外

(B)聯絡廠商進行維修

(C)報告主管完成紀錄

(D)停止服務清楚標示

14.儀器設備完成維修且精品管查證後，首要的管理機制為：

(A)儘速進行待檢樣本的測試

(B)報告主管完成相關異常紀錄

(C)檢查任何缺點對先前檢驗的影響

(D)依照當時實際工作需求狀況決定

15.儀器設備不良事件通報的首要原則為：

(A)判定該異常事件嚴重程度

(B)確定是由該儀器設備造成

(C)對造成原因加以調查分析

(D)查詢相關法規是否有所要求

十二、解答

1. (C)	2. (D)	3. (B)	4. (C)	5. (A)
6. (B)	7. (B)	8. (D)	9. (A)	10. (B)
11. (B)	12. (C)	13. (D)	14. (C)	15. (B)

第十章　實驗室風險管理

高智雄

内容大綱

1. 簡介
2. 風險管理的基本概念
3. 風險管理相關名詞解釋
4. 風險管理的國際規範與指引
5. 風險管理的實施程序
6. 實作案例
7. 管理上的意涵

學習目標

1. 了解風險管理的基本概念
2. 了解風險管理與臨床實驗室的關係
3. 了解風險管理的實作概念與方法
4. 了解如何運用風險管理來提升病人安全與實驗室安全

一、簡介

實驗室風險管理，包含病人安全、實驗室安全、生物安全、資訊安全⋯⋯等許多範疇。因現今醫學實驗室面臨著 ISO15189 實驗室認證對病人安全的風險管理要求，以及衛生福利部疾病管制署對實驗室生物安全／生物保全的風險管理要求，故本章節聚焦於 ISO15189：2012 國際規範[1] 第 4.14.6 節特別要求之病人安全風險管理，以及實驗室安全（含生物安全）之風險管理，不包含其他範疇之風險管理。然而，實驗室仍可自行參考本章節之風險管理理論概念，依本身的需要自行決定實施其他領域之風險管理。

就實驗室安全而言，有鑑於現今各利害關係者與主管機關對實驗室安全日益關切，希望實驗室達成並展現與其本身生物風險政策和目標一致的生物安全與生物保全操作實務。然而，實驗室要確保生物風險管理表現績效，不僅符合且持續維持符合最新法令規章與政策的要求事項，就需在一個經結構化且系統化的「管理系統法（Management System Approach）」中實施，並整合在整個實驗室實際作業流程裡加以落實執行。因此，為因應目前國內外生物安全管理趨勢與規範要求，實驗室生物風險管理系統可參考歐洲標準化組織（European Committee for Standardization, CEN）CWA 15793 規範標準[2]，以「PDCA 管理系統法」為基礎而建立，並依據實驗室本身內外環境情況，發展生物風險政策，建立達成政策承諾的目標與程序，進而落實組織的生物風險管理系統，持續改進生物風險管理績效。

此外，現今我國實驗室生物安全已完成相關法規、規範、管理組織、教育訓練以及實地訪查查核等基礎作業，但尚未建立可使實驗室自主管理和持續改進的運作管理機制。故實驗室依照 CWA 15793 實驗室生物風險管理規範導入生物風險管理系統是目前衛生福利部疾病管制署對國內實驗室生物安全管理的重要政策，並於 2015 年委託全國認證基金會（Taiwan Accreditation Foundation, TAF）執行高防護實驗室導入「實驗室生物風險管理系統」提升預防能力及降低感染風險研究計畫，提供相關教育訓練與執行文件範本，以協助實驗室導入可自主管理與持續改進的生物風險管理系統。所以，本章節亦針對實驗室安全風險管理，提供相關實務運作之說明。期能幫助臨床實驗室在病人安全與實驗室安全面，有效的導入實施風險管理系統。

二、風險管理的基本概念

(一) 病人安全之風險管理

就病人安全而言，提供正確快速的檢驗報告是臨床實驗室要務，但若實驗室所發出的檢驗報告，使臨床醫師作出不適當處置而造成病人的傷害，則此報告反而變成一種危害（Hazard）。例如：臨床醫師若依據已遭點滴輸液（Intravenous Fluid, IV Fluid）或採檢管抗凝固劑 K3-EDTA 汙染的檢體所測得的錯誤生化檢驗結果（特別

是 K+ 鉀離子假性危急值）而誤判病情，則極可能因此對該病人做出不正確的診斷或治療，導致病人受傷害（不安全）。因此，新版 ISO15189：2012 第 4.14.6 節 風險管理（Risk Management），特別新增要求一實驗室應針對影響「病人安全」的工作流程與檢驗結果之潛在失效的衝擊進行評估，並應調整流程以減少或消除已鑑別的風險，並將決定及採行措施予以文件化[1]。

ISO 15189：2012 國際規範強烈倡導要求醫學實驗室實施風險管理，以作為一種確保實驗室檢驗服務品質的方式之一，實驗室所有與病人安全有關的活動都應被控管至可接受的範圍，故「風險管理」已正式邁入醫學實驗室。雖然風險管理在其他產業領域已發展得相當成熟，但就檢驗醫學而言，這是一個嶄新的管理議題，同時也嚴重困擾著現今的醫學實驗室。

甚至目前仍有部分實驗室醫檢師認為，「風險管理」不就是「品管（Quality Control, QC）」，因為實驗室每天例行工作都已包含內部品管（例如至少執行陰、陽兩濃度的品管物質），來確認檢驗結果是否可靠、沒問題而發出檢驗報告。為何還要多此一舉？徒增一些文書工作（Paperwork），增加醫檢師額外的工作負擔呢？然而，事實若是如此，那試問為何實驗室平日仍會接獲一些臨床醫師抱怨檢驗結果與其病人臨床狀況不符的問題呢？實驗室所提供的檢驗報告，似乎仍然還有些問題存在！

首先，我們應先釐清一些事實，眾所皆知目前實驗室每天執行例行內部品管作業，但這些品管作業並不會告訴你病人檢體有無氣泡、凝固 Clot、溶血、藥物干擾、IV Fluid 或抗凝固劑汙染……等檢驗前階段（Pre-analytical Phase）的問題。意即實驗室仍有可能因一些內部品管作業無法偵測的檢驗程序潛在錯誤（Latent Error）或潛在不符合事件的原因（危害 Hazard），導致檢驗報告延遲或不正確之不符合事件（或稱異常事件、實驗室錯誤 Laboratory Error、不良事件 Incident），造成臨床醫師延誤或不正確診斷或治療病人，最後使病人遭受傷害（不安全）。如圖 10-1 所示實驗室程序中錯誤的連環效

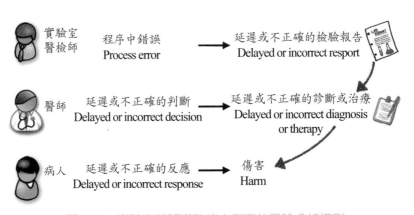

圖 10-1　實驗室錯誤導致病人傷害的風險分析模型

資料來源：ISO22367：2008

應，最後導致病人傷害的後果的風險分析模型，而藉此模型可簡單了解如何分析實驗室錯誤（Laboratory Error），對病人造成傷害的風險。

對臨床實驗室而言，風險管理到底是什麼？事實上，ISO 15189：2012 規範並無強制要求實驗室執行風險管理時，要有任何制式的流程圖、魚骨圖、風險評鑑表單或程序步驟等。但實驗室要有足夠的資料或資訊，去支持其風險管理的相關決定，且將決定及採行措施予以文件化即可，而最基本簡單的風險管理概念如圖 10-2 所示。由此可知，實驗室不應將「風險管理」視為多餘、無意義的文書工作。

在實務上，實驗室可藉由風險管理改進檢驗服務品質與檢驗工作流程，且不須花費太多的時間去執行風險評鑑（Risk Assessment），例如：實驗室各部門資深醫檢師可簡單地以腦力激盪法結合查檢表（Mental Checklist）方式，參考過去不符合事件與相關參考資料，直接在短時間內鑑別列出所屬部門檢驗流程相關的風險。當然最好可實際踏出實驗室到急診室或病房，觀察了解病人「檢驗檢體」是如何被採集、運送到實驗室檢驗的過程，看看從檢體採集到檢驗結果報告回到臨床醫師的

所有過程中，是否存在有任何風險，並直接列出這些已鑑別的風險，接著想辦法去處理與管理這些風險；意即去調整實驗室工作流程，以減少或消除已鑑別的風險，如擬定預防措施、控制措施，以及應變計畫……等風險處理（Risk Treatment）對策，以將病人可能的傷害降至最低或可接受的風險水準。

實驗室病人安全風險管理的目標在於避免病人傷害，去除不可接受的風險，最終目的是要做到「沒有不可接受的風險」，以確保病人安全，如圖 10-3。換言之，實驗室所有的作業活動中，只要有與病人安全有關的風險，都應被控制在可接受的範圍。特別是，檢驗前與檢驗後階段的錯誤所造成的病人傷害風險。然而，現行實驗室內部品管程序通常只能監控到檢驗中階段的錯誤，而依 Plebani（2006）研究指出，實驗室錯誤（Laboratory Error）發生在檢驗中階段（Analytical Phase）的約佔7%～13%、出現在檢驗前階段（Pre-analytical Phase）佔46%～68.2%、檢驗後階段（Post-analytical Phase）的錯誤佔18.5～47%[3]。由上可知，實際上大部分的實驗室錯誤都發生在非檢驗中階段（Extra-analytical Phase）。

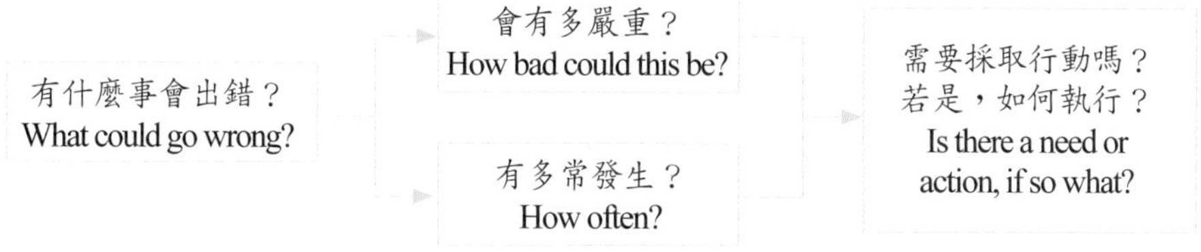

圖 10-2　風險管理基本概念圖

安全＝無不可接受的風險

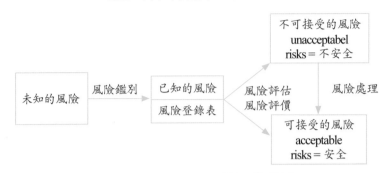

圖 10-3　病人安全風險管理的目標

此外，目前國際上醫學實驗室已漸漸重視與研究包含 Pre-pre-analytic 與 Post-post-analytic 階段的 Brain-to-Brain Loop 循環概念[4,5,6]，如圖 10-4 所示。而一個完整的全面檢驗作業流程（Total Testing Process, TTP）如圖 10-5 所示係包含實驗室內外醫療照護過程中檢驗相關的所有活動。

從 Pre-pre-analytical 階段臨床醫師的大腦評估病人並正確開立適當檢驗醫囑開始，經檢驗前、中、後階段（Pre-analytical, Analytical, Post-analytical），至最後該檢驗報告回到醫師大腦，而該醫師能及時且正確判讀檢驗報告，並適時應用檢驗結果對病人做出正確處置或治療「行動」的 Post-

The Brain-to-Brain loop

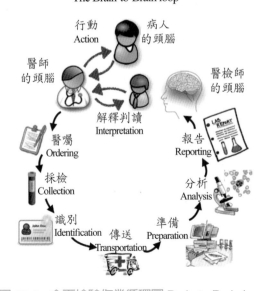

圖 10-4　全面檢驗作業循環圖 Brain-to-Brain Loop

資料來源：The brain-to-brain loop concept for laboratory testing 40 years after its introduction. Am j Clin Pathol. 2011; 136: 829-833[4]

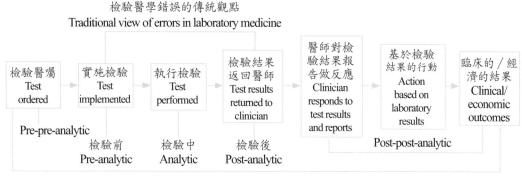

檢驗醫學錯誤的傳統觀點
Traditional view of errors in laboratory medicine

| 檢驗醫囑
Test
ordered | 實施檢驗
Test
implemented | 執行檢驗
Test
performed | 檢驗結果
返回醫師
Test results
returned to
clinician | 醫師對檢
驗結果報
告做反應
Clinician
responds to
test results
and reports | 基於檢驗
結果的行動
Action
based on
laboratory
results | 臨床的／經
濟的結果
Clinical/
economic
outcomes |

Pre-pre-analytic

檢驗前　　　檢驗中　　　檢驗後
Pre-analytic　Analytic　Post-analytic

Post-post-analytic

以病人為中心的觀點來看實驗室關聯與檢驗相關之診斷錯誤
The patient-centered view of laboratory-associated and testing-related diagnostic errors

圖 10-5　全面檢驗作業流程（TTP）的傳統觀點與「以病人為中心」觀點

改寫自：Laboratory-associated and diagnostic errors: a neglected link. Diagnosis. 2014; 1(1): 89-94.[5]

post-analytical 階段。

　　令人詫異的是這個早在四十幾年前被提出的流程分析概念，近來才慢慢被實驗室接受與應用實施。根據此 Brain-to-Brain Loop 檢驗作業循環概念，整個全面的檢驗服務流程所有階段中，與病人安全有關的活動都應該被評估、監控及持續改進，以降低實驗室檢驗總錯誤率。所以，當前醫學實驗室的管理作為應擴展朝向努力尋求減少病人傷害（即 Patient-harm-based Approach），而不只是管控現有實驗室作業流程的缺失而已，應「以病人為中心」更系統性的全面管理檢驗作業流程 TTP 對病人照護的貢獻，以改善病人安全。

　　從病人的利害觀點考量，任何直接或間接導致負面不良結果的檢驗相關事物皆必須被鑑別與評估，不管錯誤是發生在實驗室內或實驗室外。如醫師開立不適當的檢驗、檢驗報告被判讀和應用錯誤、延遲對醫療照護者或醫師通知確認警告值或危急值……等，皆涵蓋在 TTP 全面檢驗作業流程中。而此部分與目前 ISO15189：2012 國際規範要求，以及國內 104 年醫院評鑑基準及評量項目的條文第 2.8.15 節，要求實驗室建立緊急且重要之異常值或危急值即時通報機制是一致的。其最終目的都是期望醫學實驗室把「以病人為中心」的概念，付諸於相關具體的行動，而不再是一個概念性口號！

　　近 10 年來隨著實驗室品質管理能力的提升和檢驗醫學科技的進步（例如：檢驗分析技術、原理、儀器設備、試劑耗材、以及電腦資訊科技等），發生在實驗室檢驗中階段的錯誤，至少已減少 10 倍以上[4]。可預見的，隨著目前實驗室內各種自動化與資訊科技的陸續導入應用，未來發生在實驗室內檢驗中階段的錯誤將持續越來越少。因此，實驗室錯誤（Laboratory Error）的管理重點已開始轉向非檢驗中階段（Extra-analytical Phase）或稱非測試分析作業（Non-testing Process）。

病人安全有關的實驗室錯誤之概念進展過程，從 1950～1990 年代聚焦於控管實驗室檢驗中階段的錯誤（Analytical Errors）、1990～2000 年代著重管控整個實驗室內的錯誤（Error in Clinical Laboratories）、2000～2010 年代強調管理檢驗醫學相關錯誤（Error in Laboratory Medicine or Laboratory-associated Errors）、目前則特別強調檢驗相關之診斷錯誤（Testing-related Diagnostic Errors）[6]，如表 10-1 所示，以病人結果導向的觀點來看檢驗相關診斷錯誤。其中，與檢驗醫學有關的危害與風險，都應一併被考量評估並加以控制。

所以，非檢驗中階段（Extra-analytical Phase）的失效，如表 10-1 所示相關潛在錯誤與原因，是目前實驗室病人安全風險管理的重點所在。特別是檢驗前階段與實驗室發出報告給醫師後其對病人的反應階段（Post-post-analytical Phase），期能達到及時、正確且有效的檢驗結果判讀與應用，落實真正「以病人為中心」的

表10-1　以結果導向的觀點來看檢驗相關診斷錯誤

評估項目measure	原因causes
1.不適當的檢驗醫囑申請	・認知問題 ・防禦性醫療問題 ・misspelt拼錯檢驗項目名稱 ・誤解醫師的要求
2.適當檢驗但未開立醫囑	・認知問題 ・misspelt拼錯檢驗項目名稱 ・誤解醫師的要求 ・檢驗醫囑從醫師到醫療資訊系統轉移中遺漏
3.適當的檢驗結果未被應用	・臨床醫師的認知失效 ・獲得的資訊不完整 ・錯誤的檢驗參考值或決斷值（decision levels） ・檢驗報告無解釋性的備註
4.適當檢驗但發生報告延遲	・延遲檢體採集或傳送 ・延遲檢驗執行分析 ・延遲檢驗結果傳送釋出 ・延遲對醫療照護者或醫師通知確認
5.適當的檢驗但結果不正確	・病人／檢體辨識錯誤 ・檢驗前階段的檢體採集與處理錯誤 ・檢驗儀器失效、檢驗分析的干擾與性能不佳

資料來源：Laboratory-associated and diagnostic errors: a neglected link.Diagnosis.2014; 1(1): 89-94.6

管理。意即實驗室應管理所提供的檢驗服務，而非只是管理檢驗中的作業或數據，且應視風險管理為「品質管理系統」中最關鍵重要的一部分。而如何減少 Post-post-analytical 階段錯誤的發生，最常見的作法即是「與臨床溝通」。事實上，在 ISO15189：2012 國際規範，第 4.1.2.6 節「溝通」，特別要求「實驗室管理階層應確保已建立實驗室與其利害關係者間適當溝通流程，並就有關實驗室檢驗前、檢驗中、檢驗後流程及品質管理系統之有效性進行溝通。」此外，近來已有研究文獻指出，可經由適當的檢驗結果解釋所需資訊備註溝通，來降低 Post-post-analytical 階段中發生檢驗報告判讀錯誤的風險 [7]。

回顧醫學實驗室管理議題之進展，從早期講品質管制（Quality Control, QC）、品質保證（Quality Assurance, QA）、品質管理（Quality Management, QM）、品質改善（Quality Improvement, QI），到現今的精實管理（Lean Management）與風險管理（Risk Management, RM）。不可諱言的，這些實驗室管理活動都會對工作人員產生不同程度的工作負擔。因此，為了避免人員工作負擔過度，實驗室宜先經由精實管理（Lean Management）之流程管理與改善活動（請參閱本書第七章），精簡實驗室內工作流程系統與提升作業效率，減少實驗室中許多不必要或無價值的工作活動，盡其可能的將檢驗作業合理化、標準化、電腦化、自動化後，接著慢慢實施「檢驗品質預見預防」的預警化工程，意即從圖 10-5 所示整個全面檢驗作業流程 TTP 中，鑑別危害（可能會出錯的潛在原因）、評估風險並管控這些風險，以避免檢驗相關錯誤發生，減少病人傷害的危害與風險。其中，檢驗作業相關的風險處理方式，最好選擇電腦化或自動化方式來執行控制措施較為有效，且可同時減輕人員工作負擔。因為一個複雜且過度依賴工作人員注意力的工作系統，總是讓人容易出錯，不管工作人員是如何訓練精良，如圖 10-6 所示。實驗室應同步考量從檢驗工作流程系統與人員一起變革改善，把「以病人為中心」這個概念，從理論轉譯成具體實務操作。而這也就是 ISO15189：2012 強制要求—「實驗室應針對影響病人安全的工作流程與檢驗結果潛在失效衝擊影響進行評估，並調整流程以減少或消除已鑑別的風險」的精神所在。

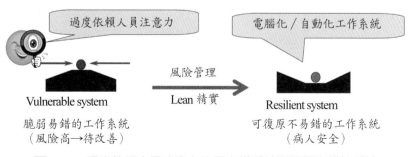

圖 10-6　過度依賴人員注意力的易出錯系統與不易出錯的系統

(二) 實驗室安全之風險管理

就實驗室安全而言，可能涉及醫療機構與實驗室醫療工作人員、醫療機構就醫民眾以及社區民眾之安全，包含生物性（病原體）、物理性（能量）、化學性（毒化物）、人因工程、社會心理等實驗室危害因子的辨識與控制；意即包含「實驗室勞工安全衛生」與「生物風險管理（含生物安全與生物保全）」防止發生病原體或毒素無意中暴露及意外釋出之防護原則、技術及操作方面的活動，目的在於確保所有與實驗室相關人員之人身安全。

因此，為保護醫療機構、實驗室醫療工作人員、就醫民眾之安全，免於實驗室作業的危害，考量實驗室對檢驗設備的維護保養或人為操作的作業流程，來執行實驗室安全之風險評鑑，並依實施風險處理對策，以使高風險不良事件發生時能有正確快速而有效地處理，將災害之傷害及損失降至最低，並建立實驗室安全風險管理文化，是目前實驗室重要課題。

然而，職場安全衛生之提升，有賴於比照「品質管理系統」與「環境管理系統」透過 Plan（規劃）、Do（執行）、Check（查核）與 Act（行動）改善的管理系統法（Management System Approach），來推動之安全衛生政策措施，自主建構一完整周延的職業安全衛生管理系統，創造安全的工作環境。

特別是近來相關主管機關對實驗室安全的越來越重視，勞動部（以前為行政院勞工委員會）為激勵及擴大國內事業單位的參與，加速提升職場風險管理能力

並與國際接軌，勞動部 2007 年修正相關法規，規定高風險且大型的事業單位（第一類勞工人數 300 人以上者）需優先推動職業安全衛生管理系統，並配合我國實際推動狀況及需求，參考 OHSAS 18001：2007 之要項及要求 [8]，頒訂適合我國國情的「臺灣職業安全衛生管理系統（Taiwan Occupational Safety and Health Management System, TOSHMS）」[9] 相關規範，作為事業單位推動職業安全衛生管理系統之參考準則。

目前國內有些大型醫療機構依勞工安全衛生相關法規要求，大都已主動地參與實施 OHSAS 18001：2007 職業安全衛生管理系統或臺灣職業安全衛生管理系統（Taiwan Occupational Safety and Health Management System, TOSHMS）驗證。而臨床實驗室為醫療機構職場安全衛生中重要的一部分，亦必須配合組織整體安全衛生政策而參與其中，實施實驗室安全風險管理系統。

此外，如同前述，衛生福利部疾病管制署也希望國內實驗室生物安全管理能與國際接軌，依照 CWA 15793 實驗室生物風險管理規範導入生物風險管理系統。所以，現今實驗室同樣面臨著如何依職業安全衛生管理系統規範與 CWA 15793 實驗室生物風險管理規範來執行實驗室安全風險管理的問題，而深感困擾甚或不知所措。

如同「病人安全風險管理」一樣，實驗室人員只要能了解風險管理的方法論，把握其執行原則與精神，仍可有效率且有效果的建立與維持實驗室安全風險

管理系統。本章第六節也提供一個符合CWA15793實驗室生物風險管理規範的實作程序案例，提供實驗室參考建立適合自己的實驗室安全風險管理系統。

三、風險管理相關名詞解釋

1. 傷害（Harm）：（改寫自OHSAS 18001：2007）

對人類、動植物、環境或財產之健康／衛生帶來的不良影響。

2. 危害（Hazard）：（改寫自OHSAS 18001：2007）

可能導致傷害的來源、狀況或行為。

註1：危害是一個導致傷害事件結果的潛在原因。而將危害與其導致後果陳述出來，包含一件事情的「因」與「果」，即為風險（事件）的呈現方式。

3. 危害鑑別（Hazard Identification）：（參考自OHSAS 18001：2007）

分辨危害是否存在並定義其特性的過程。

4. 風險（Risk）：（改寫自OHSAS 18001：2007、ISO31000：20099）

傷害發生可能性及嚴重度的組合。意即風險是傷害事件發生可能性和其發生後嚴重度的函數，風險 Risk = f(Likelihood 可能性, Severity 嚴重度)。

註1：OHSAS18001定義：危害事件或暴露發生之可能性，與該事件或暴露導致之傷害或不利健康之嚴重度的組合。

註2：ISO31000對風險的定義為：「目標（事件）不確定性之影響（effect of uncertainty on objectives）」。其中所謂的「影響」是一種預期的正向／或負向的偏差。

註3：目標（事件）可包含不同面向（如財務、健康與安全、資訊安全、及環境安全的目標等），並可應用於不同層面（如策略、整體組織、專案、產品與流程）。

註4：風險通常是以事件的後果（Consequences）與相關發生可能性（Likelihood）的組合來表示。

註5：不確定性（Uncertainty）指「對事件後果或可能性的理解或知識相關資訊全部或部分不足的狀態」。即無法在事前明確預知未來事件發生可能性與後果為何。

註6：機會（Opportunity）是指一個事件發生的可能後果，而該事件對目標達成有正面的影響者。ISO15189：2012 4.12持續改進章節，所指「實驗室針對風險評鑑（Risk Assessment）所列為最優先範圍進行改進活動。適當時，改進行動計畫應予以展開、文件化及實施。」此處的風險評鑑，便是指評鑑具正向影響的風險（機會），因資源有限實驗室應機會（風險）優先次序決定實施優先次序。

5. 風險鑑別（Risk Identification）：（參考自 ISO31000：2009）

發現、識別與描述風險的過程。即發覺預知可能發生的事件與其發生的原因和方式。

註1：風險鑑別包含風險來源、事件、其發生原因（意即危害 Hazard），以及其可能的的後果。

註2：風險鑑別可包含歷史資料、理論分析、接受告知與專家意見，以及利害關係者的需求。

6. 後果（Consequence）：（參考自 ISO31000：2009）

影響目標事件的結果。

註1：單一事件可導致多個後果。

註2：後果可以是確定或不確定的，且可能對目標有正向或負向影響。

註3：後果可以質化或量化方式呈現。

註4：最初的後果可能藉由連環效應而升級（更嚴重）。

7. 可能性（Likelihood）：（改寫自 ISO31000：2009）

事情發生的機會。

註1：在風險管理的術語中，「可能性」是用來指事情發生的機會。不論是以主觀地或客觀地、質化或量化的方式去量測或決定，以及用一般用語或數學的（如機率、一段期間的頻率）方式來陳述皆可。

註2：「可能性」一詞比「機率」涵義更廣，更能解釋一件事情發生的機會。意即一件事情發生的可能性，可能包含多個連環事件的發生機率。例如：假設實驗室試劑有問題，可能導致檢驗結果錯誤，當內部品管未發現且醫檢師審查核發報告又未能攔阻而發出錯誤報告時，此時病人則處於危險狀態。接著，當臨床醫師判讀報告時，又未發現檢驗結果有問題而依據該筆錯誤報告診斷或處置其病人，則可能對病人造成傷害。所以，檢驗報告錯誤導致病人傷害之風險事件，其事情發生的可能性，包含上述多個連環事件的發生機率的機率總合。其中，若有一個環節被成功攔阻，便不會發生病人傷害事件。

8. 風險分析（Risk Analysis）：（改寫自 ISO31000：2009）

系統性的使用可獲得的資訊去鑑別危害（Hazard）與其後果，並估計該風險的過程。意即瞭解風險的本質，並去決定風險等級（Level of Risk）的過程。

註1：風險分析提供作為下一步風險評價（Risk Evaluation）和決定相關風險處理（Risk Treatment）決策的基礎。

註2：風險分析含危害鑑別（Hazard Identification）與風險評估（Risk Estimation）的過程。

9. 風險等級（level of risk）：（參考自 ISO31000：2009）

風險大小嚴重程度，為後果（Consequences）與可能性（Likelihood）的組

合。

10. 風險評估（Risk Estimation）：（改寫自 ISO31000：2009）

對於傷害事件的發生機率與嚴重度給予估計指定值的過程。意即將傷害事件的發生可能性與傷害事件發生後的嚴重度給予分等評分（Grading），接著估算出風險值，以評估出該風險的大小。

11. 風險評價（Risk Evaluation）：（改寫自 ISO31000：2009）

比較風險分析（Risk Analysis）結果與預先設定的風險準則（Risk Criteria），來決定該風險大小嚴重程度是否可接受或容忍的過程。

註1：風險評價是一種風險的可接受性分析。用以決定風險管理先後次序的步驟，將風險與事先設定的風險準則比較，以決定該風險的等級是否可接受。類似於實驗室平日執行內部品管時，是否符合品管規則之品管允收（In-Control or Out-of-Control）判斷。

註2：風險評價可協助下一步風險處理的決策。

12. 風險準則（Risk Criteria）：（參考自 ISO31000：2009）

用以評估風險顯著性（Significance）的參考條件。

註1：風險準則係依據組織目標與內外部環境況狀，由管理階層決定的。

註2：風險準則可經由國際標準、法律規範、組織的政策與其他要求衍生出來。

13. 風險評鑑（Risk Assessment）：（改寫自 OHSAS 18001：2007）

在考量到既有控制措施的適當性之下，評估一項危害導致之風險的過程，並決定該風險是否恰當。包括整個工作作業活動的風險分析（Risk Analysis）和風險評估（Risk Estimation）、風險評價（Risk Evaluation），以及決定風險控制措施（Risk Control）等整體作業過程。

註：風險評鑑前應針對風險進行分類，並提出哪些風險需要予以排除或控制。評鑑工作應陳述其可能性和後果，並界定所使用風險接受度。同時說明屬於高度、中度與低度風險區的風險（風險等級為何？）。然而，亦可採用其他相關且適當的風險評鑑方法。

14. 安全（Safety）：（參考自 ISO/IEC 指引 51：1999）

係指沒有無法接受的風險。

15. 可接受風險（Acceptable Risk）：（改寫自 OHSAS 18001：2007）

係指已被降低至某一程度，且基於實驗室組織適用之法規強制性與本身風險管理之安全政策，可被容忍之風險。意即風險分析結果低於實驗室所自訂之風險準則（Risk Criteria）者。

16. 風險管理（Risk Management）：（改寫自 ISO31000：2009）

組織中有關風險的指導與控制的協調
性活動。

註1：可具體解釋為：「在可接受的成
本下，對風險所進行的鑑別、
分析、評價及最小化或消除，
並控制在可接受範圍之管理過
程。」或「為有效管理可能發生
事件並降低其不利影響，所執
行的步驟和過程。」

17. 風險處理（Risk Treatment）：（改寫自
ISO31000：2009）

修正（Modify）風險的程序。

註1：可具體解釋為：「對於風險評
價後不可接受的風險，列出可
將該風險降低至可接受水準之
對策，進而發展並執行具體控
制措施，以降低事件發生之可
能性與／或其衝擊影響之嚴重
度。」

註2：風險處理包含風險處理對策（規
避、減少、轉嫁或接受）的選
擇、準備及執行風險處理計畫
等要項，管理階層所決定施行
的風險處理選項後，發展出風
險控制措施。

註3：每一個風險事件的風險處理，
可選擇一個或多個風險控制措
施，並執行此等控制事項。

註4：處理具負面後果（危害風險）
的風險處理，有時稱為風險
減緩（Risk Mitigation）或消
除（Risk Elimination）或預防
（Risk Prevention）或減少（Risk

Reduction）。

註5：風險處理可包含決定不著手或
繼續活動以避免風險、接受或
增加風險以尋求機會、移除風
險來源、改變可能性、改變後
果、分攤風險給其他團體（包
含合約與風險資金支援）、以
及藉由已告知的決定來保留風
險。

註6：風險處理可能創造新風險（副作
用）或修正現有的風險。

18. 控制措施（Control）：（改寫自 ISO3
1000：2009）

正在修正風險中的措施（Measure that
is modifying risk）。

註1：控制措施包含任何可修正風險的
流程、政策、裝置、操作實務
或其他活動。

註2：控制措施可能不一定都能發揮預
期或事前預想的效果。

註3：控制措施（Control）係指風險
控制措施（Risk Control），目
的在控制風險至可接受範圍；
風險控制措施（Risk Control）
與一般實驗室常見的品質控制
（Quality Control）不同，控制
措施（Control）常包含品質管制
（Quality Control），實驗室內
部品質管制只是風險控制措施
（Risk Control）的一項選擇。

19. 預防措施（Preventive Action）：（改寫
自 OHSAS 18001：2007）

為了排除潛在不符合事項的起因或其

他潛在不良狀況而採取的行動。

註1：潛在不符合事項的起因不只一項。

註2：矯正措施旨在防止再發，預防措施旨在防止發生。

註3：預防措施亦可視為一種風險控制措施。

註4：風險處理所選用之因應對策可能包含預防措施與控制措施，預防措施主要針對可預防之風險；控制措施則針對可控制之風險，若該風險為不可預防，也不可控制，則常以「應變計畫」來減輕該風險之負面衝擊影響。

註5：預防措施是事先行動過程以鑑別改善機會，而不是對問題或抱怨鑑別後的一種反應。

20. 實驗室錯誤（Laboratory Error）：（參考自 ISO22367：2008）

實驗室循環工作中任何一個環節，從申請檢驗到報告結果和適當的解釋結果及相應處理結果，不符合原先計畫好的步驟而造成的失敗，或是使用錯誤的方案達成目標。

21. 潛在錯誤（Latent Error）：（改寫自 ISO22367：2008）

不在前端一線操作員的控制範圍內，由潛在的結構性因素造成的錯誤（例如：不妥善的設備、不良的設計、管理決策或組織的結構）。

註1：潛在錯誤是指「發生在設計、機構、訓練、與維修保養的錯誤，其結果導致第一線工作操作者出錯。一般而言，該錯誤的影響通常會潛藏在系統中很長的一段時間」。

註2：實驗室的潛在錯誤即是一種實驗室的危害（Hazard）。

22. 認知錯誤（Cognitive Error）：（參考自 ISO22367：2008）

由於知識不足、曲解現有資料、或應用錯誤的認知規則導致做了不正確的選擇所造成的錯誤。

註1：認知錯誤也稱為「Attentional Error（注意錯誤）」或是「Mistake（犯錯）」。

23. 剩餘風險（Residual Risk）：（改寫自 ISO31000：2009）

經過風險處理後所剩餘的風險。

註1：剩餘風險可包含未鑑別的風險。

註2：剩餘風險或稱殘餘風險，或稱保留風險或自留風險（Retained Risk）。

24. 監控／監視（Monitoring）：（改寫自 ISO31000：2009）

持續的查核、督導、重點觀察或決定流程或活動狀態，以鑑別是否與要求的績效水準或期望有所改變。

註1：觀察事情發展過程或進展是否符合預期？有時程 Time Series 研究意涵。看一件事情的發展過程如何，是否符合要求或期望。

註2：風險處理之控制措施實施後，實驗室應執行風險監控（Risk Monitoring）來持續觀察所實施

風險控制措施是否有效？是否衍生出新的風險（副作用）？人員是否落實執行，有效控制風險。

註3：風險監控（Risk Monitoring）可應用於風險管理流程、風險或風險控制措施上。

25. 審查（Review）：（參考自 ISO31000：2009）

為決定主題事務達成目標的適當性、足夠性及有效性所採取的活動。

註1：實驗室實施風險管理後，應執行風險管理審查（Risk Review）來持續改進風險管理績效。

註2：風險審查（Risk Review）可應用於風險管理流程、風險或風險控制措施上。

26. 失效模式和效應分析（Failure Mode and Effects Analysis, FMEA）

系統性的審查一個體系或產品，包括鑑別潛在的失效和評估該失效對整個系統或產品績效表現的影響。

註1：該分析也包括對監控失效或減輕失效影響所採取的步驟進行審查。

註2：該程序可視為一種「由下而上」的分析程序，通常於系統新建立時採用。

27. 失誤樹分析（Fault Tree Aanalysis, FTA）：（參考自 CLSI：EP18）

系統性的審查一個儀器系統或是程序來鑑別潛在的失效來源，以認定的一個主要系統的失效並決定其造成的原因開始。

註1：FTA 是一種由上至下（Top-Down）的分析，比 FMEA 有效率（省時省力）。

註2：FTA 及 FMEA 時常被合併使用來評估較複雜的系統，可包括由上至下及由下而上的風險分析，較為完整詳盡。

28. 事故（Accident）：（參考自 CWA15793：2011）

引發傷害的意外事件。

註1：事故係指已經造成傷害的不良事件。

29. 不良事件（Incident）：（參考自 CWA15793：2011）

可能造成傷害的事件。

註1：事故係指已經造成傷害的不良事件。

註2：未造成傷害的不良事件，或稱「虛驚事件（Near Miss）」、「虛驚一場（Near Hit）」、「驚險（Close Call）」或「危險狀況（Dangerous Occurrence）」。

註3：緊急情況可視為一種特殊形態的不良事件。

30. 生物危害（Biohazard）：（參考 ISO/IEC 指引 51：1999）

生物製劑或毒素造成的潛在傷害來源。

31. 生物製劑（Biological Agent）：（參考自 CWA15793：2011）

係指任何微生物，包括改造基因微生物、培養細胞或體內寄生物，這些微生物可能在人類體內或動植物內部引

發任何感染、過敏或中毒。

32. 生物風險（Biorisk）：（參考自 CWA15793：2011）

生物製劑或毒素所造成之傷害發生率及其嚴重性的組合。

註1：傷害來源可能是不經意曝露、意外釋出或流失、遭竊、誤用、挪用、擅自取用、或在未經授權下蓄意釋出。

33. 生物風險評鑑（Biorisk Assessment）：（參考自 CWA15793：2011）

評價生物危害導致生物風險的過程，在考量到既有控制措施的足夠性下，決定生物風險是否可接受。

34. 生物風險管理系統（Biorisk Management System）：（參考自 CWA15793：2011）

組織的管理系統之一部分，用以發展及實施生物風險政策與管理本身生物風險。

註1：管理系統係指用來建立政策與目標，並力求達成這些目標的一組相關要素。

註2：管理系統包括組織架構、規劃活動（如風險評鑑與建立目標）、職責、操作實務、程序、過程及資源。

35. 生物安全（Biosafety）：（參考自 CWA15793：2011）

實驗室生物安全敘述了為求防範不慎曝露於生物製劑或毒素之下，或是生物製劑或毒素意外釋出，進而採行的屏蔽原則、技術及操作實務。

36. 生物保全（Biosecurity）：（參考自 CWA15793：2011）

實驗室生物保全敘述了實驗室內部生物製劑與毒素的防範、管制與職責歸屬事宜，旨在防止生物製劑與毒素遺失、遭竊、誤用、挪用、未經授權而取得、或是在未經授權下蓄意釋出。

37. 危機（Crisis）：

發生威脅組織重大價值的事件，在處理時具有時間壓力，迫使決策者須做出決定，該決定可能有重大影響。

38. 危機處理（Crisis Management）：

為避免或降低危機對組織的傷害，對危機情境維持一個持續性、動態的監控與管理之過程。

四、風險管理的國際規範與指引

什麼是實驗室風險管理的「最佳實務（Best Practice）」呢？能符合法規與國際規範要求、有效地做對的事、精簡有效率的作業程序、以及能持續改進的，就是一個「最佳實務」。其中，要符合法規與國際規範是最重要的基本條件。故本章節彙整實驗室風險管理相關國際規範與指引文件如圖 10-7 所示，提供給實驗室參考。

首先，如何去學習風險管理相關知識與管理技巧呢？事實上，這並非一蹴可及的，從風險管理的基本觀念、名詞術語（詳見本章第三節風險管理相關名詞解釋）、技術工具到臨床實務上的應用，實驗室人員必須面臨一個相當長的學習旅程。然而，如圖 10-7 所示目前已

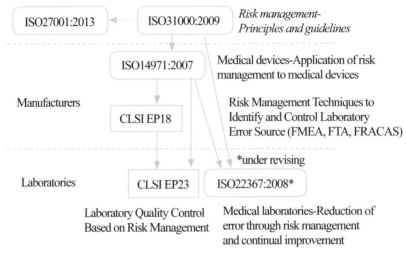

圖 10-7 實驗室風險管理相關規範標準與參考指引

有一些很好的參考文件，供實驗室學習與應用參考。而這一系列的文件都是由ISO31000：「Risk Management- Principles and Guidelines」[10] 風險管理原理則與指導綱要所衍生而來的。

ISO31000 是各行各業實施風險管理最重要且基礎的參考文件，其內容包括風險管理的基本實施原則、架構及程序，如圖 10-8 所示。此標準的目的在於提供各類型活動或不同規模的組織管理其組織整體或是個別專案之風險。其中，ISO31000 的11 項風險管理的實施原則為：創造價值、整合為組織作業流程的一部分、決策制定的一部分、明確陳述不確定性、系統化與結構化且適時的、根據最佳可取得資訊、量身訂做適合自身的、考慮人和文化因素、為透明與包容廣泛的、動態且反覆地因應改變，促進組織的持續改進。實驗室實施風險管理系統時，應隨時把握上述主要原則與精神來推動。

另外，建構風險管理管理架構的第一步就是由高階管理階層任命指派權責人員來負責風險管理相關作業，並承諾投入相關資源，來設計（Plan）、建立實施（Do）、監控（Check）與審查（Review）以及持續改進風險管理架構。而實施風險管理架構時，需依照圖 10-8 所示風險管理執行程序實施。

ISO31000 風險管理程序包含先審查瞭解並確立實驗室內外部環境（Establishing the Context）後，開始進行包含風險鑑別（Risk Identification）、風險分析（Risk Analysis）、風險評價（Risk Evaluation）的風險評鑑（Risk Assessment）此為 Plan 規劃階段，然後實施風險處理（Risk Treatment）來控制風險為 Do 執行階段，接著風險監控（Risk Monitoring）與風險審查（Risk Review）即為 Check 查核與 Act 行動階段，構成所謂的 Plan-Do-Check-Act, PDCA 管理循環。故實驗室的風險管理亦應符合此最基本的 ISO31000 國際規範要求。

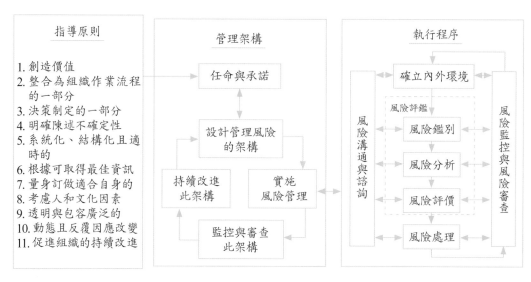

圖 10-8　ISO31000 險管理的原則、架構及程序的交互關係

資料來源：ISO31000-「Risk management- Principles and guidelines」[10]

然而，目前醫學實驗室應參考那些規範標準或指引來實施風險管理呢？研讀 ISO31000 與 ISO14971[11] 規範標準是一個好的開始，但若只參考此兩份文件是仍然不足夠的。不可否認的，ISO15189：2012 是現今實驗室實施風險管理的主要驅動力，但有趣的是 ISO15189：2012 規範內容中，並未提供醫學實驗室風險管理相關特定技術要求與執行程序說明。

因此，目前實驗室風險管理的方法主要係參考自長久以來用於規範醫療器材製造廠商實施風險管理的ISO14971：「Medical Devices- Application of Risk Management to Medical Devices.」[11] 醫療器材—風險管理對醫療器材之應用。而 ISO14971 推進了 ISO22367：「Medical Laboratory- Reduction of Error Through Risk Management and Continual Improvement」[12, 13]、CLSI EP18：「Risk Management Techniques to Identify and Control Laboratory Error Sources.」[14, 15] 與 CLSI EP23：「Laboratory Quality Control Based on Risk Management.」[16] 參考文件的產生，促進了醫學實驗室相關內部品管的應用。如圖 10-7 所示，CLSI EP18 與 EP23 兩份參考文件將高階概念性的 ISO 參考文件轉換成較詳細具體且適合醫學實驗室實務應用的參考文件。

CLSI EP18 主要是提供給醫療器材（Medical Device）與體外診斷醫療器材（In Vitro Diagnostic Devices, IVD）製造商實施風險評鑑之參考，以往醫學實驗室較少注意研究。因實驗室的運作主要係由檢驗系統（儀器、設備及試劑等）、人員與其建立之管理系統（制度）緊密搭配而成。而所有的檢驗分析系統、操作人員及作業流程都有其潛在錯誤（Latent Error）或缺點，且即使是同一套檢驗分析系統，引進到不同實驗室則又各有其不

同人員與作業流程，故在實驗室引進使用前，必須先評估引進使用後可能潛在的風險，必要時導入適當風險控制措施（Risk Control），以及引進後是否有適當的風險監控（Risk Monitoring）機制，用以瞭解該系統的狀態，來減少或預防可能的實驗室失效事件。

CLSI EP18 主要介紹說明三個鑑別實驗室危害與風險的技術工具，包括失效模式與效應分析（Failure Modes and Effects Analysis, FMEA）、失誤樹分析（Fault tree analysis, FTA）及失效報告及矯正行動系統（Failure Reporting and Corrective Action System, FRACAS）。

對實驗室而言，FMEA/FTA 適用在檢驗分析系統引進使用前的評估或新制訂／修改作業程序執行前的風險評鑑，FRACAS 則適用在引進後或檢驗程序使用中發生任何失效事件的矯正與預防。FMEA 與 FRACAS 於實驗室使用的時機如圖 10-9 所示。而因目前實驗室所有檢驗系統皆以運行使用中，較不適合運用 FEMA 此種較複雜且費時的工具，除非是實驗室引進對臨床衝擊影響較大的新檢驗服務項目，否則不建議實驗室完全參照使用 FMEA 或 H-FMEA 來系統性的實施風險管理。此外，此舉亦會嚴重增加實驗室人員過多工作負荷，甚至造成人員對實驗

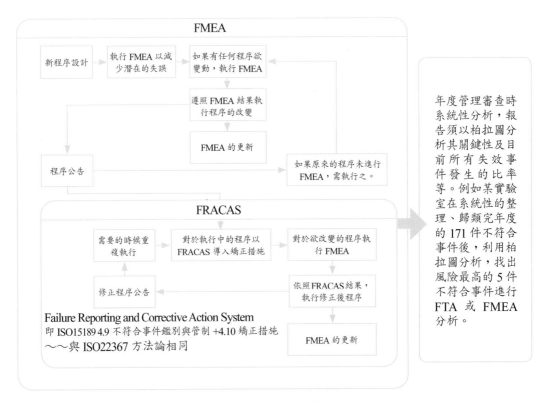

圖 10-9　FMEA 和 FRACAS 使用時機與應用步驟

改寫自：CLSI EP18[13]，利用風險管理手法鑑別與控制檢驗室的失效來源之作業指引草案[14]

室風險管理的反彈。故關於 FMEA 的完整方法論請參閱其他參考書或文獻，本章節不多作介紹。

另外，圖 10-9 所示 FRACAS 即是 ISO15189：2012「4.9 不符合事件的鑑別與管制」與「4.10 矯正措施」所規範要求，國內目前的實驗室皆已能清楚應用，惟其中最後應再經由「4.15 管理審查」系統性審查分析實驗室過去一年與前幾年不符合事件原因、趨勢及其型態（如實驗室錯誤是否集中於某個作業程序或潛在不符合事件原因），以指出實驗室檢驗服務流程中的問題（即危害 Hazard 或弱點 Vulnerability）或風險。必要時，可利用如圖 10-10 所示失誤樹分析 FTA 快速進行風險分析（Risk Analysis），而 FTA 是一種由上而下（Top-down Approach）分析法，比 FMEA 由下而上更簡單有效率，是一種

依工作操作者過去發生不符合事件經驗，結合腦力激盪法發散收斂後的結果。意即實驗室可經由管理審查，決定哪些潛在的高風險不符合事件的存在。必要時，可利用 FTA 方法快速分析決定出此等高風險不符合事件的潛在原因（Hazard 危害），如圖 10-10 所示，系統性的使用可獲得的資訊去鑑別危害（Hazards）與其後果，執行風險分析（Risk Analysis）了解風險本質。且實驗室特別應針對病人照護貢獻的檢驗服務品質，加以審查鑑別是否有實驗室相關的危害與風險。

FRACAS 與 ISO22367 參考文件所建議之方法論相同，目的皆是要求實驗室經由審查實驗室內的所有不符合事件（或稱異常事件）資料與資訊後，決定措施以消除潛在不符合事件的原因，來防止發生不符合事件。因此，實驗室可不需花費多資

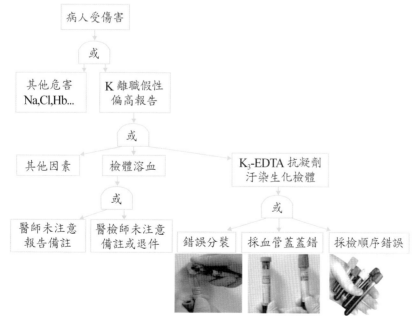

圖 10-10　失誤樹分析 Fault Tree Analysis, FTA 範例

源與時間而可有效率的依 FRACAS 方法來執行風險分析，來鑑別實驗室的風險，建議實驗室應多加強此方面的應用。

實驗室風險管理另一個重要參考文件是 CLSI EP23，此文件是第一個提供醫學實驗室逐步說明如何執行風險管理的參考文件，也是目前唯一可取得清楚指出風險管理程序步驟的參考文件。如圖 10-11 所示，第一階段規劃（Plan）是風險評鑑（Risk Assessment），第一步是危害鑑別（Hazard Identification），危害是可能造成傷害的失效原因，接著針對每一個危害事件估計其發生的可能性與發生後之嚴重度，進行所謂的風險評估（Risk Estimation）後與風險接受準則比較，以決定每一個風險是否可接受，此即為所謂的風險評價（Risk Evaluation）；換言之，風險評鑑是一個評價從危害產生的風險、考量實驗室現有控制措施是否足夠，並決定該風險是否可接受的過程。若風險評價時出現有「不可接受的風險」時，實驗室應規劃風險處理計畫（Risk Treatment Plan）增加風險控制與／或預防措施，來降低該已鑑別的不可接受風險直到其剩餘風險（Residual Risk）可接受為止。

然後，開始第二階段實施（Do）階段開始實施所有已決定的風險控制措施（或稱風險處理計畫），意即修改並實施相關作業流程來降低或消除已鑑別的風險，最後風險監控（Risk Monitoring）與風險審查（Risk Review）來持續改進風險管理實施績效，此為查核（Check）與行動（Act）階段。

綜上所述，我們可以清楚歸納出醫學

風險管理程序 Risk Management Process

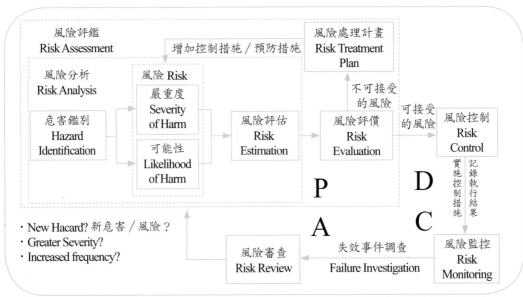

圖 10-11 風險管理程

改寫自：CLSI EP23[13]

實驗室的風險管理應基於風險評鑑、風險處理、風險監控及風險審查的 PDCA 管理循環，以符合 ISO31000 風險管理程序。其主要的程序步驟如圖 10-11 所示，建議實驗室參考此風險管理程序步驟來導入與實施風險管理系統。具體實作程序可參考圖 10-12 之醫學實驗室病人安全風險管理程序範例。

五、風險管理的實施程序

對醫療產業而言，風險管理是一門新興的管理學科。如同前述醫學實驗室的風險管理應基於風險評鑑、風險處理、風險監控及風險審查的 PDCA 管理循環，其實施程序步驟如圖 10-11 與圖 10-12 所示，本章節再進一步說明風險管理 PDCA 四大步驟如下：

6.1 檢驗科病人安全風險管理程序示意圖

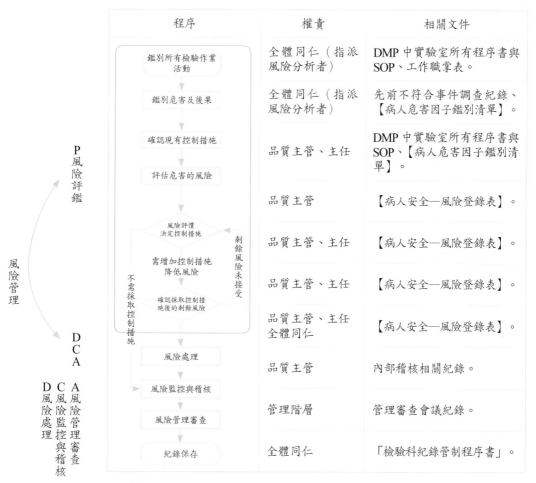

圖 10-12　醫學實驗室病人安全風險管理程序範例

(一)風險評鑑（Risk Assessment）

1. 危害鑑別（Hazard Identification）與風險鑑別（Risk Identification）

危害鑑別與風險鑑別是風險管理的首要步驟。在 ISO31000 直接以「風險評鑑」為第一步，但 CLSI EP23 則以「危害鑑別」為第一步。然而，危害（Hazard）是指可能導致傷害的來源、狀況或行為，是一個導致傷害事件結果的潛在原因。風險鑑別就是發現、識別與描述風險的過程，去預知可能發生的事件與其發生的原因和方式，包含風險來源、事件、其發生原因（即危害 Hazard），以及其可能的後果。若將危害與其導致的「後果」情境描述出來，包含一件事情的「因」與「果」，即為風險（事件）的呈現方式。因此，危害鑑別與風險鑑別的步驟是同時進行的，都可說是風險評鑑的第一步。

只有全盤了解各種危害與風險，才能夠預測可能造成的傷害，進而選擇處理風險的有效方法（風險控制措施）。風險鑑別方法有許多種，常見方法為「流程分析法」，針對實驗室整個檢驗流程進行全面系統性分析，逐項分析各個環節（程序書或 SOP）可能遭遇的風險（意即潛在不符合事件），找出各種潛在危害因子（意即潛在不符合事件的原因）。亦可透過前述 FRACAS 方式審查實驗室相關紀錄資料，例如：實驗室先前各種不符合事件紀錄（含顧客抱怨事件），以鑑別決定出有哪些潛在的高風險不符合事件存在。思考會發生什麼事？如何、為何、何處、何時發生？而此階段作業應由孰悉實驗室各部門作業活動的人員負責參與和執行。實事求是，勿誇大或輕忽實驗室所面臨的風險特性。且應考量例行性與非例行性之活動、所有進入實驗室工作場所人員之活動（含廠商工程師與訪客）、人員行為能力與其他人員因素，以及工作環境中使用之儀器設備、試劑耗材、作業程序、環境條件等。

實驗室各部門人員應系統性的分析審查實驗室資料與資訊，來鑑別高風險事件，或可參考如圖 10-13，先以腦力激盪法方式快速審查出實驗室各部門檢驗項目的風險大小，先找出若發生實驗室錯誤，其可能導致最終最嚴重後果之衝擊影響較大的檢驗項目（靠近右上角區域），再進一步依【表 10-2 病人危害因子鑑別清單】，一一列出危害與風險，並將實驗室對應該風險的現有控制措施一併列出。而實驗室風險的因果關係模式與結構化陳述如圖 10-14 所示。危害因子（初始原因）引起病人受傷害連環事件的細部因果關係如圖 10-15 所示。由此可知，實驗室只要能從中攔阻一道關卡，便能防止傷害事件發生。其中，引起病人受傷害的連環事件可能性如圖 10-16 所示。可見實驗室錯誤需經過層層關卡皆失誤時，才可能會發生傷害，其可能性為 P1 ～ P6 同時皆發生時的機率。實驗室人員瞭解圖 10-15 之概念圖將有助於評估事件發生的「可能性」，以利進行下一步風險評估（Risk Estimation）。鑑別找出風險後，執行風險評估以得知該風險的大小。

從檢驗項目看風險大小：鑑別出高風險檢驗項目

嚴重度S 可能性L	S1	S2	S3	S4	S5
L5				Hb	K
L4	LDH/CK		Hepatitis	Cl	TnI
L3				Alchol	Na
L2	Ca/P/Mg	HDL/LDL Chol/TG	HbA1c	Glu	aPTT
L1	BUN/Cre	AST/ALT	Alb	PT	Tumor Marker/HIV

圖 10-13　檢驗項目風險大小之參考案例

表10-2　病人安全之危害鑑別範例表單

天主教中華聖母修女會醫療財團法人天主教聖馬爾定醫院
病人危害因子鑑別清單

請各部門工作人員檢視你所執行的檢驗工作流程，是否有影響病人安全的危害因子，針對每一項目作業活動須考量各階段（含例行及非例行之作業活動），1.因檢驗報告延遲、報告錯誤，導致醫師治療或診斷之錯誤或延遲，造成病人臨床反應錯誤或延遲。2.病人暈針或身體不適，可能的危害及其可能的後果。請依照部門程序書、SOP、工作職掌表進行逐一審查後填入表格。

部門	檢驗作業活動	潛在失效模式 (潛在的不符合事件)	潛在失效原因 (潛在的不符合事件原因)	失效效應(錯誤發生後的影響為何？) (危害可能造成後果情境描述)	現有控制措施
抽血處	抽血處門診檢驗採檢處理作業。 6.4採血作業：當門診病人抽血處抽血時。	☐報告/血品錯誤 ☐報告/血品延遲 ■病人跌倒或其他	因病人暈針或身體不適，導致跌倒。	當門診病人抽血處抽血時，因病人暈針或身體不適，導致暈倒跌倒，造成病人身體外傷。	1.預防措施：無 2.工程控制：無 3.管理控制： 　3.1控制措施： 　　門診病人暈針或身體不適緊急應變處理計畫。 　3.2監控措施：
生化	K test。 6.10檢驗程序步驟：當醫檢師執行K離子檢驗時	■報告/血品錯誤 ☐報告/血品延遲 ☐病人跌倒或其他	因採檢者採血管裝管順序錯誤，使EDTA污染生化檢體，導致錯誤釋出K離子假性偏高危急值。(Ca離子檢驗結果偽性下降)	當醫檢師執行K離子檢驗時，因採檢者裝管順序錯誤使EDTA污染檢體，錯誤釋出K離子假性偏高危急值，導致醫師治療或診斷之錯誤，造成病人受到錯誤的臨床處置。	1.預防措施： 　預防檢體遭污染釋出假性危急值之行動計畫。 2.工程控制：無 3.管理控制： 　3.1控制措施：無 　3.2監控措施：無
		☐報告/血品錯誤 ☐報告/血品延遲 ☐病人跌倒或其他			
		☐報告/血品錯誤 ☐報告/血品延遲 ☐病人跌倒或其他			

☐經分析者檢視後本部門無實驗室危害因子，目前處於安全狀況下。

分析者：＿＿＿＿＿＿＿＿＿＿　　　品質主管：＿＿＿＿＿＿＿＿＿＿

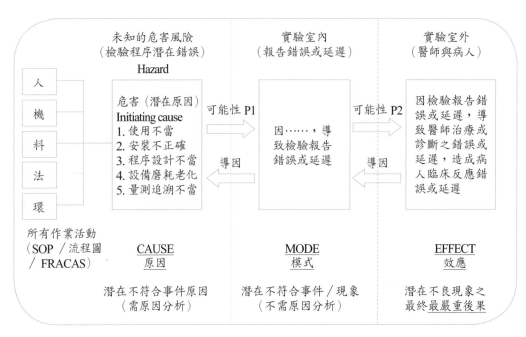

圖 10-14　風險的因果關係模式與結構化陳述

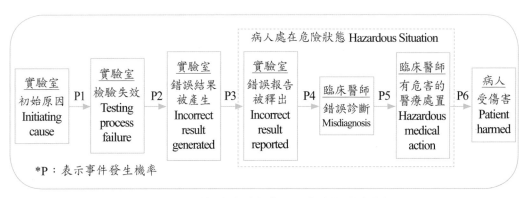

圖 10-15　引起病人受傷害連環事件的風險分析

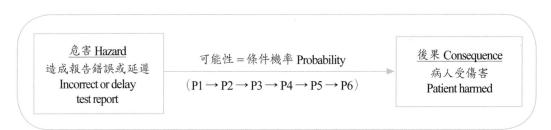

圖 10-16　引起病人受傷害的連環事件可能性

2. 風險評估（Risk Estimation）與風險評價（Risk Evaluation）

　　風險評估實際上就是估算危害事件發生的可能性與其發生後後果的嚴重度，以主觀方式去衡量並量化該「風險」，因為「風險」就是傷害發生的可能性與嚴重度的組合。意即在檢驗執行過程中的潛在錯誤（即危害（Hazard）；潛在不符合事件原因）所導致損失或臨床影響衝擊的歷史資料分析的基礎上，運用概率統計估算或人員主觀認知以分級判知（Grading）等方法，對特定不利風險事件發生的可能性，以及危害的嚴重性作出半定量或定量估計的過程。接著可進而確定各項風險的發生概率和負面衝擊影響嚴重程度，作為選擇適當相稱的風險處理方法提供依據。

　　而理想的風險管理，應依所預測潛在不符合事件之風險大小（風險評估值大小），事先評估排定優先次序，優先處理超出風險準則（Risk Criteria）引發最大損失及發生可能性最高的高風險事件，其次再處理風險相對較低的事件，此即為風險評價（Risk Evaluation）。

　　此時，如圖 10-17 所示，發現有「不可接受的風險」時，實驗室應規劃風險處理計畫（Risk Management Plan）增加風險控制與／或預防措施，來降低該已鑑別的不可接受風險直到其剩餘風險（Residual Risk）可接受為止。而風險處理計畫（Risk Treatment Plan）常見的策略選項或稱風險處理選項有如下表 10-3 所示之「風險規避」、「風險減緩」、「風險轉嫁」及「風險接受」等共四種。

　　實驗室應考量其可行性、有效性與成本，評估並選擇最佳風險處理選項。風險處理選項評估的目的雖然包含風險預防（消除該風險），但實務上常無法做到。若風險無法完全去除預防時，應盡力降低其風險等級，並控制其剩餘風險（Residual Risk），且在後續風險審查（Risk Review）作業時，應再次檢討評估其剩餘風險，或許在新科技的協助下，可進一步消減該風險。實驗室依風險評鑑結果規劃實施降低風險之控制措施時，須考量下列之優先順序：

(1) 若可能，須先採行「預防措施」，以

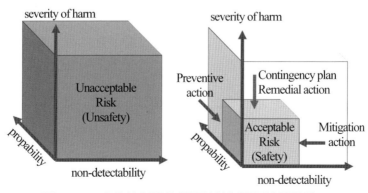

圖 10-17　實施控制措施將風險控制至可接受風險

表10-3　風險處理策略選項

風險規避（Risk Avoidance）	不涉入或退出該風險處境，通常為停止該高風險作業活動或選擇取代方式之替代方案。或可稱風險預防（Risk Prevention），在問題（不符合事件）發生前，預先解決消除風險。
風險減緩（Risk Mitigation）	假設風險無法預防消除，發展並選擇適當技巧及管理方案，以減少風險事件發生機率或嚴重度。
風險轉嫁（Risk Transfer）	透過契約或保險轉嫁風險。臨床上，通常不適用此對策。
風險接受（Risk Acceptance）	接受承擔該風險較小的剩餘風險，不做處理自承損失。

消除所有危害或風險之潛在根源原因。

(2) 若無法消除，須試圖以「取代」方式降低風險。

(3) 以「工程控制」方式降低風險事件發生可能性或減輕後果嚴重度，如電腦化警報系統等。

(4) 以「管理控制」方式降低風險事件發生可能性或減輕後果嚴重度，如設備自動檢查、教育訓練、標準作業程序（SOP）、工作授權許可、緊急應變計畫及其他相關作業管制程序等。

(二) 風險控制（Risk Control）

　　實驗室管理階層決定風險處理選項後，據以擬訂「風險處理計畫」發展風險控制措施（Risk Control），核准後實施。並經由與相關人員溝通或教育訓練，使相關風險管理負責執行人員皆能充分了解。實驗室應將風險評鑑及決定控制措施的結果文件化並保持更新。且於活動實施與運作時，依風險處理計畫或相關文件要求，適當維持風險控制措施執行紀錄，並提交管理階層審查。

(三) 風險監控（Risk Monitoring）

　　風險控制（Risk Control）實施過程中，實驗室管理階層應分辨、收集與分析適當資料，進而完整監督（Monitoring）實驗室風險管理系統的適當性及效能。實驗室對於風險管理成效的監控應使用主動式與被動式方法，藉由以下方式監控風險，分析找出是否需持續改進，例如：可由品質主管每年一次對實驗室執行內部稽核之主動式查檢監控現行風險控制措施與人員執行狀況，包含人員對風險處理計畫之認知與能力評估，必要時進行補強訓練與模擬演練，以監督風險控制措施之符合性。品質主管應每年定期主動式再審查所有已鑑別的危害、風險與控制措施（如風險登錄表），並將審查結果應提交管理審查。當審查結果確認現行的風險控制措施仍然有效時，則不需再執行風險評鑑。

　　當實驗室所處環境條件改變或有較佳的風險控制技術出現時，必要時，應重新

執行風險評鑑並更改風險處理計畫，以持續改進風險管理之有效性。另一方面，可經由實驗室相關安全事件提報資料、風險處理計畫所規範之記錄表單審查分析之被動式查檢監控，監控所規畫之相關控制措施與預防措施是否有效，經由安全事件調查，以監督不安全事件（包括意外事故與虛驚事件 Near Miss 等）及其他以往安全管理績效不足之事證。

(四) 風險審查（Risk Review）

　　執行風險管理審查為風險管理 PDCA 的 Act 行動階段，此處應改稱為 Adjust 調整校準風險管理系統較為適當。因為法規規範與社會期待會不斷地演變，風險並不是只要調查鑑別過就好，而是必須在工作期間，持續不斷地定期再確認、重新審視調整校準，以確保風險管理系統整體之適用性、適切性和有效性。如圖 10-18 最右邊圖示，一個成功的風險管理是「既精且準」的找出全部風險，並集中資源以最低成本有效的消除或降低高、中度風險，確保風險管理系統的有效性。實驗室應盡可能的審查分析，避免「精而不準」或「不精不準」等無效的風險管理情況發生，如圖 10-18 左邊圖示，未針對高風險事件實施風險處理，反而投入成本去處理一些低風險事件。此外，為了達到實驗室「變更管理」之目的，實驗室主管應隨時審查管控所有可能影響實驗室各種危害與風險的工作系統元素之改變，包括風險管理相關安全法規要求（守規性審查）、組織架構、環境設施條件、人員、作業流程、儀器設備、及使用試劑物料與耗材之變更異動。當上述工作系統（4M1E）有變更時，實驗室主管應考量以下問題，以確保任何新的或改變的風險是可接受的，並適當更新風險評鑑紀錄（如：風險登錄表）。

(1) 是否會產生新的危害？新危害的風險

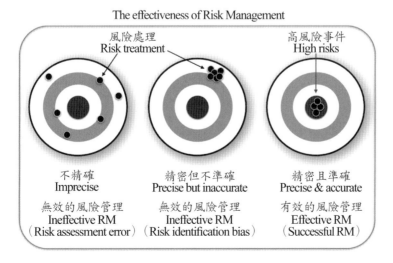

圖 10-18　風險管理的有效性

為何？

(2) 其他危害的風險是否已有改變？

(3) 這些變更對現有風險控制措施是否產生負面影響（不良副作用）？

(4) 是否已選擇最適當的控制措施，且考量可行性、可接受度以及立即與長期的成本支出？

管理階層應於每年管理審查時審查所有實驗室風險管理執行紀錄，檢討實驗室風險管理之執行狀況，決定是否需改變風險管理系統或風險評鑑方法，以持續確保風險管理的有效性。

六、實作案例

當今實驗室風險管理主要聚焦在實驗室安全（含生物安全）與病人安全議題上，故本章節實作案例即提供一個 CWA15793 相容的「實驗室安全風險管理程序書」，並提供其中最重要的兩個表單，表 10-4【實驗室危害因子鑑別清單】和表 10-5【實驗室安全風險登錄表】，作為臨床實作與文件化之執行參考。此外，在病人安全風險管理方面，則提供表 10-2【病人安全危害因子鑑別清單】，供讀者參考，其風險管理流程則與實驗室安全風險管理流程相同，如圖 10-12 醫學實驗室病人安全風險管理程序範例所示。

事實上，實驗室風險管理只需要經由上述不同權責人員填寫的兩個表單，【危害因子鑑別清單】和【風險登錄表】即可完成風險評鑑作業文件化要求。【危害因子鑑別清單】須交由熟悉實際檢驗作業流程的第一線工作人員一起執行危害與風險鑑別，然後交由管理階層審查確認後填入【風險登錄表】進行風險評估、風險評價、風險處理計畫等作業。待完成風險評鑑後，再依所決定之風險處理計畫，擬定並實施更具體可行的風險控制措施，據以導入實驗室作業流程中並落實人員訓練，然後監控與審查風險控制措施實施情況，必要時持續改進風險管理績效，即完成實驗室風險管理系統的建立、實施與維持工作。

個案醫院實驗室安全風險管理實作程序與內容如下：

實驗室安全風險管理程序書

1. 目的

為保護本院、實驗室醫療工作人員、就醫民眾之安全，免於實驗室作業的危害，考量實驗室對檢驗設備的維護保養或人為操作的作業流程，選用「工作安全分析方法」來執行實驗室安全之風險評鑑，並依實施風險處理對策，以使高風險不良事件發生時能有正確快速而有效地處理，將災害之傷害及損失降至最低，並建立實驗室安全風險管理文化，特制訂本程序書。

2. 適用範圍

檢驗科實驗室安全：檢驗科涉及「本院與實驗室醫療工作人員」與「本院就醫民眾」之安全，包含生物性（病原體）、物理性（能量）、化學性（毒化物）、人因工程、社會心理等實驗室危害因子的辨識與控制；意即包含「實

表10-4　實驗室危害因子鑑別清單

（機構名稱）

實驗室危害因子鑑別清單

請各組檢視你所執行的檢驗工作，是否有生物、化學、物理性、人因工程或社會心理等危害風險，針對每一項目作業必須考量各作業階段，異常或特殊狀況之操作（如改以人工上機作業時），以及已有控制措施之作業，可能產生的危害及後果。請依照SOP進行逐一審查後填入表格。

部門：

檢驗作業活動（依據流程表、SOP、工作書……）	Hazard 危害因子分類（威脅）工作職掌	Lab Procedure Hazards工作程序危害（弱點） 不安全動作（人） 不安全的工作環境／設備／耗材／方法	Identified Risk已鑑別的風險 危害可能造成後果之情境描述（例：感染、過敏、中毒、致癌）	Existing Controls 現有控制措施
	□生物性 Agent: Risk Group: □化學性 □物理性 □人因工程 □社會心理			
	□生物性 Agent: Risk Group: □化學性 □物理性 □人因工程 □社會心理			
	□生物性 Agent: Risk Group: □化學性 □物理性 □人因工程 □社會心理			
	□生物性 Agent: RiskGroup: □化學性 □物理性 □人因工程 □社會心理			

分析者：　　　　　／生物安全官：　　　　　／單位主管：

□檢視後本部門無生物危害風險。

註：此表單由高智雄編製，僅提供實驗室參考，非唯一依據或標準。

表10-5　實驗室安全風險登錄表

（機構名稱）

實驗室安全－風險登錄表

部門	作業活動（依程序書/SOP/工作職掌表）	風險分析 RiskAnalysis					風險評估 Risk Estimation			風險評價 Risk Evaluation	需增加的控制措施 Additional Risk Control	風險再分析 採控制措施後剩餘風險 Residual Risk			風險處理 Risk Treatment
		危害鑑別 Hazard Identification			危害可能造成後果之情境描述（如感染、過敏、中毒）	現有控制措施	嚴重度	可能性	風險等級	是否增加控制措施		嚴重度	可能性	風險等級	決定實施的控制措施 Risk Control
		危害因子分類	危害因子													
			不安全動作（人）	不安全工作環境/設備/耗材											

Comment：　實驗室主管/PI：＿＿＿＿＿＿　生物安全官：＿＿＿＿＿＿　主安會主委：＿＿＿＿＿＿

註：此表單由高智雄編製，僅提供實驗室參考，非唯一依據或標準。

驗室勞工安全衛生」與「生物風險管理（含生物安全與生物保全）」防止發生病原體或毒素無意中暴露及意外釋出之防護原則、技術及操作方面的活動，目的在於確保所有與實驗室相關人員之人身安全，均適用本程序書。

3. 權責

3.1 安全政策與風險評鑑方法論之規劃與決定：主任。

3.2 風險評鑑之執行與決定：品質主管與主任。

3.3 風險分析者與風險處理者（執行與記錄）：全體同仁。

3.4 風險處理計畫之規劃擬訂：品質主管。

3.5 風險監控與稽核：品質主管。

3.6 風險管理審查與持續改進：管理階層。

4. 定義

4.1 實驗室生物安全（laboratory biosafety）：用來描述那些用以防止發生病原體或毒素無意中暴露及意外釋出之防護原則、技術以及操作。

4.2 實驗室生物保全（laboratory biosecurity）：是指研究機構及個人用來防範病原體或毒素遺失、被竊、濫用、轉移或有意釋出而採取

之安全措施。有效之生物安全規範是實驗室生物保全活動之根源。

……（略）建議將 CWA15793 與 CDC 參考文件之所有此程序相關之定義列入。

5. 參考文件

5.1 ISO 15189：2012 第 5.2 節設施與環境條件第 5.3 節實驗室設備、試劑及耗材。

5.2 傳染病防治法，中華民國九十八年一月七日華總一義字第○九七○○二八八一八一號令修正公布第二十七條條文。

5.3 感染性生物材料管理及傳染病病人檢體採檢辦法，中華民國九十五年四月十一日行政院衛生署署授疾字第○九五○○○○一九四號令修正發布第二條之一及第十九條條文。

5.5 CEN CWA 15793 實驗室生物風險管理標準_歐洲標準化組織 2008.2

5.6 OHSAS 18001：2007 職業安全衛生管理系統要求。

……（略）建議將 CWA15793 與 CDC 之所有此程序相關之參考文件列入。

6. 作業內容

6.1 檢驗科實驗室安全風險管理程序示意圖

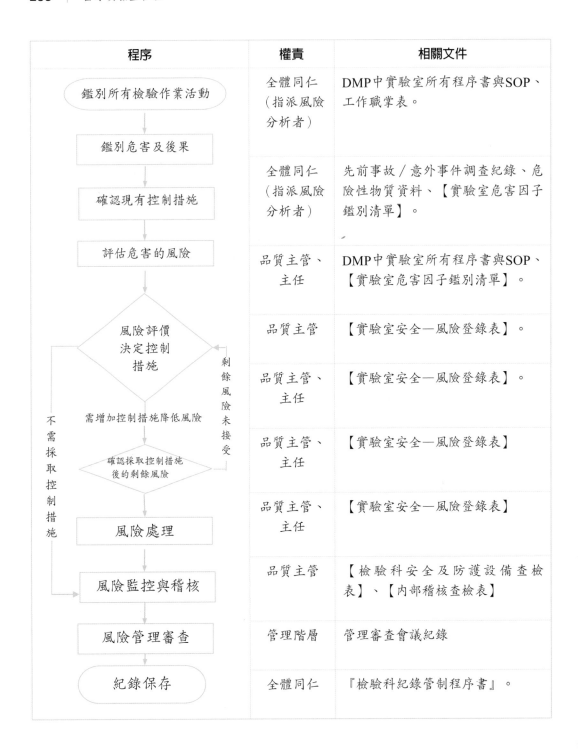

程序	權責	相關文件
鑑別所有檢驗作業活動	全體同仁（指派風險分析者）	DMP中實驗室所有程序書與SOP、工作職掌表。
鑑別危害及後果		
確認現有控制措施	全體同仁（指派風險分析者）	先前事故/意外事件調查紀錄、危險性物質資料、【實驗室危害因子鑑別清單】。
評估危害的風險	品質主管、主任	DMP中實驗室所有程序書與SOP、【實驗室危害因子鑑別清單】。
風險評價決定控制措施	品質主管	【實驗室安全—風險登錄表】。
需增加控制措施降低風險	品質主管、主任	【實驗室安全—風險登錄表】。
確認採取控制措施後的剩餘風險	品質主管、主任	【實驗室安全—風險登錄表】
風險處理	品質主管、主任	【實驗室安全—風險登錄表】
風險監控與稽核	品質主管	【檢驗科安全及防護設備查檢表】、【內部稽核查檢表】
風險管理審查	管理階層	管理審查會議紀錄
紀錄保存	全體同仁	『檢驗科紀錄管制程序書』。

6.2 鑑別所有檢驗作業活動

　6.2.1 風險管理的範圍應涵蓋實驗室所有的工作環境及作業活動，且須考量以往危害事件的經歷。

　6.2.2 實驗室各部門風險分析者應依其檢驗前中後流程、作業或服務的流程，辨識出所有的相關作業或工作（以下簡稱作業活動）。各部門危

害辨識人員可依下列本實驗室的作業活動流程圖，含檢驗前中後檢體處理、試劑／耗材／儀器／設備、校正物質／校準器、品管物質、結果報告、和結果存檔的流程，作為後續辨識危害的參考依據。

6.2.3 前述作業活動應涵蓋例行性及非

素，以及工作環境中使用之儀器設備、試劑耗材、作業程序、環境條件，是否有生物、化學、物理性或人因工程（人體工學）等危害因子，會發生什麼危害性事件？如何、為何、何處、何時發生？以執行初步危害辨識與其發生原因，並

```
原始檢體： 採集→運輸→處理→傳送→暫存→處理使用
試劑/耗材： 獲取→驗收→保存→處理使用          ↘    ↓
儀器/設備： 安裝→驗收→維護→開啟使用→校正→ 檢驗→   結果 ─┐
校正物質： 獲取→驗收→保存→處理使用      ↗                  │
品管物質： 獲取→驗收→保存→配置→傳送→處理使用                │
                                                              │
結果報告： 謄寫→登錄→內容選擇→製作→傳送 ←──────────────────┘
```

例行性，亦應包含可能出現在實驗室之相關人員（如維修人員、供應商、訪客及其他利害關係者）所執行的各項作業，以利後續分析其作業活動中可能的危害及後果。

6.3 鑑別危害及後果

6.3.1 實驗室管理階層應指派孰悉各部門作業活動的人員（最好經相關訓練有適當風險管理知識）負責依【實驗室安全－危害因子鑑別清單】考量該部門每項檢驗工作（如部門相關程序書、SOP、工作職掌表）例行性與非例行性異常或特殊狀況之操作（如改以人工上機操作時）之作業活動、所有進入實驗室工作場所人員之活動（含廠商與訪客）、人員行為能力與其他人員因

列出其與合理且最嚴重的後果的演變情境。

6.3.2 各部門風險分析者在執行危害辨識鑑別時，必須明確地辦認出危害型態，由人員、設備、物料與環境（PEME）四個危害來源因子來加考量，下面是一些危害根源考量點：

6.3.2.1 人員

A. 會有什麼危害類型的接觸（Contact）引起人員受傷、職業病或工作壓力？一般可將對人員的危害區分為下列十二類型：

a. 被撞：正常移轉中物體、意外的起動與移動、移動中物體脫離正常軌跡、儲存／堆積／放置。

b. 撞及：突出的物體、擁塞地區的工作。

c. 被觸：有害的物質、壓力設備失效。

d. 觸及：電氣設備、灼熱物體。

e. 被夾：移動中之設備／物體。

f. 被抓：固定或移動設備之突出物體。

g. 陷入：地面或地板的開口。

h. 跌倒：地面濕滑、突出物。

i. 墜落：梯子、施工架、台階。

j. 用力過度：搬運沉重物料、鬆開咬死物件。

k. 暴露：釋放之粉塵與蒸氣、噪音的危害、過度的溫度。

l. 外物入眼：飄浮於空中的粒子、彈出物體。

B. 工作人員是否會有一些不合適的動作會危害到安全、品質？

6.3.2.2 設備

A. 工具、儀器、搬運設備或其它相關設備可能會造成什麼危害？

B. 什麼設備最易發生緊急意外狀況？

C. 這些儀器設備是如何造成危害的？

6.3.2.3 試劑耗材

A. 化學物質、試劑原物料、產品會造成什麼危害暴露？

B. 試劑物料、化學物質、產品裝卸、操作時會有什麼特別的問題？

C. 試劑物料、化學物質、產品如何造成危害？

6.3.2.4 工作環境

A. 在整理整頓之內務工作上是否有潛在危害？

B. 噪音、照明、溫度、振動、輻射上有什麼潛在危害？

C. 環境是如何造成產品、安全及品質的不良影響？

6.3.3 各部門分析者時，針對以上危害來源，考慮是否有以下的危害類型？即物理性危害、化學性危害、生物性危害以及人因工程性危害。此四類危害包括不同類型的傷害，分列如下：

6.3.3.1 物理性危害後果（傷害）

A. 機械性傷害：切、割、夾、捲傷、壓傷、撞傷。

B. 能量性傷害：墜落（位能）、跌傷（位能）、X-ray（游離能）、紅、紫外線（輻射能）、振動（機械能）、燙傷、凍傷（熱能）、壓力（壓力能）、電擊、感電（電能）。

C. 生理性傷害：窒息（呼吸系統）、通風（呼吸系統）、照明（視機能）、噪音（聽力機能）。

6.3.3.2 化學性危害後果（傷害）

A. 火災、爆炸、人員中毒。

B. 呼吸系統吸入、皮膚吸收、誤食、注射。

C. 慢性疾病、皮膚腐蝕、肺部灼

傷。

6.3.3.3 生物性危害後果（傷害）

A. 感染：針頭感染、空氣感染、唾液感染、食物感染、皮膚感染。

B. 中毒。

C. 過敏。

D. 致癌。

6.3.3.4 人因工程性危害後果（傷害）

A. 搬舉重物（肌肉拉傷）、下背部疼痛（姿勢不良）、過度的拉伸肢體、過度疲勞。

以上所述無法涵蓋所有狀況，各單位可以依照本身的作業特性，將作業的性質及工作場所列入考慮。

6.3.4 危害可能造成後果之情境描述

各部門分析者應於【實驗室安全—危害因子鑑別清單】中詳述各種危害可能發生的原因及後果傷害的情境或演變過程，以『當……時，因……（危害因子）……，導致／造成……（後果）……。』來描述，例如：當門診採血後，因不當的雙手回套針頭動作，導致針扎事件，造成感染 HBV、HCV、HIV…… 等傳染性疾病。或因工作人員所穿著之衣物被馬達傳動輪、輸送帶、轉軸或滾輪等捲入，而導致失能傷害等，以利後續執行「風險分析 risk analysis」之風險評估與風險等級判定，而風險分析為風險評價的輸入。

6.4 確認現有控制措施

各部門分析者應於【實驗室安全—危害因子鑑別清單】中對應所鑑別之危害記錄「現有控制措施」。「現有控制措施」係指目前為預防或降低風險發生可能性或減輕其後果嚴重度所設置或採行的相關風險處理，包含風險規避取代方案、預防措施、設備設施工程控制、管理控制方案（如安全檢測／稽核、設備預防保養查驗、制定標準作業程序 SOP）、緊急應變計畫及個人防護具（PPE）等。

6.5 評估危害的風險

6.5.1 品質主管應收集各部門指派風險分析者所提報之各部門【實驗室安全—危害因子鑑別清單】，並與分析者討論收斂確認後，彙整為全檢驗科【實驗室安全—危害因子鑑別清單】，以利後續進行風險評估。

6.5.2 因「風險」的定義係由危害事件之嚴重度及可能性的組合來判定，故品質主管應依下列本科所自訂判定等級相關基準，評估判定各危害因子的風險值與風險等級，並登錄於【實驗室安全—風險登錄表】。

6.5.2.1 評估危害造成後果之嚴重度，依下表判別須考量下列因素：

A. 可能受到傷害或影響的部位、傷害人數等。

B. 傷害程度，如死亡、永久失能、暫時性失能、急救處理等。

等級		人員傷病影響	危害影響範圍
S5	極端	造成一人以上死亡、三人以上受傷、或是暴露於無法復原之職業病或致癌的環境中。	大量危害物質洩漏；危害影響範圍擴及實驗室外，對環境及公眾健康有立即及持續衝擊。
S4	重大	造成永久失能或可復原之職業病的災害。	中量危害物質洩漏；危害影響範圍除實驗室內外，對環境及公眾健康有暫時性衝擊。
S3	高度	須就醫，且造成工時損失之災害。	少量危害物質洩漏；危害影響限於實驗室局部區域。
S2	中度	僅須急救處理或就醫，但未造成工時損失之災害。	微量危害物質洩漏；危害影響限於局部設備附近。
S1	輕度	無明顯危（傷）害。	無明顯危害。

6.5.2.2 評估危害造成後果之可能性依下表判別，須考量下列因素：

A. 暴露於危害的頻率及時間等，例如暴露頻率較高或時間較長，則發生危害事件之可能性會較高。

B. 現有控制措施的有效性，例如設有 BSC 生物安全櫃，但無適當的維護保養或定期安全檢測，則此裝置宜視為無效的防護設施或等同未設置 BSC 防護設備。

C. 個人防護具的功能及使用狀況。

D. 考量在現有控制措施之防護保

等級		預期危害事件發生之可能性	控制措施之完整性及有效性
P5	極可能	經常的，轄區現場操作中約1年內發生1次以上。	無控制措施：無防護設備；無作業管制或防護具或標識。
P4	較有可能	可能的，轄區現場操作中約1至10年期間發生1次以上。	有控制措施：無防護設備；但有作業管制或防護具或標識。
P3	有可能	也許的，轄區現場操作中約10至50年期間發生1次以上。	有控制措施：有防護設備；但無作業管制或防護具或標識。
P2	不太可能	稀少的，轄區現場操作中約50年以上發生1次。	有控制措施：有防護設備；且有作業管制或防護具或標識。
P1	非常不可能	極少的，不太可能發生的。	有控制措施：有雙層防護設備；且有作業管制或防護具或標識。

護下，仍會發生該危害事件（後果）之可能性。

6.5.2.3 評估風險等級，依下表風險矩陣判別，分為 1～5 等級：

決定是否須採取的風險控制措施即「風險處理」，並記錄於【實驗室安全－風險登錄表】，包含各危害因子風險等級的比較，並考量實

風險等級		後果可能性				
		P5	P4	P3	P2	P1
後果嚴重性	S5	5	5	4	3	2
	S4	5	4	3	2	1
	S3	4	3	2	2	1
	S2	3	2	2	2	1
	S1	2	1	1	1	1

6.6 風險評價決定控制措施

6.6.1 品質主管依據風險評估與風險等級判定結果，依下表進行風險評價以判定須優先執行處理的風險；

驗室可用資源、可承受的風險容忍度，以及相關安全法規要求，若發現有不符「法規要求」者，不管風險等級為何，皆應納入為不可接受

風險等級	風險性質	風險處理因應對策
5	非常高度風險 （不可接受風險）	立即檢討現有控制措施完整性，且儘速進行工程、管理改善方案或作業管制或加強應變能力。
4	高度風險 （不可接受風險）	立即檢討現有控制措施完整性，且於合理期限前進行工程、管理改善方案或作業管制或加強應變能力。
3	中高度風險 （暫時接受風險）	暫時可接受，但需要注意是否具更有效之控制措施或採取適當之作業程序、控制與安全措施，經風險評估鑑別會議議決列為應改善項目，檢討現有控制措施之完整性且於合理期限前進行工程、管理改善方案或作業管制或加強應變能力。
2	中度風險 （暫時接受風險）	暫時可接受。
1	低度風險 （可接受風險）	可接受。

的風險，並採行風險控制措施。

6.6.2 在決定風險控制措施時，須由品質主管與主任考量其可行性、有效性、成本以及問題的大小或風險程度外，尚須考量是否會產生新的危害事件？如會其風險是否可以控制與接受？風險處理因應對策評估的目的雖然包含風險預防（消除該風險），但實務上常無法做到。若風險無法完全去除時，應盡力降低其風險等級，並控制其剩餘風險，且在後續審查作業時，應再次檢討評估其剩餘風險，或許在新科技的協助下，可進一步消減該風險。實驗室依風險評鑑結果規劃及實施降低風險之控制措施時，須考量下列之優先順序：

6.6.2.1 消除：若可能，須先採行「預防措施」，以消除所有危害或風險之潛在根源原因，如使用無毒性化學、本質安全設計之自動化儀器設備等。

6.6.2.2 取代：若無法消除，須試圖以「取代」方式降低風險，如使用不含致癌物質之檢驗試劑、低電壓電器設備、低危害物質等。

6.6.2.3 工程控制：以「工程控制」方式降低危害事件發生可能性或減輕後果嚴重度之裝置或設備等，如預警警報系統、監控系統等監控機制，當危害事件一發生，可立即或提早發現因應，遏阻 near-miss 事件演變成傷害事件。例如：

A. 墜落／滾落：護欄／護圍、安全網、安全母索、安全上下設備、高空作業車、移動式施工架等。

B. 衝撞：護欄／護圍、接觸預防裝置（包含警報、接觸停止裝置）等。

C. 物體飛落：護欄／護圍／護網、防滑舌片、過捲揚預防裝置等。

D. 被夾、被捲：護欄／護圍、制動裝置、雙手操作式安全裝置、光感式安全裝置、動力遮斷裝置、接觸預防裝置等。

E. 與有害物等之接觸：雙套管、洩漏偵測器、防液堤、盛液盤、沖淋設施、通風排氣裝置等。

F. 感電：防止電擊裝置、漏電斷路器、接地設施等。

G. 火災：防爆電氣設備、火災偵測器、消防設施、高溫自動灑水系統、靜電消除設備（如靜電夾、靜電刷、靜電銅絲、靜電布、增加作業環境濕度等）、冷凍／冷藏儲存等

H. 爆炸：防爆電氣設備、火災偵測器、消防設施、高溫自動灑水系統、防爆牆、靜電消除設備（如靜電夾、靜電刷、靜電銅絲、靜電布、增加作業環境濕度等）、冷凍／冷藏儲存等。

I. 物體破裂：本安設計（設計壓

力高於異常時之最高壓力）、
溫度／壓力計、高溫／高壓警
報、高溫／高壓連鎖停機系
統、釋壓裝置（含安全閥、破
裂盤、壓力調節裝置等）、破
真空裝置等。

J.化學品洩漏：雙套管、洩漏偵測
器、防液堤、承液盤、緊急遮斷
閥、灑水系統、沖淋設施、通風
排氣裝置等。

6.6.2.4 管理控制：以「管理控制」
方式降低危害事件發生可能性或減
輕後果嚴重度，例如：機械設備
自動檢查、教育訓練、標準作業程
序、工作許可、安全觀察、安全教
導、緊急應變計畫及其他相關作業
管制程序、上鎖／掛簽、各種標
準作業程序（SOP）或工作指導書
（WI）（須標註其名稱或編號）、
日常巡檢、定期檢查、承攬管理、
採購管理、變更管理、人員全程監
視等。

6.6.2.5 個人防護具：最後才考量使
用個人防護具（PPE）來降低危害
事件發生時對人員所造成衝擊的嚴
重度。例如：

A. 呼吸防護：如簡易型口罩、防
塵口罩、濾毒罐呼吸防護具、
濾毒罐輸氣管面罩、自給式空
氣呼吸器（SCBA）等。

B. 防護衣：一般分為 A/B/C/D
級，依所需防護等級予以選用。

C. 手部防護：防火手套、防凍手

套、耐酸鹼手套、絕緣手套等。

D. 其他：安全面罩、安全眼鏡、
護目鏡、安全鞋、安全帶、安
全帽等。

6.7 確認採取控制措施後的剩餘風險
對於為降低風險所採行的控制措施，
品質主管經「風險再分析」，預估
其完成後的「剩餘風險」，是否可
降至可接受基準，並記錄於【實驗室
安全—風險登錄表】提交主任審查確
認，並於後續實施完成後確認其成效
是否達成預期目標。若發現無法達到
預期目標即剩餘風險未被接受，再依
6.6 考量採行其他控制措施至其剩餘風
險降低至預期可接受程度。

6.7.1 品質主管依 6.5 判定基準，評
估採取控制措施後的剩餘風險，包
含：

6.7.1.1 是否可降低危害事件的嚴重
度？可降至何種等級？

6.7.1.2 是否可降低危害事件的可能
性？可降至何種等級？

6.7.2.3 降低後嚴重度及可能性，該
危害事件風險等級可降至何等級？

6.7.2 實驗室管理階層應監督所採取
控制措施的執行狀況，確保其依既
定時程完成，並於完成後確認其控
制成效。如無法達成預定的控制成
效，須修正原控制措施或另提其他
有效的控制措施。

6.7.3 控制措施完成後，須將其納入
6.9 風險監督與稽核機制之中，以確
保其持續符合性，並納為管理階層

審查的輸入資料。

6.8 風險處理

品質主管應依風險評鑑的產出【實驗室安全－風險登錄表】所列之風險處理事項，據以擬訂風險處理計畫（書）經主任核准後實施，經由與相關人員溝通或教育訓練，使相關風險管理負責執行人員皆能充分了解與實施。依據上述程序本科所制定的相關控制措施有：

6.8.1 管理方案：

6.8.1.1 與相關人員充分溝通：

實驗室所擬風險處理計畫（書）或風險管理相關文件求，可提供做與相關人員溝通、教育訓練與實施風險管理之依據。必要時，應建立和維持與實驗室外部廠商（設備維修人員）及其他訪客間的溝通程序，就所面臨的風險溝通，可考量以工作前會議、危害警告標示、安全防護，以及口頭或書面的溝通方式，以確保受到適當控制措施的保護。

6.8.1.2 緊急應變計畫應清楚扼要，以利在緊急狀況下使用。存在電腦或其他電子工具的緊急應變程序，可能無法在停電或電腦停機時立即取用。實驗室應在易取得處所保存一份書面的緊急應變程序。故本科在緊急應變集合處，保存一份書面火災與電腦停機緊急應變計畫。

6.8.1.3 記錄風險管理活動：

實驗室應將危害鑑別、風險評鑑及決定管制措施的結果文件化並保持更新。且於活動實施與運作時，依風險處理計畫或相關文件要求，適當維持執行紀錄，並提交管理階層管理審查。

6.8.1.4 危害物質使用管理

A. 危害物質評估及造冊管理：每年彙整提報危害物質使用狀況及檢討庫存量，毒害物品或管制藥品需上鎖管理，並建立本科危害物質之【物質安全資料表 Material Safety Data Sheet, MSDS】。

B. 環境監測及人員保護：本科有機溶劑的使用以乙酸乙酯（Ethyl acetae）及丙酮（Acetone）的使用頻率最高，由勞安室定期施行環測（空氣採樣），若超過法定限值，需立即採取管制改善行動。

6.8.1.5 本科有生物安全第一等級實驗室、生物安全第二等級實驗室，另規劃有儲藏室、文書區（主任辦公室、行政辦公室、事務員辦公桌）、休息區（休息室、討論室），人員進入文書區前應脫下手套，進入休息區時前脫下手套及實驗衣。

6.8.1.6 一般實驗室安全運作方案如下：

A. 進入本實驗室工作者之鞋子應能保護腳部為原則，不可穿露出腳趾之鞋子。

B. 進入實驗室內應遵循事項：

  a. 遵循【檢驗科安全守則】之要求。

  b. 進入一級實驗室應穿著實驗衣，執行檢驗工作時應穿著實驗衣、戴手套。

  c. 所有實驗程序應儘量能減少液體噴濺或生物性氣膠（Aerosol）的產生，執行可能有生物性氣膠（Aerosol）產生的檢驗作業，應配戴外科口罩。

  d. 完成工作後，應每日以 75% 酒精擦拭消毒為工作台表面進行除汙工作。

  e. 執行檢驗作業應戴手套以免接觸到危險物質。手套遭到汙染、可能有安全疑慮、或是有其必要時，應更換手套。

  f. 結束檢驗相關工作後，應取下手套並洗手。

C. 準備離開實驗室應遵循事項：

  a. 實驗操作完畢時，需將工作現場整理乾淨。

  b. 工作結束或中途需要暫時離開，應依實驗室規定移除個人防護裝備。

  c. 離開實驗室前應先洗手。

6.8.1.7 本科細菌室為第二級感染性生物材料之操作及保存場所為生物安全第二等級實驗室，除 6.8.1.6 規定外應額外符合下列規定：

A. 由專責人員負責管理。

B. 設門禁管制。

C. 備有感染性生物材料清單及【檢驗科病原體安全資料表 Pathogen Safety Data Sheets, PSDS】。

D. 第二級感染性生物材料有新增、銷毀、寄存或分讓等異動情事時，其持有人應填寫【檢驗科第二級以上感染性生物材料異動同意書】，並取得該設置單位生物安全會之同意，並登錄在【檢驗科微生物室病原體資料列冊管理或使用病原體銷毀紀錄表】。

E. 定期盤點第二級感染性生物材料，如發現第二級感染性生物材料遺失或遭人蓄意破壞，應通報品質主管進行調查。

F. 運送感染性生物材料或傳染病病人檢體時，因意外導致感染性生物材料或檢體發生外溢之情事，運送人員應立即通知單位主管，必要時應通報地方主管機關。

G. 進入二級實驗室前應遵循事項：

  a. 科內同仁進入須穿著實驗衣，配戴外科手術口罩方可進入。

  b. 負責實驗室清潔工作人員，要穿工作服，戴口罩及手套；清潔人員開關二級實驗室門鎖時不可戴手套，以防

止門鎖被汙染，二級實驗室
人員應每日以 75% 酒精擦拭
消毒門鎖。

c. 維修工程師、訪客進入二級
實驗室時，應先穿著隔離
衣，配戴外科手術口罩，按
門鈴經由細菌室人員同意方
可進入並填寫【檢驗科訪客
登記表】。

H. 進入二級實驗室內應遵循事項：

a. 操作檢體的工作人員皆須穿
著隔離衣，配戴外科手術口
罩、戴手套。隔離衣及手套
若於實驗中遭汙染或有安全
疑慮時，應立即更換。

b. 細菌室進行可能產生生物性
氣膠（Aerosol）或噴濺的檢
驗程序時（包括接種檢體、
開啟裝有感染性物質的容
器、挑菌、操作藥敏試驗、
操作血清學試驗、黴菌、使
用注射針具抽取感染性液
體、使用 Phoenix 100 或其他
輔助鑑定套組配置菌液、配
置脫色酒精和酸性酒精……
等）均應在生物安全操作櫃
之內操作。如需在生物安全
操作櫃之外處理微生物時，
應使用眼部與臉部防護裝備
（如護目鏡、口罩、面罩）
以預防感染性生物材料噴灑
或濺出而感染。護目鏡、面
罩每次使用完畢應除汙後方

可重複使用。

c. 檢體離心請依照各「離心機
操作手冊」規範操作。操作
振盪器時需使用有蓋子的容
器並確實鎖緊蓋子，以防止
容器內的液體向外噴濺和所
產生之氣膠外漏等現象，故
不須於生物安全櫃內操作。

d. 使用二級實驗室內設置之通
訊設備如電話、對講機等，
應先脫去手套後，方可手持
聽筒通話。

I. 準備離開二級實驗室應遵循事
項：

a. 結束檢驗相關工作後，須將
實驗室現場整理乾淨。使用
過之器材，應使用適當之除
汙方式消毒。

b. 離開實驗室前關閉非必要之
電源。

c. 工作結束或中途需要暫時離
開，應移除個人防護裝備，
隔離衣不可穿出二級實驗室
外。

d. 離開實驗室前應洗手。

6.8.1.8【物質安全資料表 Material
Safety Data Sheet, MSDS】及【檢
驗科病原體安全資料表 Pathogen
Safety Data Sheets, PSDS】至少每三
年更新一次。

6.8.1.9 用電及消防安全

A. 用電安全：實驗室使用自動儀
器的增加，實驗人員愈來愈有

電與機械方面發生的危險，必須遵守法規及用電安全準則，避免意外傷害。

B. 消防安全：協助病患、訪客、行動不便者之逃生是每位員工的責任與義務，每年必須參加消防演習及滅火器操作講習。員工應熟悉距離工作最近的滅火器位置、種類、操作步驟；熟悉消防水箱位置、使用時機，操作步驟；熟悉緊急通報程序及聯絡電話。員工須熟悉各科室之逃生路線，帶領訪客由最近且安全之逃生門離開。

6.8.1.10 實驗室的安全設施及設備如下，並參照『檢驗科品質手冊』第十三章附件 8.1 安全設備配置暨逃生路線圖所示，實驗室安全設備清單及位置詳見附件 8.11。

A. 出口或逃生門：通道及逃生門必需保持暢通無阻，嚴禁堆積雜物或上鎖，出口處應有明顯標示並定期檢測緊急照明燈充電完全，實驗室需張貼逃生圖及標示逃生路線。

B. 消防設備及警鈴：裝設有煙霧偵測器及自動灑水裝置，且有消防箱及火警警鈴啟動系統。由勞安室負責定期檢測消防設備。

C. 洗眼器及淋浴設備：每週定期保養測試，確保出水正常且乾淨。

D. 個人防護具及急救箱：包括合適之防護衣、手、口罩及護目鏡（安全眼鏡）等。實驗室中穿著實驗衣（防護衣）是最基本的要求，以避免遭受潑濺汙染。接觸強酸或強鹼時，穿戴防酸鹼手套。佩戴護目鏡可以防止液體飛濺，亦可防止煙燻或氣體。

E. 抽氣櫃：使用有機溶劑或有害化學藥品如會產生惡臭味、腐蝕性或毒氣的操作檢驗時，須在抽氣櫃中進行，防止物質或氣體飄逸汙染實驗室。

F. 生物安全櫃：屬於初級屏障（First Barrier），BSL2 級以上實驗室應使用經認證之二級安全櫃，以確保操作者安全。

G. 溢洩處理設備及【物質安全資料表 Material Safety Data Sheet, MSDS】：事先購置合適之洩漏吸附劑置存於適當場所，並明顯標示。各種化學藥器品及危害【物質安全資料表 Material Safety Data Sheet, MSDS】必需放在員工容易取閱之處。物質安全資料表及位置詳見附件 8.10。

H. 其他安全設備：收集廢液及廢棄物之廢棄桶或高壓消毒鍋、-86℃防凍手套等。

I. 安全標示：

a. 緊急出口：明顯標示之緊急逃生路線圖及疏散方向指示牌。

b. 危險區域標示：工作區域應限制授權人員之出入使用；危險的警告，危險的說明和進入的限制應張貼在危險的實驗室門口。

c. 警告標示：實驗區域應張貼禁止人員飲食吸煙的標示。

6.8.1.11 實驗室應設置獨立的不會被汙染的休息或飲食空間。

6.8.1.12 當生物安全櫃進行年度查檢時，應確認查檢人員的安全防護裝備，以保護查檢人員之安全。

6.8.1.13 安全衛生義務，員工的安全衛生義務包括：

A. 需遵守安全衛生工作守則。

B. 接受體格檢查或健康檢查（包括肺部 X 光檢查），依本院勞安室相關規定辦理。

C. 接受安全衛生教育訓練。

6.8.2 認知訓練：新受雇員工、或在職員工於變更工作前，應使其接受適於各該工作必要之安全衛生、勞工安全衛生委員會及感控委員會之相關勞安教育訓練。

6.8.2.1 員工必須熟悉工作區安全設備的置放地方及正確使用方法，包括防護具、火警警鈴、滅火器位置、洗眼器、淋浴設施、急救箱放置位置、溢洩處理設備存放處、物質安全資料表（MSDS, material safety data sheet）位置、逃生門及逃生路線等。

6.8.2.2 每年需舉辦消防安全演習、滅火器使用講習、用電安全、化學衛生計劃（CHP）相關安全衛生教育，並記錄存檔。

6.8.2.3 提供醫療尖銳物品扎傷預防及緊急醫療救護衛生教育，並記錄存檔。

6.8.2.4 提供乳膠危害預防及正確使用手套的衛生教育，並記錄存檔。

6.8.2.5 依作業性質，提供員工相關安全衛生教育，並記錄存檔。

6.8.2.6 各種急救搶救教育訓練、熟悉意外事件緊急應變處理及事故通報等。

6.8.3 作業管制：

6.8.3.1 各種防護配備依「檢驗科防護裝備配戴作業」執行正確佩帶。

6.8.3.2 實驗室工作同仁於接觸相關檢體後，應依本科所制定之「檢驗科皮膚清潔與防護作業」、「檢驗科尖銳物品處理作業」作業標準，以避免過程中遭受感染。

6.8.3.3 依本科制定之「檢驗科一般及感染性廢棄物處理作業」辦理實施廢棄物處理及減量措施。

6.8.3.4 制定並實施「檢驗科危害物品使用管理作業」，使用登記本科化學品危害及預妨措施對照表，劇藥櫃有管理人列管並上鎖，妥善管理危害物質。

6.8.4 緊急應變：

6.8.4.1 為降低因生物製劑、毒素與化學物質的意外事件和緊急狀況發生時，可將災害的損失減輕至最低的狀況，審查後列出本科可能發生的情境如下。如有發生時，應立即

通報品質主管，依不同應變處理計畫執行：

A. 若發生化學危害溢出物時，應依本科制定之「檢驗科化學性溢出應變處理計畫」執行。

B. 若發現火災時，應依本科制定之「檢驗科火災應變處理計畫」執行。

C. 若發生檢體破裂或溢出時，應依本科制定之「檢驗科檢體破裂溢出應變處理計畫』執行。

D. 若人員發生尖銳物扎傷或體液暴露時可能受到感染（刺傷、割傷及擦傷），應依本科制定之「檢驗科尖銳物扎傷或體液暴露感染應變處理計畫」執行。

6.8.4.2 緊急應變組織架構

A. 緊急應變工作職掌

B. 緊急意外事件後之復原及事故調查

    a. 由主任召開緊急會議：規劃復原工作之進行。

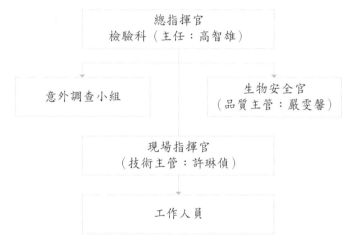

職稱	職掌
總指揮官	(1)指揮現場緊急應變行動。 (2)宣佈與解除警戒狀態。
生物安全官	(1)負責生物安全意外事故處置，遇有緊急事件時，視。 (2)實際情形逕向生物安全會或主管機關報告。 (3)緊急應變之原因調查與分析。
現場指揮官	(1)協助指揮緊急應變行動。 (2)協助緊急應變之原因調查與分析。
意外調查小組	了解事故發生原因，並回報主管。
工作人員	(1)負責除汙防護。 (2)依不同應變計劃所負責工作執行。

b. 復原工作實施：依安全步驟原則逐區、逐間進行復原工作。

c. 檢討與改進：依規定進行作業，若遇突發狀況隨時檢討修正。

d. 事故調查：藉由事故調查了解事故發生原因，並訂定相關管制措施以減少事故之發生。

6.9 風險監控與稽核

6.9.1 由品質主管每年一次對實驗室執行內部稽核之主動式查檢監控現行風險控制措施與人員執行狀況，包含人員對風險處理計畫之認知與能力評估，必要時進行補強訓練與模擬演練，以監督安全衛生方案、控制措施及作業準則之符合性。

6.9.2 品質主管應每年定期主動式再審查所有已鑑別的危害、風險與控制措施（如風險登錄表），並將審查結果應提交管理審查。當審查結果確認現行的風險控制措施仍然有效時，則不需再執行風險評鑑。當實驗室所處環境條件改變或有較佳的風險控制技術出現時，必要時，應重新執行風險評鑑並更改風險處理計畫，以持續改進風險管理之有效性。

6.9.3 由實驗室相關安全事件提報資料、風險處理計畫所規範之記錄表單審查分析之被動式查檢監控，監控所規畫之相關控制措施與預防措施是否有效，經由安全事件調查，以監督不安全事件（包括意外事故與虛驚事件（Near Miss）等）及其他以往安全管理績效不足之事證。

6.9.4 由品質主管每年一次對實驗室內相關設備進行查檢，並記錄於【檢驗科安全及防護設備查檢表】中，為確保實驗室安全設備可正常運作。

6.9.5 由品質主管每年擬定實驗室安全緊急應變模擬演練計劃，經主任核准後進行模擬演練，並召開會議針對該次模擬演練檢討作為應變準備。

6.10 風險管理審查

法規規範與社會期待不斷演變，風險並不是只要調查過就好，而是必須在工作期間，不斷地定期確認、重新審視調整校準，以確保風險管理整體之適用性、適切性和有效性。目的在「既精且準」，找出全部風險，並集中資源以最低成本有效的消除或降低高、中度風險。避免「精而不準」、「準而不精」或「不精不準」。

6.10.1 為達實驗室「變更管理」之目的，品質主管應隨時審查管控所有可能影響實驗室各種危害與風險的改變，包括風險管理相關安全法規要求（守規性審查）、組織架構、環境設施條件、人員、作業流程、儀器設備、及使用試劑物料與耗材之異動。當上述工作系統（4M1E）有變更時，品質主管應考量以下問題，以確保任何新的或改變的風險是可接受的，並適當更新風險評鑑紀錄（如：風險登錄表）。

6.10.1.1 是否會產生新的危害？

6.10.1.2 新危害的風險為何？

6.10.1.3 其他危害的風險是否已有改變？

6.10.1.4 這些變更對現有風險控制措施是否產生負面影響（不良副作用）？

6.10.1.5 是否已選擇最適當的控制措施，且考量可行性、可接受度以及立即與長期的成本支出？

6.10.2 管理階層每年於管理審查會議中審查所有實驗室風險管理紀錄，檢討實驗室風險管理之執行狀況。決定是否需改變整體性風險管理或風險評鑑方法，為確保有效性。審查輸入應至少包含下列項目：

6.10.2.1 先前管理審查之後續追蹤措施。

6.10.2.2 目前已鑑別危害、風險與控制措施（風險登錄表）之再審查結果與狀態，以及風險處理計畫狀態。

6.10.2.3 可能影響系統的變更處，變更管理之執行狀況。

6.10.2.4 風險監控之安全事故／不良事件調查紀錄與其矯正措施執行狀況。

6.10.2.5 內部稽核之結果。

6.10.2.6 安全目標之達成程度（系統安全績效）。

6.10.2.7 來自利害關係者之相關溝通與回饋（含抱怨）。

6.10.2.8 內外環境情勢變化，含法規與相關安全規範要求事項之發展。

6.10.2.9 持續改進之建議事項。

6.11 紀錄保存

各業務承辦人員應依「檢驗科紀錄管

編號	紀錄名稱	保存地點	保存期限
1	實驗室安全—危害因子鑑別清單	行政辦公室	四年
2	實驗室安全—風險登錄表	行政辦公室	四年
3	檢驗科第二級以上感染性生物材料異動同意書	DMP知識文件管理系統	四年
4	檢驗科微生物室病原體資料列冊管理或使用病原體銷毀紀錄表	DMP知識文件管理系統	四年
5	檢驗科安全及防護設備查檢表	DMP知識文件管理系統	四年
6	檢驗科安全守則	掛圖（本科大門旁、主任辦公室外、細菌室）、DMP知識文件管理系統	-
7	物質安全資料表Material Safety Data Sheet，MSDS	DMP知識文件管理系統	維持最新版
8	檢驗科病原體安全資料表Pathogen Safety Data Sheets，PSDS	DMP知識文件管理系統	維持最新版
9	檢驗科訪客登記表	DMP知識文件管理系統	四年

制程序書」維護紀錄之連續及完整性，本程序各項紀錄依下列規定妥善保存。

8. 附件

8.1【實驗室安全—危害因子鑑別清單】H3L0-P-016-08。

8.2【實驗室安全—風險登錄表】H3L0-P-008-01。

8.3【檢驗科訪客登記表】H3L0-P-015-02。

8.4【檢驗科第二級以上感染性生物材料異動同意書】H3L0-P-016-02。

8.5【檢驗科微生物室病原體資料列冊管理或使用病原體銷毀紀錄表】H3L0-P-016-03。

8.6【檢驗科安全及防護設備查檢表】H3L0-P-016-05。

8.7【檢驗科安全守則】H3L0-P-016-06。

8.8【物質安全資料表 Material Safety Data Sheet，MSDS】H3L0-R-G30。

8.9【檢驗科病原體安全資料表 Pathogen Safety Data Sheets，PSDS】H3L0-P-016-07。

8.10 實驗室安全設備清單及位置……（略）

七、管理上的意涵

在醫療產業中，醫學實驗室為整個醫療照護中重要的一環，醫學實驗室要如何創造價值（Value）？醫檢師要如何提升價值？

美國國家科學研究院的附屬醫學研究機構 IOM（Institute of Medicine）針對病人安全所指出六個構面目標，如圖 10-19 所示。故醫學實驗室應藉由「以病人為中心 Patient Centeredness」創造對病人照護的貢獻價值，來提升實驗室自我價值，而病人需要的價值除了公平 Equity、及時 Timeliness、效率 Efficiency 與效果 Effectiveness 外，最基本且重要的便是「安全 safety」。

因此，實驗室努力方向應該是要以病人導向，提供正確及時的檢驗結果並減少檢驗錯誤發生，降低病人的風險，使用的工具是檢驗報告，運用的機制是透過支援

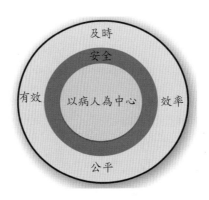

圖 10-19 病人照護貢獻的六大目標方針與病人價值

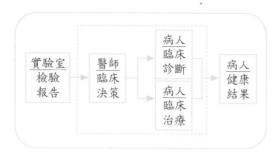

圖 10-20　檢驗結果與病人健康結果的間接連結影響

醫師的臨床決策，最終目標是提升病人健康與安全，如圖 10-20 所示，而且文獻指出臨床上約有 70% 的醫療決策是依靠檢驗報告決定的[17]，可見實驗室檢驗報告對臨床醫療照護品質具有很大衝擊影響。而如圖 10-5 全面檢驗作業流程（TTP）「以病人為中心」觀點所示，醫學實驗室的價值包含：

1. 臨床的價值（Clinical Value）：改善病人健康結果（Improvement of Health-related Outcomes）

2. 經濟上的價值（Economical Value）：合理的成本效益（Cost-efficiency）。

　　醫學實驗室可以淨價值（Net Value）的概念思考，淨價值＝益處（Benefit）－傷害（Harm）。其中，對病人的貢獻益處（Benefit）則如圖 10-19 最外圈所示，包含「及時」、「效率」、「有效」及「公平」四大構面，而內圈的「安全」構面則表示使病人免於傷害。意即「以病人為中心」思考盡可能增加病人在「及時」、「效率」、「有效」及「公平」四大構面價值，並盡可能將「傷害」降低即為安全。

　　然而，因目前的實驗室要具體正面的增加病人價值「益處（Benefit）」實有其困難，例如：早期 2003 年文獻研究曾指出實驗室急診檢驗導入新心臟標誌檢驗項目 Troponin，可有效提升急診對冠心症（Coronary Syndromes）病人的照護品質且對醫院財務經濟上成本效益有所提升助益[18]，實驗室只要隨時吸收檢驗新知結合實證醫學（Evidence Based Medicine, EBM）的應用，便可把握此類機會來提升實驗室的價值。但畢竟遇到此類突破性新檢驗項目的機會不多，有如鳳毛麟角可遇不可求。

　　所以，平時實驗室較能發揮的部分自然就是「安全」的價值，也就是「減少病人傷害」[19,5]。將病人傷害減少，則實驗室的淨價值就增加了！自然也就提升了醫檢師的價值。而這也就是病人安全風險管理，所期望達成之目標。且如今「病人安全」儼然已是醫療界的一門新興學科，著重在醫療事故的提報、調查分析和預防。而「病人安全」最好的解決方案就是以導入一套能自主管理與持續改進有效性的「病人安全風險管理系統」來達成，如圖 10-21 所示。

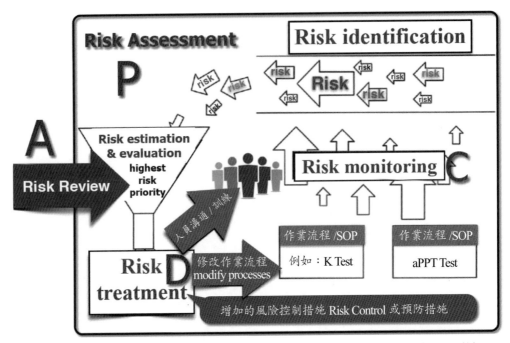

圖 10-21　一個有效的「管理系統」方法，可經由 PDCA 持續改進風險管理系統

　　另就實務上而言，風險管理具有其局限性，一般人都只管理他們由歷史教訓經驗所得知的風險；不知道的風險則無法管控。近年來國內許多大型災難事故發生，如 2014 年高雄石化氣爆事故（不知道道路底下埋著石化管線輸送丙烯氣體的爆炸風險）與 2015 年八仙樂園派對粉塵爆燃事故（不知道玉米粉塵爆燃的風險），都是因為未能管控到「不知道」的風險。故實驗室進行風險鑑別時，除參考實驗室本身相關資料外，實驗室外的專家意見或相關安全事故資訊亦應加以審查，例如：2011 年台大醫院誤植愛滋器官案！當時器官捐贈者檢驗結果呈現愛滋病毒陽性，電話通報「Reactive」誤解為「Non-reactive」，致使台大、成大醫院共 5 名病人被移植愛滋患者的器官而受到嚴重傷害。

實驗室若同樣也有提供器官移植相關緊急檢驗服務時，應加以考量列管該案例相關作業活動中的風險。而當風險控制失效事件仍然發生時，就如圖 10-22 所示，即進入危機處理程序，除非該風險事件事先未被實驗室所鑑別，否則實驗室依其風險處理（Risk Treatment）所擬訂之「緊急回應與應變計畫」執行，來控制事態不擴大並減少不良衝擊。接著依風險監控（Risk Monitoring）要求，進行事件調查檢討，必要時調整風險處理計畫或控制措施，以持續改進風險管理系統績效。

　　目前 ISO22367、CLSI EP23 以及參考書 Six sigma risk analysis[20]，已將臨床實驗室可能或常見的危害與風險列出，有些以魚骨圖方式呈現相關風險，這些危害參考清單是實驗室相關人員與專家，透過長

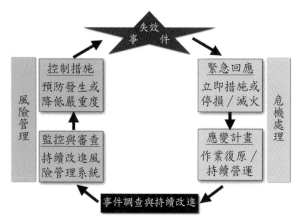

圖 10-22　風險管理與危機處理循環圖

期經驗累積所建立的風險知識庫，可用以協助實驗室更有效率的執行風險評鑑。而實驗室應將本身所面臨的風險（已鑑別的風險）文件化為風險登錄表或風險清單／檔案，並隨時依實驗室環境變動更新（Update）為最新狀態。維持最新實驗室主要風險事件與其優先次序（意即風險輪廓圖像（Risk Profile）），包含風險事件與其後果影響、風險分析、風險處理等，完整呈現出組織的風險全貌，以利風險管理審查持續改進風險管理系統運作績效。

　　儘管如此，風險管理是應用科學理論與實務的結合，目前雖然已有前人經驗衍生許多風險管理的技術與應用工具，但如何正確選用適合自己的風險管理技術工具便是一個重要問題。倘若一般醫學實驗室選錯風險管理技術工具，例如：對一般風險過度反應，選用非常複雜且耗時的 FMEA 工具，來進行風險評鑑，反而徒增困擾而對實驗室無益處。而且風險管理是一個嶄新的管理議題，故目前風險管理相關知識與實作技巧亦尚有些不足，

例如：如何選用定性、半定量與定量的風險評估方法？如何降低人員在風險評估時的主觀判定差異？如何取得風險評估定量用客觀數據？當遇到嚴重度極高但可能性極低事件，風險評估為可接受時，要風險處理嗎？反之，當遇到嚴重度低但可能性極高，常常困擾的小事，風險評估為可接受時，要風險處理嗎？如何決定實驗室的風險準則（風險可接受標準）？風險控制措施的衍生的新風險（副作用）要如何鑑別與處理？如何適當紀錄風險控制措施的執行結果？如何審查確認控制措施的有效性？等都是未來實驗室實施風險管理需持續探討研究的。

八、參考文獻

1. ISO 15189醫學實驗室一品質與能力要求。財團法人全國認證基金會。2013。

2. CWA 15793. Laboratory biorisk management. CEN, 2011.

3. Plebani M. Error in clinical laboratory or

error in laboratory medicine? *Clin Chem Lab Med* 2006; 44: 750-9.

4. Plebani M., Laposata M., Lundberg GD. The brain-to-brain loop concept for laboratory testing 40 years after its introduction. *Am J Clin Pathol* 2011; 136: 829-33

5. Epner PL, et al. When diagnostic testing leads to harm: a new outcomes-based approach for laboratory medicine. *BMJ Qual Saf* 2013.22 Suppl 2: ii6-ii10. doi: 10.1136/bmjqs-2012-001621.

6. Plebani M. Laboratory-associated and diagnostic errors: a neglected link. *Diagnosis* 2014; 1: 89-94.

7. O'Connor JD. Reducing post analytical error: perspectives on new formats for the blood Sciences Pathology Report. *Clin Biochem Rev*. 2015; 36: 7-20.

8. OHSAS 18001職業安全衛生管理系統要求。2007。

9. 臺灣職業安全衛生管理系統指導綱領。行政院勞工委員會。2010。

10.ISO31000. Risk management- Principles and guidelines. ISO, Geneva, 2009.

11.ISO14971. Medical devices-Application of risk management to medical devices. ISO, Geneva, 2007.

12.ISO/TS 22367. Medical laboratory-Reduction of error through risk management and continual improvement. ISO, Geneva, 2008.

13.醫學實驗室—利用風險管理與持續

改善來減少錯誤。指引與報告TAF-CNLA-G26(1)。財團法人全國認證基金會，2011。

14.CLSI EP18A2. Risk management techniques to identify and control laboratory error sources. Clinical Laboratory Standards Institute, Wayne, PA, 2009.

15.「利用風險管理手法鑑別與控制檢驗室的失效來源之作業指引」草案。台灣醫事檢驗學會，2012。

16.CLSI EP23P. Laboratory quality control based on risk management. Clinical Laboratory Standards Institute, Wayne, PA, 2010.

17.Hallworth MJ. The '70% claim': What is the evidence base? *Ann Clin Biochem* 2011; 48: 487-8.

18.Tommaso T. Evidence-based laboratory medicine as a tool for continuous professional improvement. *Clin Chim Acta* 2003; 333: 155-67.

19.Hallworth MJ., et al. Current evidence and future perspectives on the effective practice of patient-centered laboratory medicine. *Clin Chem* 2015; 61: 589-99.

20.James O. Westgard. Six sigma risk analysis. Westgard QC Inc. 2011.

九、學習評估

1. 下列敘述何者不正確？

(A)風險Risk係指特定危害事件發生可能性與事件發生後的嚴重度兩構面

的組合。

(B) 危害Hazard係指一種可能導致負面後果（傷害）的狀態或條件。

(C) 就長期而言，組織執行風險管理一定會增加成本，無法降低組織成本。

(D) 風險管理就是在可接受的成本下，對風險所進行的鑑別、控制、最小化或消除之管理過程。

2. 實驗室欲辨識鑑別各項危害Hazard時，可採用下列哪些資訊？

(a)先前生物風險評鑑結果。(b)先前事故或意外事件調查紀錄。(c)建築物設施圖。(d)各作業標準操作程序SOP或操作手冊、流程圖。(e)外部專家提供之生物危害資料(e.g Risk Group classification)。

(A) abcde　　　　(B) bcde

(C) abde　　　　(D) abde

3. 下列敘述何者正確？

(a) 實驗室執行完成一次生物風險評鑑後，以後就不需再重複執行風險評鑑了。

(b) 當實驗室更改微生物操作設備、流程或變更短期支援工作人力時，實驗室不需評估是否對現有生物風險評鑑結果有影響。

(c) 當實驗室針對高風險事件導入風險處理後，應再評估其所剩餘的風險是否可接受；若仍不可接受，實驗室應再增加風險控制措施直到該事件風險降至可接受為止。

(d) 實驗室可逐年於管理審查時，依本

身資源狀況逐年調整風險管理目標（可接受的風險值），逐漸將實驗室風險最小化。

(e) 實驗室對生物安全異常事件的提報、調查管理，並導入適當對應矯正措施，將有助於提升生物風險管理效能。

(A) bcde　　　　(B) acde

(C) de　　　　　(D) cde

4. 下列敘述何者正確？

(a) 安全是指沒有不可接受的風險。

(b) 安全是指沒有任何風險存在。

(c) 安全可說是一種將風險控制在可接受的程度的過程process。

(d) 要將風險控制在可接受的程度，實驗室通常需決定並實施對應的控制措施，以消除或減少已鑑別的風險。

(e) 實驗室完成生物風險評鑑後，不需定期與工作人員溝通與安全訓練。

(A) acde　　　　(B) acd

(C) bde　　　　(D) bcd

5. 下列敘述何者正確？

(A) 實驗室執行危害辨識鑑別出危害後，直接實施風險處理，可節省資源。

(B) 當實驗室有高風險事件，需決定風險控制措施時，因工程控制通常花費成本較高(如實驗設施改進BSL等級或設置BSC)。為節省成本實驗室可提供個人防護裝備PPE及相關安全訓練，不需考慮工程控制措施。

(C) 風險控制措施之選擇應先選擇安全

訓練或警告提醒等管理控制方案。

(D) 實驗室實施生物風險控制措施後，應審查其有效性，並對生物風險管理系統採取必要的變更與改進，以持續改進生物風險管理系統。

(E) 實驗室進行生物風險評鑑時，只需要微生物實驗室內工作人員參與即可，其他部門作業人員與其作業程序範圍，可不需評估考慮。

6. 下列敘述何者不正確？

(A) 雖然有些組織會自行實施內部稽核，但實驗室生物風險管理可以管理系統方法，針對生物風險進行有系統的鑑別、瞭解及管理，較為有效。

(B) 在執行生物風險評鑑時，僅需考量操作微生物所屬的RG等級即可。

(C) 當生物風險評鑑在執行實驗室危害鑑別時，應有對所涉及微生物特性、操作程序步驟、相關使用設備、防護設備與設施等孰悉之工作人員參與危害鑑別。

(D) 實驗室可依其規模大小、操作微生物等級和複雜度之不同，而自行發展其生物風險評鑑方法，故各實驗室之生物風險評鑑方法可能不同。

十、解答

1. (C)　　2. (A)　　3. (D)　　4. (B)　　5. (D)
6. (B)

第十一章　實驗室認證

高智雄

內容大綱

1. **簡介**
2. ISO15189**的發展歷史回顧**
3. ISO15189**實驗室認證的過程**
4. ISO15189**實驗室認證之困境**
5. ISO15189**實驗室認證之因應對策**
6. **實作範例說明**

學習目標

1. 了解ISO15189實驗室認證的目的精神
2. 了解ISO15189實驗室認證的過程內容
3. 了解ISO15189實驗室認證與臨床檢驗服務品質的關係
4. 了解ISO15189實驗室認證的因應對策

一、簡介

依據財團法人全國認證基金會（Taiwan Accreditation Foundation, TAF）公布資料截至 2015 年 8 月臺灣通過「ISO15189 醫學實驗室—品質與能力要求」的認證實驗室已有 221 家。換言之，在臺灣幾乎大部分的醫學實驗室皆已取得 ISO15189 認證，故本章節聚焦於 ISO15189 國際規範之實驗室認證，因此內容不涉及美國 CAP（College of American Pathologists 美國病理醫師學院）認證等其他實驗室參與之認證評鑑作業內容。

由於國際趨勢演進，取得 ISO15189 認證已是臨床實驗室基本必備的品質要求，「ISO15189 品質管理系統」儼然成為檢驗醫學領域實驗室管理的新顯學。另一方面，就目前各學校的醫事檢驗相關科系學生來說，將來畢業後成為醫事檢驗師至各臨床實驗室就業服務時，亦必須瞭解並執行 ISO15189 規範要求。為此，已有少部分學校提供 ISO15189 選修課程，期望幫助其學生未來就業時能更具競爭力，此舉非常值得鼓勵，但筆者建議應更進一步列為必修課程。而因「ISO15189 醫學實驗室—品質與能力要求」，涉及整個實驗室品質管理系統，25 個品質要素和 103 條要求，內容篇幅過大，故本章節僅概略性的就目前最新版 ISO15189：2012 改版重點、實驗室困境與因應對策、以及實驗室認證作業的程序步驟解說，以提供實驗室參與 ISO15189 實驗室認證之參考。然而，完整的 ISO15189 規範相關實務作業程序內容，請參考其他實驗室認證專書與文獻。

二、ISO15189 的發展歷史回顧

「ISO」是「International Organization for Standardization」（國際標準組織）的簡稱。「ISO」設立於 1947 年，其總部位於瑞士日內瓦，其成員包括 130 個會員國。「ISO」設立的目的在推動與制定國際性標準，以作為各國與企業遵循的依據。ISO 國際規範標準的本質內涵是「要求一個組織（實驗室）哪些事應該被實施執行，但不限定如何去做。An ISO standard says what has to be done, not how to do it！」。意即 ISO 國際規範只告訴你「應做好哪些事」，但未限定「用什麼方式去做」，只要能達成所規範該做的事即可符合要求。這是 ISO 國際規範的重要特色，以使組織能更有彈性且自主決定以何種最適當、有效的方式去實施達成 ISO 規範條文要求事項。

然而，此點也正是目前最被詬病之處，並認為 ISO15189 國際規範不如美國 CAP 認證條文，那麼清楚易懂且可行。CAP 認證之法源依據為由美國聯邦政府制定的「臨床實驗室改進修正案」（Clinical Laboratory Improvement Amendments of 1988），也稱為 CLIA'88，為單一國家所制訂之認證標準，並非國際規範標準；且實驗室整體全部項目都須認證。而 ISO15189 認證為國際規範，且除基本項目外，實驗室可自由選擇認證項目。因此，實驗室參加 CAP 認證的成本花費遠高於

TAF ISO15189 認證。

事實上，美國 CAP 認證的歷史悠久，故知名度較高，臨床醫師大都聽過 CAP 認證。而 ISO15189 實驗室認證發展至今不到 20 年，ISO15189 最早係由一群醫學實驗室專家於 1996 年草擬發展給醫學實驗室使用的品質管理規範，後因其內容與格式與 ISO9000 系列之國際規範文件架構不相符。ISO/TC212 技術委員會工作小組 WG1（Working Group 1）重新改編以與「ISO17025 實驗室認證」架構相符，最後終於於 2003 年發布第一版 ISO15189：2003，並於 2007 年小改版為第二版 ISO15189：2007。

最近，大改版之第三版 ISO15189：2012 國際標準於 2012 年 11 月 1 日由國際標準組織（ISO）公告正式發布生效，國際實驗室認證聯盟（ILAC, International Laboratory Accreditation Cooperation）也發布要求各國際認證機構在 2016 年 3 月 1 日前完成轉換工作的政策。臺灣 TAF 隨即在 2012 年底成立 ISO15189：2012 翻譯工作小組，成員包括我國醫學實驗室主管、評審員、病理醫師及訓練講師等，經 3 個月小組成員會議討論，終於在 2012 年 5 月 1 日完成 ISO 15189：2012 翻譯草案，並提交 2013 年度醫學領域技術委員會（簡稱 TC）之第一次會議，完成技術審查於 2013 年 7 月 15 日公告中文版實驗室認證規範 TAF-CNLA-R02(3)「ISO15189 醫學實驗室─品質與能力要求」。而 ISO15189：2012 改版主要差異如下：

1. 新版與舊版約 90% 內容相同，新版內容精簡了措辭且編排順序的邏輯性更強，盡可能反應實驗室正常實務運作活動流程順序，讓使用者更容易使用。

2. 新增適合遺傳學檢驗使用的措辭。

3. 舊版「5.8 結果報告」拆解為「5.8 結果的報告」和「5.9 結果的釋出」，並新增「5.10 實驗室資訊管理」的章節（舊版 ISO15189：2007 在參考附錄中，非正式條文要求）。

4. 雖然新版條文增加了許多內容要求，但大都為舊版條文延伸之具體要求，未改變原條文要求之意圖目的與精神。

5. ISO15189：2007 第四章管理要求與第五章技術要求，共有 23 個品質要素，137 條要求。新版 ISO15189：2012 第四章管理要求與第五章技術要求，共 25 個品質要素，103 條要求。

雖說，新版條文似乎變少了，但其要求內容更具體且明確。此外，因 IAF-ILAC-ISO 於 2009 年共同發布之聯合公報內容提及醫學實驗室依據 ISO15189 第四章管理系統要求運作，即符合 ISO9001：2008 品質管理系統要求的原則（註：IAF=International Accreditation Forum）。故新版 ISO15189：2012 加入許多 ISO9001：2008 對應條文要求於第四章管理要求中，並強調「顧客（使用者）導向」與「流程導向」；第五章技術要求則增加了許多類似美國 CAP 認證條文的具體要求，方便實驗室於實際運作過程中可參考遵循，以滿足本國際規範要求。新版 ISO15189 不只是「說」、「寫」、「做」一致，而是強調流程、風險及結果導向的，要求實驗

室經由經營環境及風險的因應，結合品質系統管理，持續改進其檢驗服務結果的實質績效。ISO15189：2012 品質管理系統要素與 ISO9001：2008 管理流程模式關係如圖 11-1 所示。圖中「4. 品質管理系統」、「5. 管理階層責任」、「6. 資源管理」、「7. 產品實現」、「8. 量測、分析及改善」即是 ISO9001：2008 規範要求章節名稱。而圖中方格對應內容之 4.1 ～ 4.15、5.1 ～ 5.10 則為目前 ISO15189：2012 第四章管理要求與第五章技術要求，共 25 個品質要素，構成一個「品質管理系統」。

三、ISO15189實驗室認證的過程

回顧 TAF 在醫學實驗室認證的發展，

為整合國內認證資源，奉經濟部命令由經濟部標準檢驗局推動合併 CNLA 與 CNAB（前「中華民國認證委員會」），成立非營利性機構「財團法人全國認證基金會」（TAF），自 2004 年 1 月 1 日起提供單一窗口認證服務。合併後，CNLA 編組為 TAF 之實驗室認證處，承續原來 CNLA 業務，惟對外名稱正式改為「財團法人全國認證基金會」，並奉行政院核定，陸續於國際認證組織 ILAC、APLAC（Asia Pacific Laboratory Accreditation Cooperation）更改會員名稱為 TAF。

因此，自 2000 年起 TAF（前身為 CNLA,Chinese National Laboratory Accreditation 中華民國實驗室認證體系）即為全球最早提供醫學實驗室認證的組

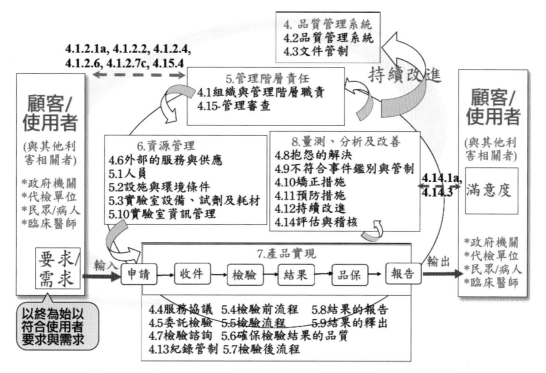

圖 11-1　ISO15189: 2012 品質管理系統與 ISO9001 管理流程模式

織之一。並且在 2004 年成為首批將 ISO 15189 納入國際實驗室認證聯盟相互承認協議（ILAC MRA）的簽署國，使 TAF 認可的醫學實驗室所出具報告可為全球五大洲接受。至 2011 年底，TAF 認可的醫學實驗室達到 171 家，運作規模度在亞太地區可說數一數二，截至 2015 年 8 月 TAF 認可的醫學實驗室達到 221 家。包括大型醫學中心、區域級醫院、地區級醫院的實驗室、以及基層私人檢驗所，當然還包括權責主管機關所屬實驗室。實驗室的認證項目，除常規檢驗（如臨床生化學、血清免疫、鏡檢、微生物、血液學科等）外，還包括病理檢驗、特殊型態檢驗（如核子醫學免疫放射）、細胞遺傳學及基因分子檢驗等。

(一) ISO15189實驗室認證程序

1. 規劃

- 鑑別顧客需求並確認實驗室發展願景後，進行現況評估與內外部環境分析。
- 依上述實驗室現況與發展需要決定 ISO15189 認證範圍與項目。
- 依認證範圍與發展需求，蒐集相關適用條文、法規、標準與資料（外來參考文件）。
- 規劃確立實驗室「品質政策」與「品質目標」：
  - (1) 品質政策（Quality Policy）：
    由最高管理階層正式宣告，與品質有關的組織整體意圖與方向謂之。它與組織的宗旨相適應；象徵組織必須努力達成的使命，它須是符合

上級要求、民眾聲音、可說是一個口號；一個理想。除具有激勵性，且為了便於全體員工所熟知掌握而又能付諸實施，通常選用通俗易懂、簡明扼要的語言表達。包括對滿足要求和持續改進品質管理系統有效性的承諾；提供制定和評審品質目標的框架。
  - (2) 品質目標（Quality Goal）：
    最高管理者在組織的相關職能和層次上，依其宣告之品質政策，對影響品質績效表現之關鍵要素，所訂定出之具體目標。品質目標應可量測，且與品質政策一致，包括滿足顧客品質要求所需的內容，且應緊密聯繫組織所提供的產品及人員狀況等實際而合理制訂，既要追求高水準，又要能夠實現。
- 規劃認證專案時程，並進行專案追蹤管控。

2. 規劃品質管理系統

- 依實驗室需求定義各層級人員工作職掌與權責分工。
- 決定品質手冊、品質文件與紀錄管制資料等文件系統架構，通常為四階文件架構。
- 選派品質主管，以管理整體推動業務，並作為外部聯繫之窗口。
- 成立推動小組進行職能分工，確定實驗室品質管理系統所必要的程序和職責。

3. 建立品質管理系統文件

- 品質管理系統的細節複雜程度、資源投入、以及實施範圍，都與組織的本質

（規模、結構和複雜性）作業有關。並非所有作業都要文件化，過多的文件與紀錄，恐會阻礙作業的執行，組織應決定哪些是具有重要性、關鍵性的部分（如作業要項、品管或作業準則、知識傳承等），將該部分予以文件化。千萬不要讓文件化變成組織效能與效率的障礙！實驗室依權責分工撰寫品質手冊、品質文件（程序書與 SOP）與紀錄表單等建立四階文件。「品質管理系統」的文件化，即依 ISO15189 國際標準、國內相關法規、醫院評鑑要求，以及本身顧客服務要求，決定「品質管理系統」所需的流程，而建立「品質手冊」、「程序書」，「作業標準書」及「表單與紀錄」。品質手冊內容包括為「品質管理系統」與支援其涉及的管理與技術活動而建立的文件化政策與其對應之程序書。而一般實驗室對應 ISO15189：2012 規範，所需建立的程序書如表 11-1 所示；「品質管理系統」文件架構如下：

(1) 第一階文件—品質手冊（Policy）：
係規範原則性之管理活勤，為銜接 ISO 15189 標準與程序書間之橋樑，依 ISO 條款之要求，逐項以具體、符合實驗室業務運作的原則編寫。

(2) 第二階文件—程序書（Process）：
係對各項管理作業的「流程」及權責加以規範成為標準「程序」，為品質手冊之銜接，故品質手冊未詳定之部份，程序書中均詳加補充。通常需不同權責人員（跨部門）一起完成該程序（由不同人一起完成該程序者）。應盡量將人、事、時、地、物等（5W1H）交代清楚。

(3) 第三階文件—作業標準書（Procedure； 即 Standard Operation Procedure, SOP）：
係詳述各項工作細節及標準工作方法之工作指導或作業依據、施行細則。通常為只需一個人即可獨立完成該作業者。

(4) 第四階文件—表單與紀錄（Record）：即為執行管理活動所填寫之標準格式；而填上文字或資料之紀錄，可用來證明實際工作是否依各項規定執行。

‧將外來參考文件，包含法規、技術標準等，如試劑說明書，CLSI 標準等列管。

‧依已訂定之時程規劃作進度追蹤管理。

‧文件制訂／修訂／廢止，均須由權責人員審查與核准後發布使用。

4. 教育訓練

‧ISO15189 規範條文解說與「品質管理系統」文件實務作業說明。

‧依標準（條文）或法規（外來參考文件）要求執行必要之訓練。

‧將「品質政策」與「品質目標」適當的布達與員工溝通。

‧各部門依已展開之職能需求作教育訓練，含內部稽核、品質管制、儀器管理與校正或查核人員與特定作業人員。

‧於認證前作準備訓練，包含受稽人員、陪同人員之應對與行政支援需求。

表11-1　檢驗科第一、二階品質文件與ISO17025、ISO15189對照表

ISO 17025：2005	ISO 15189：2012	檢驗科品質手冊		檢驗科程序書
4.1組織與管理	4.1組織與管理階層職責	第二章	組織與管理	檢驗科組織管理程序書 檢驗科資訊安全管理程序書 檢驗科檢體處理作業程序書 檢驗科病人安全風險管理程序書
4.2品質系統	4.2品質管理系統	第一章 第三章	品質政策與目標 品質管理系統	—
4.3文件管制	4.3文件管制	第四章	文件與資料管制	檢驗科文件管制程序書
4.4要求、標單及合約之審查	4.4服務協議	第五章	代檢服務協議審查	檢驗科代檢服務協議審查程序書
4.5試驗與校正的外包	4.5委託檢驗	第六章	委外檢驗之管理	檢驗科委外檢驗管理程序書 檢驗科檢驗程序方法變更管理程序書
4.6服務與供應品之採購	4.6外部服務與供應	第七章	外部服務、供應品採購與供應商管理	檢驗科供應商評選與管理程序書
4.7顧客服務	4.7諮詢服務	第八章	檢驗諮詢與異常事件管理	檢驗科異常事件管理程序書 檢驗科預防措施管理程序書 檢驗科顧客抱怨處理程序書 檢驗科檢驗諮詢服務程序書
4.8抱怨	4.8抱怨的解決			
4.9不符合測試與校正工作之管制	4.9不符合事件的鑑別與管制			
4.11矯正措施	4.10矯正措施			
4.12預防措施	4.11預防措施			
4.10改進	4.12持續改進			
4.13記錄管制	4.13紀錄管制	第九章	紀錄管制	檢驗科紀錄管制程序書
4.14內部稽核	4.14評估與稽核	第十章	評估與稽核	檢驗科內部稽核程序書 檢驗科組織管理程序書 檢驗科品質指標管理程序書 檢驗科實驗室風險管理程序書 檢驗科實驗室安全風險管理程序書 檢驗科病人安全風險管理程序書
4.15管理審查	4.15管理審查	第十一章	管理審查	檢驗科管理審查程序書
5.2人員	5.1人員	第十二章	人員管理與教育訓練	檢驗科人員訓練與考核程序書 檢驗科組織管理程序書
5.3設施與環境條件	5.2設施與環境條件	第十三章	設施環境與實驗室安全	檢驗科設施與環境管理程序書
5.5設備	5.3實驗室設備、試劑及耗材	第十四章	儀器設備、試劑及耗材管理	檢驗科儀器設備管理程序書 檢驗科試劑耗材採購與庫存管理程序書
5.4試驗與校正方法及方法確認	5.5檢驗流程	第十五章	檢驗前中後流程	檢驗科檢驗前作業程序書 檢驗科檢體處理作業程序書 檢驗科檢驗作業程序書 檢驗科檢驗程序方法變更管理程序書
5.7抽樣	5.4檢驗前流程			
5.8試驗與校正件處理	5.5檢驗流程 5.7檢驗後流程			
5.6量測追溯性	5.3.1.4設備校正與量測追溯	第十六章	確保檢驗結果的品質	檢驗科檢驗結果品保程序書 檢驗科量測追溯程序書 檢驗科量測不確定度評估程序書
5.9試驗與校正結果之保證	5.6確保檢驗結果的品質			
5.10結果報告	5.7檢驗後流程	第十七章	結果的報告與釋出	檢驗科檢驗結果報告程序書
	5.8結果的報告			
	5.9結果的釋出			
	5.10實驗室資訊管理	第十八章	檢驗資訊系統	檢驗科資訊安全管理程序書
—	4.1組織與管理階層職責	第十九章	檢驗醫學倫理	檢驗科組織管理程序書 檢驗科檢體處理作業程序書

5. 文件化程序（SOP）的實施

・建立、實施與維持品質管理系統：

　(1) 說寫做一致，確保品質管理系統與實際運作一致且完整。

　(2)「建立」應為一段過程，除非所有內容都已成立且「實施」，否則不算是已建立。

　(3)「維持」代表一旦系統建立，它可持續運作。這需要組織不斷維持並持續「改善」。許多系統一開始建立時情況不錯，但因缺乏維護（維持與改善），而逐漸衰敗。這是最難做到的部分，運用 ISO「管理系統方法 Management System Approach」的管理系統，可包含許多內容如：不符合事件鑑別與管制、品質指標量測監控、內部稽核與管理審查等，都是設計用來確保系統能維持運作，並持續改進「品質管理系統」之有效性。

　(4)「品質管理系統」應是「結果導向」一個文件化的系統，而非建立一套無用的文件的（paperwork）系統。

・管理階層監控實驗室服務表現與品質管理系統推動現況，以確保每一個程序（或 SOP）的合理性與有效性，必要時因應調整。

・實際作業活動過程中，如有不符合事件產生應提報執行立即措施或矯正措施。

6. 內部稽核

・遴選並培訓內部稽核人員，以便執行內部稽核。

・實施內部稽核，包含稽核計畫、準則、範圍、時間、方法……等。

・如有發現不符合事件採取措施應無不當延誤，並配合調整改進「品質管理系統」。

・經內部稽核評估「品質管理系統」實際落實狀況，並將結果作為管理審查。

7. 管理審查

・依 ISO15189 4.15.2 審查輸入，一一審查分析輸入資訊，以指出流程中的問題。導入必要的變更與持續改進，以確保持續的適切性、足夠性、有效性以及能支持病人的照護。當品質管理系統有變更需求時，應作系統變更管理。

・低效率實驗室與個人常見的心態「有做，就好」。未見深究：「怎麼做，才有效？」無效的作業，常是無形、難以辨識，自覺更難人的慣性，讓實驗室與個人陷於低效率中，建立與實施了許多無效的流程與作業，每個人浪費了許多時間在無意義的事情上？這些事讓我們每天忙的像無頭蒼蠅。其實，沒做，也不會有多大影響，甚至因受困於許多意義不大的事，排擠掉去搞清楚哪些事是重要與把要事做好的時間，才會有累了半死，卻一事無成的感覺。

8. 現場評鑑

・依照實驗室業務需求，向 TAF 申請認證（可由 TAF 網站下載相關認證辦法）。

・於評鑑時規劃並指派陪同人員配合現場評鑑稽核之實施。

・配合 TAF 實施初步訪查，並將實驗室

品質系統文件送審。

- 依 TAF 提供稽核時程,配合現場評鑑。
- 現場評鑑後,完成相關 NCR 改善確認後,即可授證取得認證。

9. 持續改進

- 依 TAF 安排接受定期監督評鑑與延展評鑑之外部稽核來持續改進品質管理系統。
- 透過實驗室系統持續運作管理、不符合事件鑑別與管制、內部稽核與管理審查等,配合實際需要作修正與調整改進實驗室品質管理系統。

(二) 條文基本詞義與解讀條文的重要技巧

1. 條文中,如出現「應」(shall) ... 硬性用語時,代表該條文內容為強制要求執行條款,若實驗室未依條文要求執行,則現場評鑑時將被評審員列為不符合事項,而產生不符合事項報告 Non-Conformity Report,即所謂的「NCR」。因為「Must」是法律用詞,ISO 用 shall 而不用 Must 來要求「應該」做什麼事,有勸導或勸誘實驗室應該做某事之意涵;法律條文才用 Must。

2. 條文中,如出現「須」(should) ...、當適當時、有必要時、可能時⋯⋯等軟性用語,代表該條文內容為非強制要求之指引性條款,在某些情況是可以排除的。實驗室應自行依自身所處情境狀況與需要,針對此類條款擬訂出自己的執行「策略」/「政策」,意即應訂出什麼情況下,該做什麼事?(If A then

B else C...),但並不代表皆不需執行。因此,在某些情況下,若實驗室未建立與實施條文內容,則現場評鑑時仍可被列為 NCR。舉例如:修改檢驗報告時,實驗室皆未考慮與執行「ISO15189 4.9.e:任何不符合的檢驗事件於醫療上有意義的影響應予以考慮。適當時,通知申請醫師或被授權使用該份結果的負責人員」。現場評鑑時,若評審員發現實驗室修改的是有意義的影響病人醫療照護狀況者,且應告知申請檢驗的醫師,仍可能據以開出 NCR。

3. 條文中,如出現「實驗室應有文件化的程序⋯⋯」或「⋯⋯紀錄應予以維持」或「⋯⋯應記錄⋯⋯」,則意指實驗室應明訂有對應文件與紀錄。若未明訂出程序文件或 SOP 或未維持此等紀錄,則現場評鑑時,將被開立 NCR。因為這是 ISO15189:2012 4.2.2 文件化要求中,「4.2.2.1(c) 本國際標準所要求的程序與紀錄」的要求,意即實驗室品質管理系統文件化,應包括 ISO15189 國際標準所要求的程序與紀錄,於條文中已明訂此文件化的最低程度要求。另外,「4.2.2.1(d) 實驗室為確保其流程有效規劃、運作與管制所決定的文件與紀錄」的要求,意即實驗室可依本身需要自行決定「要建立的文件」與「要記錄的紀錄」。因此,並非實驗室所有的作業活動都要建立程序文件或 SOP,也不是所有作業活動都要記錄,更非要求所有條文都需要有文件化程序。

4. 條文中,如出現「備註」與「附錄」,

為提供條文內容舉例說明與指導之參考資料，非 ISO15189 之認證要求。

四、ISO15189 實驗室認證之困境

從臺灣 ISO15189 醫學實驗室認證現況來看，許多通過認證實驗室似乎對 ISO15189 系統架構與條文要求的真正目的與意義不甚瞭解，而整個認證的過程與結果，好像導向於文件與紀錄資料做得多一點好看一點，就可獲得評審員青睞。實驗室雖派了醫檢師參加各種 ISO15189 的訓練活動，似乎也無法導出推動 ISO15189 的真正目的與意義，意即空有一套通過認證的品質管理系統「文件」，一套無用的文件的系統，卻不見得能對 ISO15189 的條文精髓有清楚的認識與瞭解、找到適當得宜的執行方法、以及在實務運作上得到更佳的成效，導致無法將 ISO15189 品質管理系統做到更有效、更好的境界，反而成為「礙手礙腳」影響實驗室人員工作效率的絆腳石，引發一些實驗室醫檢師對 ISO15189 的反感。

窮究其原因，主要係因 ISO15189 國際標準要適用於全世界各不同種類與規模之醫學實驗室，其條文展現的是最精要的實驗室「管理原則」，而將實驗室實際運作的管理方法，交由各實驗室視內部自身環境狀況與所處外部醫療情境自行決定與實施其「流程／程序」。故此賦有充分彈性的精要規範，各方解讀便產生一些歧見與誤解；再加上東西方的文化差異，導致 ISO15189 管理系統之認知觀念傳遞不良所致。

如前所述，財團法人全國認證基金會 TAF（Taiwan Accreditation Foundation）推廣 ISO15189 認證的目的在於提升實驗室服務品質與價值，期望實驗室能主動地「自主管理」並「持續改進」其「品質管理系統」。對於初次想通過認證的醫學實驗室，要深知一套 ISO「管理系統法（Management System Approach）」之系統架構，以一個整體系統來鑑別、瞭解及管理相互間有關的各項流程，以使組織更有效的達成各項目標，來建立、文件化、實施、維持並持續改進「品質管理系統」，落實於所有的檢驗作業活動中，並在整個實驗室裡推動執行，得花一段時間準備，絕非短期能速成的。

然而，目前現實環境中，解說 ISO15189 品質管理系統或實驗室如何準備認證工作，並輔佐產生實質價值的參考書籍明顯闕如。對大多數的醫學實驗室而言，相對也因為摸索而浪費了不少的時間或人力資源，甚至有實驗室到處打聽認證該做什麼？照單全收而多做了一堆對實驗室毫無價值之作業程序工作，徒增醫檢師平日工作的負擔，甚至反而降低其檢驗服務品質，進而對 ISO15189 認證怨聲載道。例如：現場評鑑時就曾遇到有實驗室每月列印一堆生化和血清免疫自動分析儀器的參數，查核其儀器參數是否遭竄改而使檢驗結果無效。也遇到實驗室對其「所有」檢驗試劑更換批號時，都實施病人檢體平行測試；甚至遇有實驗室連血液學 CBC 血球計數儀器的試劑藥水更換批號時，都

執行平行測試！但不可諱言的，其中有部分 TAF 評鑑委員可能也會提供類似上述錯誤資訊，誤導實驗室做一些無價值的作業。因此，TAF 每年都會針對一些實驗室申訴或抱怨事件，以及 TAF 評鑑案審查委員（通常為 TAF 登錄資深評審員）對評鑑小組所提出的意見，進行 TAF 評審委員訓練，以持續改進其評鑑品質。

事實上，實驗室要利用 ISO15189 來提升檢驗品質，不外乎要有一群「認真投入的人」，尤其是實驗室管理階層，必須了解到實驗室本身為何要引進 ISO15189 品質管理系統？如何才能真正依規範要求幫助實驗室本身做好長遠的系統運作規劃並架構好一套完整的 ISO15189 品質管理系統呢？還是只求通過認證取得證書，以利於申請或標得較多的代檢檢驗業務呢？這些會因 ISO15189 推動程度不同而有不同的答案。

與其說申請認證的實驗室不了解 ISO15189，毋寧說是主事者到底還是不甚了解實驗室本身的狀況與導入 ISO15189 關聯度和其連結關鍵點。當實驗室急著要取得認證證書以獲取檢驗服務合約時，則常將 ISO15189 認證當作一項業務工具。此時，經常錯將「手段」當成「目的」，容易流於形式產生出一大堆不必要的文件。只憑著一套光鮮華麗的文件，些許的紀錄證據，粗略的對 ISO15189 的認知，於認證現場評鑑時，連最起碼的實驗室程序文件執行說明，都顯得捉襟見肘，取得認證證書即達成其「目的」，便不再努力維持認證作業水準。殊不知 ISO15189 終究只是一個管理工具，即「手段」；若實驗室不善加利用，徹底落實執行，則無法發揮其品質管理效能，達成品質提升之「目的」。

五、ISO15189實驗室認證之因應對策

ISO15189 是從醫學實驗室臨床日常工作實務中（實相真理）中開展出來的，其條文規範不只是文字上的抽象概念原則，而是可以遵循其一定的程序方式，獲得實際驗證的。所以，研讀 ISO15189 規範內容的目的，不只要從條文中找到實驗室管理知識，見表 11-2，更希望能從中找到提升檢驗服務品質的方法，如前所述 ISO 國際規範只告訴你「應做好哪些事」，但未規定「用什麼方式去做」，只要能達成所規範該做的事即可符合要求。實驗室可更有彈性且自主決定以何種最適當、有效的方式去實施達成 ISO 規範條文要求事項，並能在日常工作中不斷審查思考，身體力行把它應用與實踐出來。這樣才能提升與確保檢驗服務品質，得到 ISO15189 認證的真實效益，不然則是非常可惜之事。

簡單舉例來說：你的任務目標是煮出一桌好菜給顧客，而你有一本「食譜」，也就是「ISO15189 國際規範」條文，而它告訴你哪些事是你必須要做的。標準化所有的作業活動、盡量消除變異和不必要的浪費，並確保文件與紀錄予以管制。首先，實驗室應盤點交叉比對「ISO15189 規範要求」與「實驗室現在既有的政策與程

表11-2　ISO15189：2012相關管理領域應用

管理領域	ISO15189：2012規範條文
策略管理（BSC）	4.1.2.3品質政策、4.1.2.4品質目標與規劃、4.14.7品質指標
顧客關係管理CRM	4.1.2.6溝通（利害關係者溝通管理）
風險管理	4.14.6病人安全、5.10資訊安全、5.2實驗室安全……
人力資源管理	5.1人員（註：可再參見ISO10015/TTQS）
資訊管理	5.10實驗室資訊系統
流程管理	5.5檢驗流程
品質管理	5.6確保檢驗結果品質
供應鏈及分包商（委外）管理	4.5委託檢驗、4.6外部的服務與供應
變革管理	4.1.2.4系統變更管理、4.12持續改進、4.15管理審查

序（SOP）」，以比對鑑別出實驗室所缺少的程序，即未滿足ISO15189規範要求而未做到的事項，然後針對此等「缺口」不符合規範要求之處，指派認真熱心的負責人員，必要時亦可組成工作小組去發展目前所缺乏的作業流程或SOP，以補強此等缺口。例如：實驗室比對ISO15189條文要求後，鑑別出實驗室目前尚未建立完整的設備管理政策與程序，便指派適當一組人員負責於二個月內發展建立出實驗室的「設備管理程序書」，規定時間內追蹤後續執行與實施狀況，一一確認完成符合ISO15189規範要求即可結案；而另一工作小組可能同時負責建立與實施實驗室所沒有的「人員訓練方案」或「委託檢驗管理程序」…等。多個工作小組分工分別將實驗室的缺口補強，以符合ISO15189規範要求事項。實驗室管理階層確保適當資源之備妥後，審查各工作小組執行進度與成效，直到實驗室所有已鑑別的缺口皆已補強，即完成ISO15189認證之準備。而成功的關鍵在於：

1. 「寫」：文件化內容符合ISO15189規範之要求。

2. 「說」：權責人員需能確實瞭解實驗室之相關程序規定。

3. 「做」：各級人員有能力需依照「品質管理系統」的程序規定落實執行，並留下紀錄。

4. 上述1～3「說、寫、做」需一致，且有效達成品質目標。使ISO15189成為實驗室持續改進檢驗服務品質的策略工具，真正達成品質管理之最終目的—「符合規範、持續改進與顧客滿意」，而非一成不變制式化的品質管理系統與文件。

此外，推動 ISO15189 的正確觀念應是以「合理化」與「標準化」為手段，以持續改進實驗室體質為目的，意即建立一個能持續改進的實驗室管理制度（品質管理系統）。合理化的最佳實務（Best Practice）即為：符合法規與規範標準、做對的事（有效 effectiveness）、簡化精實（Keep it simple and cost-effective, Lean）、持續改進。

六、實作範例說明

事實上，ISO15189 應用導入實驗室的步驟是「知易行難」，需要一群認真用心的人，投入研究並持續精進，方可成功。以下簡介實驗室導入 ISO15189 的實作步驟如下：

1. 管理階層先研究 ISO15189 條文及其背後意涵。
2. 管理階層規劃服務流程（方法）與品質目標後文件化。
3. 管理階層依所設計的檢驗服務流程（程序書／SOP）與品質目標，向第一線服務人員溝通認知與訓練，確保人員具備足夠職能。
4. 管理階層取得達成品質目標的「資源」，並建立工作流程系統即「品質管理系統」之 4M1E 人員、設備、方法、耗材、環境設施，提供第一線人員使用。
5. 第一線服務人員，知道如何做（how to do it），再去瞭解條文規範背後的意涵（What has to be done），SOP 自然不會

僵化背離服務品質目標。
6. 先教第一線服務人員應用（規劃流程與目標）再教 ISO15189 規範條文，執行後審查確效，並把握持續改進的機會。

其中，步驟 1～4 為管理階層之責任由上而下 Top-down 執行，深入了解 ISO15189 並提出應用程序或方法，見圖 11-2 深入 ISO15189 的三步驟；而步驟 5～6 為第一線工作人員之責，由下而上 Bottom-up 實施後，再去了解 ISO15189 規範背後的意義與精神。所以，實驗室管理階層要努力研讀 ISO15189 規範內容，而非第一線工作人員；「ISO15189 國際規範」是用來增加落實「說、寫、做」一致的說服力的管理工具！

實驗室管理階層若未先依上述步驟深入研讀 ISO15189 並提出適當應用，常見的錯誤應用例如：儀器參數查核（每月印出一堆書面儀器參數查核）、CBC 儀器試劑換批號平行測試 ... 等，反而為第一線工作人員增加一些無說服力、無價值的工作，而降低其工作士氣，則反而對實驗室是有害的。反之，若能依上述步驟深入研讀 ISO15189 並提出適當應用，舉例如：ISO15189 條文規範 5.3.1.7 設備紀錄應保存至儀器除役，實驗室管理階層先規劃流程（How to do ？）例如因應策略為「設備紀錄電子化」；具體實施程序方案為「建立儀器預防維護系統」，然後再向「第一線工作人員」溝通與訓練，並告知為何要如此做，解說該 ISO15189 規範條文要求與背後目的精神！如此一來，第一線人員較容易接受此等「變革」，且知道為何要

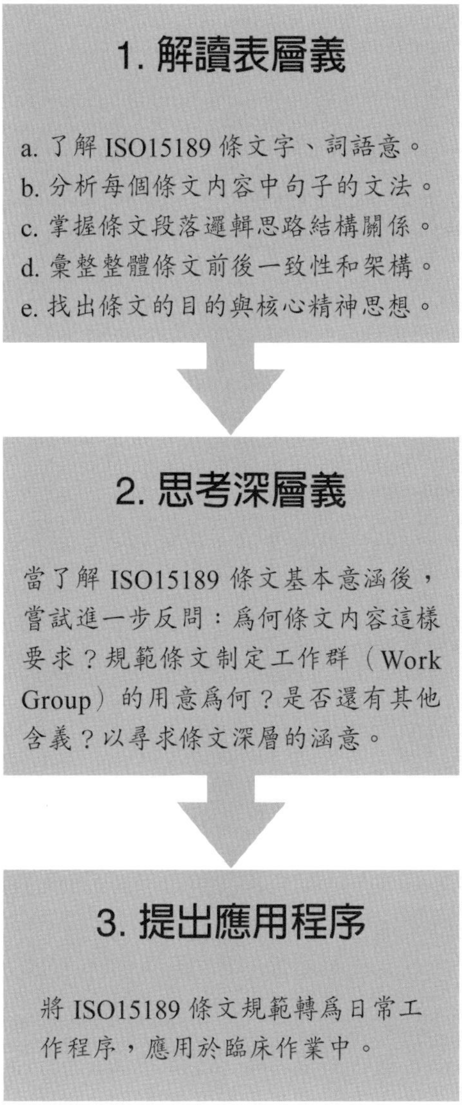

1. 解讀表層義

a. 了解 ISO15189 條文字、詞語意。
b. 分析每個條文內容中句子的文法。
c. 掌握條文段落邏輯思路結構關係。
d. 彙整整體條文前後一致性和架構。
e. 找出條文的目的與核心精神思想。

2. 思考深層義

當了解 ISO15189 條文基本意涵後，嘗試進一步反問：為何條文內容這樣要求？規範條文制定工作群（Work Group）的用意為何？是否還有其他含義？以尋求條文深層的涵意。

3. 提出應用程序

將 ISO15189 條文規範轉為日常工作程序，應用於臨床作業中。

圖 11-2　深入 ISO15189 的三步驟

執行此類作業，方能由衷的落實實行。

另外，再舉 ISO15189 4.1 組織與管理階層職責之實驗室管理要求之應用範例說明：所謂的「管理」係指領導者（實驗室主管）善用組織的各種資源，藉由「管理的功能」（規劃 Planning、組織 Organizing、用人 Staffing、領導 Leading 與控制 Controlling）程序，有效的（效果 Effectiveness 與效率 Efficiency）達成組織目標的過程。舉例如：某醫院院長希望能降低民眾到院門診就醫過程的等待時間，以提升病人就醫過程之滿意度。因此，檢驗科於管理審查時，規劃上午尖峰時間門診病人平均等待抽血時間要縮短 10 分鐘

（規劃），為此增加了一位抽血團隊部門成員（組織與用人），並指派品質主管來帶領該部門達成目標（領導），並定期在每月品質指標審查會議中，檢討改進門診採檢設施環境與服務流程的適切性（控制）。一個實驗室若想有效的運用所擁有的資源，必先重視「管理」，透過有效的管理，可在最經濟的成本下，達成組織預定的品質目標─「顧客滿意」。ISO15189是以 ISO9001 為基礎，以滿足民眾與負責病人健康照護的醫療人員之所需（顧客滿意為依歸），而針對醫學實驗室的品質與能力所規劃提出的規範要求。故始於章節 4.1.1 組織，提出組織管理的範圍、法律責任、應有的組織倫理與道德行為，以及實驗室主管的資格與職權。期望實驗室主管能具備必要的能力，並被賦予職務上的權力，能適當取得並善用各種資源，以達成 ISO15189 規範要求[1]。

在組織取得資源（組織與用人）得以建立實驗室後，先有了組織的存在，才會有「管理」的必要，而管理的目的是在使組織中的人員能夠協調合作，有效的運用資源，以達成組織的目標。因此，其中指導與管理實驗室活動的一個或一群人（即實驗室管理階層 Laboratory management）應有的管理責任，便明訂規範於 4.1.2 管理階層職責中。

從 4.1.2.1 管理階層的承諾開始對實驗室品質管理系統發展、實施與持續改進其有效性，下定決心做出承諾並提供其具體作為之證據，接著依 4.4 服務協議與 4.14.3 使用者回饋的評估等方法鑑別出實驗室使用者的需求後，再確認與確保實驗室的服務符合病人與使用者的需求（4.1.2.2 使用者的需求），並依使用者需求與組織之目的訂出 4.1.2.3 品質政策，據以規劃與建立品質目標（4.1.2.4），提供指揮實驗室之整體意圖方向。管理階層有了與相關人員溝通的品質管理系統宗旨和方針，來引導實驗室朝向組織目標前進；接著依實驗室檢驗業務服務所需（職務分析），明訂所有人員工作職權責（4.1.2.5 職責、職權及相互關係）後，參酌組織內實驗室成員之需求與能力（人員分析），以求適才適所達到績效的最大化，並充分溝通（4.1.2.6）且由 4.1.2.7 品質主管確保此品質管理系統實施、維持與改進其績效，促進所有實驗室人員對使用者需求與要求之認知，使人員瞭解顧客需求，並努力提供符合其需求的檢驗服務。

另一方面，ISO15189 實驗室認證是一種「符合性評鑑」，開立 NCR 之原因，即為不符合 ISO15189 國際規範。當實驗室對於規範條文要求應實施之事項未執行時，即為不符合事項。有時實驗室有部分實施但不完整時，需視情況而定，看是否達到規範所要求之精神與目的。若現場評鑑發現不良事實以為佐證表示實驗室程序方法無效時，則為 NCR。而此部份便常是引起評審員與實驗室人員衝突之主要原因，但若真的是評審員的個人認知不良之問題，實驗室可依 TAF 規定提出抱怨／申訴。此外，有部分事件是實驗室認為有做，評審員認為沒做，則其原因則常為雙方對 ISO15189 規範條文解讀不同所致。

由此可知，TAF 評審員的好壞，對實驗室的實際運作品質很重要！然而，實驗室本身了解 ISO15189 規範要求，並清楚實驗室狀況則更重要！因為實驗室人員仍可經由與評審員充分溝通條文的符合性，而減少一些不適當的 NCR。事實上，TAF 評審員應該比實驗室更充分瞭解 ISO15189 國際規範標準之內涵，而非只憑就個人以往在自身實驗室的檢驗工作經驗，去評鑑要求其他實驗室符合其主觀認知作法。評審員開立 NCR 應依據 TAF 對評審員的要求規範或 ISO19011[2] 品質—環境管理系統稽核指導綱要，透過現場客觀事實證據的稽核證據（audit evidence），比對稽核標準（audit criteria）即 ISO15189 規範條文，發現有不符合時，才可做出稽核結論而主張開立出 NCR。而其 NCR 的品質可由 NCR 的「陳述品質」與「主張品質」決定。

1. 「陳述品質」是指其 NCR「看的懂、有邏輯」：

   評審員之 NCR 以描述客觀事實呈現，儘量勿以評價訊息呈現主觀判定結果。不符合事件描述（5W1H）應指出不符合的問題重點，意即應對應出 4M1E 人、機、料、法、環等實驗室品質管理系統何處出現問題，例如：

   (1) 人員或環境（未建立／沒做）：未實施／維持／文件化／監控／持續改進 A 事物。

   (2) 檢驗程序（未維持）：現場查核 X 部門 A 事物與 B 事物（標準）不符合，一致。

   (3) 設備（未做）：現場查核 X 部門 A 儀器上次校正日期為 X 年 X 月 X 日，至今尚未依所訂校正頻率週期實施校正。

   (4) 紀錄管制（未維持）：現場查核 X 部門 XX 規範應執行校正之 A 儀器，未能維持相關校正紀錄。

2. 「主張品質」是指其 NCR「夠客觀、有依據」：

   TAF 評鑑小組會於評鑑時確認其評審員擬開立 NCR 之問題描述的客觀性與稽核證據的充分性，並再確認該不符合問題點對應不符合哪個規範條文，意即 NCR 要對應的到稽核準則（規範條文），該 NCR 才能確認成立。當無法確認該 NCR 時，則要再引導評審員再進一步查核搜集客觀證據或詢問評鑑小組其他成員的意見，直到有客觀證據支持方可開立 NCR。因此，一個有品質具體呈現問題的 NCR，可讓受評鑑的實驗室人員清楚知道問題點，以利據以進行立即或矯正措施，持續改進品質管理系統。實驗室人員可藉此持續改進自身的「品質管理系統」。

七、參考文獻

1. ISO 15189醫學實驗室—品質與能力要求。財團法人全國認證基金會。2013。

2. ISO 19011. Guidelines for auditing management systems. ISO, Geneva, 2011.

八、學習評估

1. 下列有關美國CAP與ISO15189實驗室認證的敘述何者正確？
   (A)ISO15189實驗室認證比美國CAP認證歷史悠久。
   (B) 申請ISO15189認證，則該實驗室所有操作檢驗項目都須認證。
   (C)ISO15189國際規範只告訴實驗室「應做好哪些事」，但未限定「用什麼方式去做」。故實驗室可自主決定以何種最適當、有效的方式去實施達成規範要求事項。
   (D)美國CAP認證與ISO15189規範相同，都是一種國際規範標準。

2. 下列有關ISO15189實驗室認證的敘述何者不正確？
   (A) 通過ISO15189實驗室認證，即符合ISO9001：2008品質管理系統要求。
   (B)ISO15189條文中，如出現「須」（should）、當適當時、有必要時、可能時……等軟性用語，代表該條文內容為非強制要求之指引性條款，實驗室可以完全排除不管。
   (C)ISO15189條文中，如出現「應」（shall）硬性用語時，代表該條文內容為強制要求執行條款，若未依條文執行，將被列為不符合事件NC。
   (D)ISO15189條文中，如出現「備註」與「附錄」，為提供條文內容舉例說明與指導之參考資料，非

ISO15189之認證要求。

3. 下列敘述何者不正確？
   (A)ISO15189認證是實驗室的一個管理工具與品質提升的手段，而非最終「目的」。
   (B)ISO15189認證是一種「符合性評鑑」；意即不符合規範條文時，才能開立NCR。
   (C) 實驗室應將其所有的作業程序與活動皆文件化，以符合ISO15189規範要求。
   (D) 一個有品質具體呈現問題的NCR，可讓受評實驗室清楚知道問題點，以利進行立即或矯正措施，持續改進品質管理系統。

4. 下列敘述何者不正確？
   (A)「品質管理系統」應是『結果導向』一個文件化的系統，而非建立一套無用的文件的（paperwork）系統。
   (B) 實驗室管理階層應努力研讀ISO15189，才能規劃設計出適切有效的工作流程。
   (C) 實驗室除了ISO15189規範要求應文件化的程序外，可自行決定其他需文件化的作業流程。
   (D) 實驗室所有作業活動都要記錄，才能符合ISO15189規範要求。

九、解答

1. (C)　　2. (B)　　3. (C)　　4. (D)

國家圖書館出版品預行編目資料

醫學實驗室管理／吳竹蘭，施木青，高全良，
高照村，高智雄，許焜泰，蔡朋枝，謝文祥
著. -- 二版. -- 臺北市：五南圖書出版股
份有限公司, 2023.09
　面；　公分
　ISBN 978-626-343-809-5（平裝）

1.CST: 實驗室　2.CST: 檢驗醫學
3.CST: 醫政管理

410.34　　　　　　　　112001319

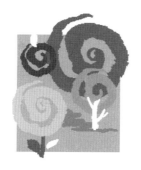

5J65

醫學實驗室管理

總 校 閱 — 吳俊忠（66.3）

作　　者 — 吳竹蘭　施木青　高全良　高照村　高智雄

　　　　　　許焜泰　蔡朋枝　謝文祥（依姓氏筆畫排序）

發 行 人 — 楊榮川

總 經 理 — 楊士清

總 編 輯 — 楊秀麗

副總編輯 — 王俐文

責任編輯 — 金明芬

封面設計 — 斐類設計工作室、姚孝慈

出 版 者 — 五南圖書出版股份有限公司

地　　址：106台北市大安區和平東路二段339號4樓

電　　話：(02)2705-5066　傳　　真：(02)2706-6100

網　　址：https://www.wunan.com.tw

電子郵件：wunan@wunan.com.tw

劃撥帳號：01068953

戶　　名：五南圖書出版股份有限公司

法律顧問　林勝安律師

出版日期　2015年10月初版一刷
　　　　　2021年 3 月初版四刷
　　　　　2023年 9 月二版一刷

定　　價　新臺幣550元

※版權所有·欲利用本書內容，必須徵求本公司同意※

五南
WU-NAN

全新官方臉書

五南讀書趣

WUNAN
Books since1966

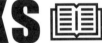

Facebook 按讚

1 秒變文青

★ 專業實用有趣
★ 搶先書籍開箱
★ 獨家優惠好康

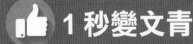
五南讀書趣 Wunan Books

不定期舉辦抽獎
贈書活動喔！！

經典永恆・名著常在

五十週年的獻禮 ── 經典名著文庫

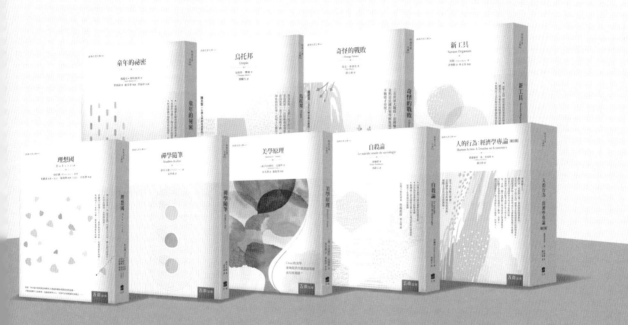

五南，五十年了，半個世紀，人生旅程的一大半，走過來了。

思索著，邁向百年的未來歷程，能為知識界、文化學術界作些什麼？

在速食文化的生態下，有什麼值得讓人雋永品味的？

歷代經典・當今名著，經過時間的洗禮，千錘百鍊，流傳至今，光芒耀人；

不僅使我們能領悟前人的智慧，同時也增深加廣我們思考的深度與視野。

我們決心投入巨資，有計畫的系統梳選，成立「經典名著文庫」，

希望收入古今中外思想性的、充滿睿智與獨見的經典、名著。

這是一項理想性的、永續性的巨大出版工程。

不在意讀者的眾寡，只考慮它的學術價值，力求完整展現先哲思想的軌跡；

為知識界開啟一片智慧之窗，營造一座百花綻放的世界文明公園，

任君遨遊、取菁吸蜜、嘉惠學子！